中国医学临床百家

李 明/著

耳 鸣

李 明 2022 观点

U0349609

科学技术文献出版社

SCIENTIFIC AND TECHNICAL DOCUMENTATION PRESS

·北京·

图书在版编目（CIP）数据

耳鸣李明 2022 观点/李明著. —北京：科学技术文献出版社，2022.10
ISBN 978-7-5189-9194-5

Ⅰ.①耳… Ⅱ.①李… Ⅲ.①耳鸣—诊疗 Ⅳ.①R764.4

中国版本图书馆 CIP 数据核字（2022）第 081123 号

耳鸣李明 2022 观点

策划编辑：蔡 霞　　责任编辑：胡 丹　　责任校对：张吲哚　　责任出版：张志平

出 版 者	科学技术文献出版社
地 　　址	北京市复兴路 15 号　邮编　100038
编 务 部	（010）58882938，58882087（传真）
发 行 部	（010）58882868，58882870（传真）
邮 购 部	（010）58882873
官 方 网 址	www.stdp.com.cn
发 行 者	科学技术文献出版社发行　全国各地新华书店经销
印 刷 者	北京地大彩印有限公司
版 　　次	2022 年 10 月第 1 版　2022 年 10 月第 1 次印刷
开 　　本	710×1000　1/16
字 　　数	251 千
印 　　张	22　彩插 12 面
书 　　号	ISBN 978-7-5189-9194-5
定 　　价	158.00 元

版权所有　违法必究

购买本社图书，凡字迹不清、缺页、倒页、脱页者，本社发行部负责调换

《中国医学临床百家》 总序

Preface

韩启德

欧洲文艺复兴后，以维萨利发表《人体构造》为标志，现代医学不断发展，特别是从 19 世纪末开始，随着科学技术成果大量应用于医学，现代医学发展日新月异，发生了根本性的变化。

在过去的一个世纪里，我国现代化进程加快，现代医学也急起直追。但由于启程晚，经济社会发展落后，在相当长的时期里，我国的现代医学远远落后于发达国家。记得 20 世纪 50 年代，我虽然生活在上海这个最发达的城市里，但是母亲做子宫切除术还要到全市最高级的医院才能完成；我患猩红热继发严重风湿性心包炎，只在最严重昏迷时用过一点青霉素。20 世纪 60—70 年代，我从上海第一医学院毕业后到陕西农村基层工作，在很多时候还只能靠"一根针，一把草"治病。但是改革开放仅仅 30 多年，我国现代医学的发展水平已经接近发达国家。可以说，世界上所有先进的诊疗方法，中国的医生都能做，有的还做得更好。更为可喜的是，近年来我国医学界开始取得越来越多的原创性成果，在某些点上已经处于世界领先地位。中国医生已经不再盲从发达国家的疾病诊疗指南，而能根据我们自己的经验和发现，根据我国自己的实际情况制定临床标准和规范。我们越来越有自己的东西了。

要把我们"自己的东西"扩展开来，要获得越来越多"自己的东西"，就必须加强学术交流。我们一直非常重视与国外的学术交流，第一时间掌握国外学术动向，越来越多地参与国际学术会议，有了"自己的东西"也总是要在国外著名刊物去发表。但与此同时，我们更需要重视国内的学术交流，第一时间把自己的创新成果和可贵的经验传播给国内同行，不仅为加强学术互动，促进学术发展，更为学术成果的推广和应用，推动我国医学事业发展。

我国医学发展很不平衡，经济发达地区与落后地区之间差别巨大，先进医疗技术往往只有在大城市、大医院才能开展。在这种情况下，更需要采取有效方式，把现代医学的最新进展以及我国自己的研究成果和先进经验广泛传播开去。

基于以上考虑，科学技术文献出版社精心策划出版《中国医学临床百家》丛书。每本书涵盖一种或一类疾病，由该疾病领域领军专家撰写，重点介绍学术发展历史和最新研究进展，并提供具体临床实践指导。临床疾病上千种，丛书拟以每年百种以上规模持续出版，高时效性地整体展示我国临床研究和实践的最高水平，不能不说是一个重大和艰难的任务。

我浏览了丛书中已经完稿的几本书，感觉都写得很好，既全面阐述了有关疾病的基本知识及其来龙去脉，又介绍了疾病的最新进展，包括笔者本人及其团队的创新性观点和临床经验，学风严谨，内容深入浅出。相信每一本都保持这样质量的书定会受到医学界的欢迎，成为我国又一项成功的优秀出版工程。

《中国医学临床百家》丛书出版工程的启动，是我国现代医学百年进步的标志，也必将对我国临床医学发展起到积极的推动作用。衷心希望《中国医学临床百家》丛书的出版取得圆满成功！

是为序。

2016 年作于北京

前 言
Foreword

回首间，我选择耳鸣这个世界性难题作为自己和科室的主要研究方向已有20余年，当年组建耳鸣基础和临床研究团队的同事们都已经成长，队伍也已成型（图1）。我们承担部（委）、市、局、校、院级课题20余项，发表在国内外各级杂志的中西医结合治疗耳鸣的论文有80多篇；提出了"耳鸣综合疗法"这个中国医师诊疗模式，并已将2012年的1.0版升级到2020年的2.0版；连续举办15届国内唯一的以耳鸣为专题的国家级继续教育项目，将"耳鸣综合疗法"在全国范围内推广应用。这个历程困难重重、难以言表，幸运的是有很多耳科领域的国内知名专家愿意莅临我的耳鸣学习班授课，有很多业内会议会为我安排耳鸣专场交流，业内同道一直默默地支持着我、鼓励着我、陪伴着我走到了今天，让我更向往充满希望的明天，在此向大家由衷地表达感谢！

蹉跎岁月见证了我们团队耳鸣研究20年的成长历程。

2001年11月Salvi教授到访上海中医药大学附属岳阳中西医结合医院，参观中讨论到如何利用中西医结合的优势来进行耳鸣基础研究，借此我从耳鸣动物模型制作开始，开启了耳鸣基础与临床研究工作。为了打好基础，2002—2005年我们邀请到著名的耳科基础研究专家、纽约州立大学布法罗分校听力耳聋研究中心的丁大连教授在我院连续举办了3届内耳实验研究技术学习班，为后期耳鸣机制研究及耳鸣动物模型的制作奠定了坚实基础。

2002年《中华耳鼻咽喉头颈外科杂志》（第37卷第3期229页）

发表了我的关于 1994 年和 1998 年完成的 2 例耳蜗神经切断术治疗严重耳鸣的病例报道，由于疗效较好，受到广大读者的认同（1994年完成的第 1 例手术曾以《重度顽固性耳鸣的外科治疗体会》之名发表在《佳木斯医学院学报》1996 年第 19 卷第 1 期第 87-88 页）。

2003 年 5 月和 2004 年 4 月我们分别开展了 2 例耳蜗神经微血管减压术治疗耳鸣。对 2 例伴严重耳鸣的三叉神经痛患者，在全身麻醉下行乙状窦后进路三叉神经微血管减压术的同时完成耳蜗神经微血管减压，2 次尝试获得了患者痊愈的满意疗效。其中 1 例 58 岁患者手术后随访了 17 年，耳鸣与三叉神经痛均没有复发。

2006 年 6 月我们创建了上海中医药大学附属岳阳中西医结合医院耳鸣与听觉过敏中心，同年 8 月为推动和提高中国耳鸣医师队伍的建设及人才培养，筹备举办首届国家级继续教育项目——全国耳鸣诊疗学习班，我亲自北上北京邀请胡苛、王洪田教授，南下武汉和广州邀请黄治物、刘蓬教授，以及邀请了美国马里兰大学 Jastreboff 教授夫妇来学习班授课，11 月该学习班顺利在我院举办。Jastreboff 教授用了 2 天的时间详细讲解了其创立的耳鸣神经生理学模型和耳鸣习服疗法（tinnitus retraning therapy，TRT），内容翔实、案例生动；并通过 2 小时的现场示教令与会学员耳目一新，这也是我们第一次在国内观看到 Jastreboff 教授 TRT 技术现场实操，收获颇多。

2007 年我们在《中华耳科学杂志》报道了 2 例耳蜗神经血管减压术治愈重度耳鸣的病例。

2008 年 8 月我们在南昌市举办第三届耳鸣学习班时，杨伟炎教授作为耳科学界的前辈就耳鸣这个世界难题鼓励我们耳鸣学习班专职教授团队的 5 位成员，希望大家能针对耳鸣研究出简单、易学、有效的治疗方案，造福耳鸣患者。学习班期间我首次与台湾的赖仁淙教授相识，通过授课、交流，赖教授的耳鸣基础研究成果、对临床诊疗独到的认知和丰富的经验让我深感佩服，对我们耳鸣的研究帮助很大，成了我的良师益友。

2009 年 4 月我科被批准为上海市耳鸣专病重点建设单位，9 月我被批准成立岳阳医院耳鸣名医工作室。9 月开办学习班时，杨伟炎教授因公不能来授课，亲自写信再次勉励学习班教授团队，对我们的耳鸣研究工作寄予厚望，希望我们继续攻克耳鸣这个难题，力争早日推出耳鸣诊疗方案。从这一年起，我们教授团队坚持每年举办一届耳鸣学习班，并在此期间组织授课专家们对耳鸣认知、检查方法和临床等问题进行深度讨论，逐渐统一意见并共同署名发表了《耳鸣国内量表》《耳鸣是病还是症状》《耳鸣治疗指南（建议版）》等论著，其中涉及的耳鸣诊疗理念逐渐得到国内耳科专家的认可。

2010 年 11 月吴展元教授来我们耳鸣学习班指导交流，与胡苛教授一起对当时的热点，如耳鸣诊断难，治疗不易和如何解决方案等相关问题进行了深入讨论。

2011 年美籍日本教授 Arche 来我耳鸣中心交流，并对耳鸣的中西医结合诊疗方法进行深入沟通交流。同年，解放军总医院耳鼻咽喉研究所、时任国际耳内科医师协会（International Association of Physicians in Audiology，IAPA）中国分会首任主席的王秋菊教授推荐我担任 IAPA 中国分会副主席，负责耳鸣领域工作。通过这个耳内科的大平台，为我国耳鸣诊疗工作的普及、推广和促进奠定了良好基础。

2012 年 2 月我科获批成为国家中医药管理局"十二五"耳鼻咽喉科重点建设单位，其中以耳鸣为重点建设内容。这一年有关耳鸣的重要活动比较多。为了提高耳鸣诊疗在国内的规范性，由《中华耳鼻咽喉头颈外科杂志》主办，由我们团队召集并承办的首次全国耳鸣专家共识会于 4 月 7 日在上海召开，与会专家以科学的态度、以临床和实践为导向，在求同存异思路指导下，分析国内在耳鸣诊疗认知领域存在的分歧，有针对性地进行讨论后最终形成了部分重要共识：①摒弃"神经性耳鸣"这个不准确的诊断名称，对病因明确者，采用原发疾病名称作为诊断；对病因不明的耳鸣，建议临床统一采用"特发性耳鸣"诊断，这类耳鸣占所有耳鸣患者的 90% 以上。"特发性耳鸣"名称的确定为规范临床上一大类耳鸣患者的诊断奠定了基础。②明确耳鸣起病 3 个月以内为急性期，4 个月至 1 年为亚急性期，超过 1 年为慢性期，与国际上通行的耳鸣分期一致；强调了听觉过敏作为耳鸣的常见伴发症状，发病率同样在增加，应引起临床足够重视。③强调特发性耳鸣需采用耳鸣综合疗法（tinnitus combined management，TCM）来提高疗效。在目前没有有效消除耳鸣方法的情况下，治疗重点是消除或减轻与耳鸣相关的不良心理反应，使患者尽快实现对耳鸣的部分或完全适应，而非彻底消除耳鸣。TCM 强调耳鸣交流解惑、声治疗和其他治疗措施（如药物、行为认知疗法、经颅磁刺激、手术等有助于减轻耳鸣伴随症状的对症治疗方法）的联合使用，缩短适应耳鸣所需的时间，以分阶段的方式使患者达到对耳鸣的完全适应。④认为人工助听装置（助听器）对部分伴听力下降的患者是有效的治疗方式。对助听试验阳性的患者，如果同时残余抑制试验阳性、耳鸣易于被掩蔽时，应积极推荐助听器治疗。助听器在改善患者语言交流能力的同时，能起到减轻耳鸣的效果；认为人工耳蜗可能是重度或极重度感音神经性聋伴耳鸣患者的选择之一，积极开展人工耳蜗植入对耳鸣治疗作用的临床和基础研究是一个值得关注的方向。⑤强调应尽快建立一套简洁的、适用且符合我国语言文化特点的耳鸣评估量表，以便对耳鸣的严重程度和疗效进行综合评估，形成评估的统一标准。国际上比较公认的耳鸣残疾量表（tinnitus handicap inventory，THI）、耳鸣残疾问卷（tinnitus handicap questionnaire，THQ）等，由于语言、文化差异在我国的应用受到限制。目前国内使用简化版耳鸣严重程度评估量表，虽然简便适用且经过信度、效度评估，但涵盖的内容有限，不能全面反映耳鸣患者情况。建立的国内耳鸣评估量表对推动耳鸣规范化研究有重要意义。这些共识指导和推动了国内耳鸣临床和基础研究工作的稳步开展，至今仍起着非常重要的作用。共识会议后，我和韩东一教授共同执笔撰写了《共同促进我国耳鸣研究的健康发展》；和张剑宁教授共同执笔撰写了《2012耳鸣专家共识及解读》并发表在同年的《中华耳鼻咽喉头颈外科杂志》上。2012年9月Jastreboff教授偕夫人第二次来中国访问，参加我们团队举办的第七届耳鸣学习班并授课交流。Jastreboff教授在此次会中赞叹，短短6年间，我们团队及国内耳科学界无论是在耳鸣的临床诊治还是在机制研究方面均取得了巨大进步。

2013年3月我赴英国伦敦参加第一届国际听觉过敏和耳鸣研讨会，会议上介绍了国内耳鸣诊疗现状、听觉过敏发病率和治疗方法，其中针灸中药的应用引起与会者兴趣。会议中我特意去拜访了Jastreboff和Tyler两位教授。5月我院成立了国内第一家"耳鸣耳聋俱乐部"，由耳鸣医师、心理师、耳鸣经治疗完全适应的患者联合组织，以志愿者形式无偿为严重耳鸣患者服务。每月活动1次、每次3个小时，一个疗程开始为6个月，6期后改为4个月。一直到2020年因新冠病毒疫情而暂停。共开展了13期活动，有78次小组交流会，服务耳鸣患者200余人，疗效显著。同年8月丹麦唯听中国公司CEO Stoon先生到我科专门介绍并推广耳鸣禅音疗法，这种新的声治疗模式被我们团队所熟知并应用于临床。

2014 年 9 月美国耳鸣专家 Newman 教授来访我院，重点与我们团队进行耳鸣临床诊疗经验的交流。同年 11 月中国中西医结合学会耳鼻咽喉科分会在上海成立耳鸣专家委员会，这是中国耳鸣领域发展的划时代、里程碑事件，标志着中国耳鸣临床研究进入了一个有组织的快速发展时期。

2015 年 7 月由迟放鲁教授和我担任主审，韩朝和张剑宁教授主译的《耳鸣》出版发行，将国际耳鸣专家的经验传递给国内同道，供大家学习和借鉴。9 月由我、赖仁淙、王秋菊和余力生教授共同发起的第一届海峡两岸耳鸣论坛在台北召开，两岸耳鸣专家同台交流、互相学习，共同提高诊疗技术。

2016 年 11 月我赴丹麦参加第十八届国际耳内科会议，在会议上介绍了我们将 P300 检测用于耳鸣患者使用抗焦虑抑郁状态药物的指标研究成果。

2017 年 4 月在北京举办了第二届海峡两岸耳鸣论坛。同年我与王洪田教授主编的《耳鸣诊治新进展》第 2 版一书出版发行。

2018 年 10 月我和张剑宁教授参加了在埃及召开的第 19 届国际耳内科会议，在会议上介绍了基于静息态 Bold-fMRI 的特发性耳鸣功能影像特征的研究成果。11 月在上海举办第十二届全国耳鸣诊疗技术学习班，首次采用规范的学习班课程和教材。这次学习班由耳鸣高峰论坛、耳鸣经典课程和耳鸣相关检查治疗 16 项技术的讲解操作实践三大部分组成，学员反馈效果很好。

2019 年 8 月第十四届耳鸣学习班邀请到 Tyler 教授授课，分享其耳鸣诊疗的经验，并现场对严重耳鸣患者进行了耳鸣咨询示教，使耳鸣患者切身感受到方法和疗效是密切相关的，到会学员均受到很大启发。10月我受聘于北京中医药大学附属东直门医院，成为耳鼻咽喉头颈科特聘专家，就耳鸣中医证型问题与刘大新、闫占峰两位教授进行深度讨论交流，从中药耳鼻咽喉著名老中医刘大新教授的诊疗耳鸣理念中获益匪浅。

2020年11月我在海南全国耳科年会上首次介绍"耳鸣综合疗法2.0"理念，重点突出在耳鸣发生机理依然不明的前提下，明确提出现阶段对耳鸣的治疗首选"以适应耳鸣为第一目标"的方案，是一个很容易帮助患者达到脱困的目标，应该成为耳鸣诊疗主流方案的建议。此后在国内耳鼻咽喉学领域的不同层次会议上着重介绍、推荐"耳鸣综合疗法2.0"。

2021年12月由中华中医药学会和中国中医科学院联合研究并推出的"全国中医医院学科/专科学术影响力评价"发布，我科在耳鼻咽喉科专业名列第十。

20年来我和团队坚持以耳鸣为长期研究方向，充分利用上海中医药大学和上海岳阳中西医结合医院的平台，逐渐形成了临床以中西医并重的海派体系——中西医结合耳鼻咽喉头颈外科专业团队（以张剑宁教授领衔，其中正高3名、副高3名、主治医3名、住院医3名；博士学位6名、硕士学位6名；听力师：中级1名、初级2名；博士研究生导师2名，硕士研究生导师4名），以"耳鸣综合疗法"为方向，即在耳鸣的中医证型研究和中医经典方、复方逐渐向自拟方的方向发展的道路，联合西医围绕患者因耳鸣继发的一系列躯体症状、失眠和心理障碍的检查和诊疗等问题取长补短，相得益彰，在追求提高疗效（治愈率和显效率）上同步得到快速发展。同期我们还对部分找到病因的耳鸣患者进行了各类手术治疗，如曾在1994年11月和1998年12月分别对2例严重耳鸣患者完成耳蜗神经切断术。从 2001 年我加盟到上海中医药大学附属岳阳中西医结合医院工作之后分别针对以耳鸣为第一主诉的慢性中耳乳突炎、梅尼埃病、血管搏动性耳鸣、肌（痉挛）源性搏动性耳鸣、耳硬化症、伴严重耳鸣近全聋患者开展了各类手术，包括鼓室成形术、内淋巴囊减压术、镫骨肌切断术、乙状窦憩室还纳手术、耳蜗神经微血管减压术（2003 年及 2004 年）、DSA 血管介入栓塞术（2010 年）、耳硬化症人工镫骨植入手术（2011 年），以及人工耳蜗植入术（2013 年），对耳鸣的减轻和消除均取得了良好的疗效。

耳鸣和听觉过敏中心在将近 20 年的发展过程中，得到了国家中医药管理局、上海市科学技术委员会、上海市卫生健康委员会、上海申康医院发展中心、上海中医药大学、上海岳阳中西医结合医院的大力支持，目前科室拥有 25 张床位，其中耳内科床位也占到了 8 张。配备了可以开展耳鸣相关检查所需的、较齐全的各种听力学、耳神经检测仪等，如德国 BP 公司和丹麦的听性脑干反应（auditory brainstem response，ABR）、纯音、导抗听阈设备，以及带导航经颅磁刺激器、七导生物反馈仪等 9 台套高级设备。MATLAB – 2014b 专业图像分析工作站并筹备建立了脑 MRI 影像独立网站，致力于打造国内耳鸣脑功能影像数据库，为耳鸣中枢机制研究提供坚实基础。能为耳鸣患者提供纯音、导抗、耳咽管功能、ABR、听性稳态反应（auditory steady-state response，ASSR）、耳鸣心理声学及 P300 检测，对侧抑制试验，耳鸣响度不适阈测试（loudness discomfort level，LDLs）和声治疗的各种声源等，以及国内各大耳鸣设备（如微迪耳鸣诊疗仪、贝泰福耳鸣诊疗仪、鸣舒—耳鸣小助手平台、禅音治疗仪、静益听耳鸣诊疗仪和矽太益耳耳鸣治疗仪等），为不同严重程度耳鸣患者选择不同层次的治疗方案提供了空间。

20 多年来我坚守耳鸣专病门诊的中西医结合临床诊疗与基础研究工作，接诊了大批耳鸣患者，疗效逐渐提高，也由此在上海滩及耳鸣行业内盛传一段"治耳鸣，找李明"的佳话。我们团队也分别成为国家中医药管理局"十二五"重点专科建设单位、上海市耳鸣专病重点建设单位，耳鸣和听觉过敏中心。坚持常设耳鸣专病门诊，年门诊量达到 6000 余人次。建立了内容较完整的耳鸣患者资料库。近年来在张剑宁教授的领导下，团队核心更加明确耳鸣深层次中枢机制的研究是今后主要方向：利用功能性核磁共振对耳鸣相关脑区继续进行定位定性研究；进一步开展动物实验以寻求论证耳鸣可能发生的通路、神经递质及重塑机制。

在专题学术活动方面，我们团队主办的耳鸣诊断治疗学习班，至今已连续 15 届，借助于国内各大医院众多知名耳科专家团队给学员介绍国内外耳鸣研究成果提高了授课水平，使学习班逐渐形成了"耳鸣专家论坛、耳鸣经典课程、耳鸣检测方法与中西医结合耳鸣治疗技术实践操作（16 项）"三大特色内容体系，成为国内唯一的从单一西医诊疗逐渐发展到中西医结合诊疗为方向的国家级继续教育学习班。学习班培养了一批又一批优秀的耳鸣诊疗专业人才，共计学员 1000 余人次。同时我每年参与约 20 余次全国各地各级耳鼻咽喉科学术会议并做"耳鸣综合疗法"理念介绍、方法的推广，辐射除西藏和青海省外的北京、广东、江苏、山东、云南、江西等二十多个省（自治区、直辖市）。为推动全国各地耳鸣研究队伍高质量地快速发展贡献了自己的力量。

至此我们不难发现对耳鸣的治疗进展依然缓慢，至今尚无公认的突破性成就，所以我们必须要接受现阶段耳鸣难以被消除的事实。同时也给了我们创立治疗耳鸣新思路的机会，"耳鸣综合疗法 2.0"

应运而生。对耳鸣研究已20余年的热情一直催促着我要做一些对耳鸣诊疗有帮助的事情，因此我从5年前开始构思这本《耳鸣李明2022观点》，随着对耳鸣本质体会的深入、临床经验积累的增加、可供总结的经十七年积累的大样本数据的研究成果，希望可以从中及自身20余年对耳鸣诊疗的临床经验出发，为耳鸣医师提供一个操作方便、规范的、效果显著的耳鸣诊疗中国医师方案！

在近十年来，我们团队加快了中西医结合治疗耳鸣的中医基础和中医临床研究，通过团队合作对大样本病例的中医辨证施治的临床观察、积累、分析和总结，逐渐形成了以"健脾益肾通窍"为海派学术思想指导的"中西医结合耳鸣综合疗法"体系并应用于临床。

最后，引用清代陆九芝的一句话"读书而不临证，不可以为医；临证而不读书，亦不可以为医"，医学是一个不断学习的过程，书是医师长久的伴侣。这个时代对医师的要求只会越来越高，不仅要医术高超，还要博学善达，那么书就成了我们临床医师获取新知识的窗口。希望这本集我和我的团队长期临床实践总结而成的《耳鸣李明2022观点》可以为耳内科医师，特别是对耳鸣诊疗感兴趣但又存在疑惑的相关科室同仁提供一些借鉴或帮助！

本书属于20多年来个人对耳鸣学习、实践的体会，难免挂一漏万或一孔之见，还望同道多多包涵并指正，以期共同努力为耳鸣事业的发展，贡献我们中国人的智慧。

本书撰写过程得到全科同事的鼎力相助，尤其是张剑宁主任、黄平教授、霍岩博士、刘广宇博士等对全部书稿内容进行了认真、仔细地核对及修改才使得最终完稿，在此向他们表示衷心的感谢！

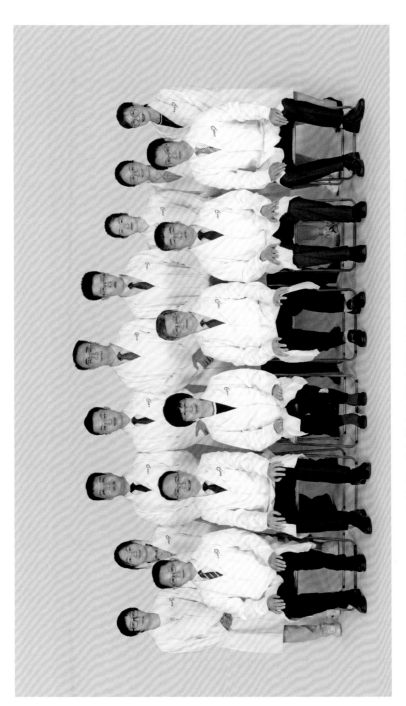

图1 上海中医药大学附属岳阳中西医结合医院耳鼻咽喉头颈外科团队

作者简介

　　李明，上海中医药大学附属岳阳中西医结合医院耳鼻咽喉头颈外科首席专家，主任医师，二级教授，博士研究生导师。擅长耳科、耳神经外科、耳鼻咽喉科疑难病、头面痛等的保守和手术治疗，现主要从事耳鸣中西医结合基础和临床研究工作。

　　自 1971 年作为知青从事"赤脚医生"工作，后就读于哈尔滨医科大学、白求恩医科大学，并赴美国纽约州立大学布法罗分校听力和耳聋研究中心访学，工作于黑龙江佳木斯医学院，2001 年起加盟上海中医药大学附属岳阳中西医结合医院耳鼻咽喉科。曾任中国中西医结合学会耳鼻咽喉科专业委员会委员、常务委员、秘书长、副主任委员，中国中西医结合学会耳鼻咽喉科专业委员会上海分会副主任委员，中医药耳鼻咽喉科专业委员会上海分会副主任委员，中华医学会上海耳鼻咽喉头颈外科分会委员，国际耳内科医师协会（International Association of Physicians in Audiology，IAPA）中国分会第一及第二届副主席，中国医师协会耳鼻咽喉科医师分会理事、耳内科组副组长，中国中西医结合学会眩晕病专业委员会第一届委员，中国听力医学发展基金会专家委员，北京中医药大学东直门医院中医耳鼻咽喉头颈中心特聘顾问等职务。现任中国中西医结合学会耳鼻咽喉分会耳鸣专家委员会主任，上海市专科医师规范化培训耳鼻咽喉科专家组组长，上海市医师协会中医分会专家委员会委员，《中华耳鼻咽喉头颈外科杂志》《中华耳科学杂志》《中国中西医结合耳鼻咽喉科杂志》《听力学及言语疾病杂志》等8种期刊编委、常务编委和顾问。

承担并完成了部（委）、省、市、校等各级耳鸣课题20多项，在国内外期刊发表论文150多篇，其中耳鸣相关论文80多篇。担任2部国家规划教材（临床类）副主编，编撰耳鸣专著2部（主编、主审各1部），参与编撰其他耳鼻咽喉专业专著8部。

目 录
Contents

耳鸣医学史

1. 祖国医学对耳鸣的记载

远在三千年前，在我国殷墟甲骨文中已有涉及耳病的记载，但未明确是耳鸣或耳聋。在我国最古老的书籍《山海经》中有许多关于治疗耳聋的方法，可以推断在那个时代，耳聋患者中有一部分肯定会伴随耳鸣的症状。有关记述耳鸣的古代医学文献，首推我国最早的医学经典著作《黄帝内经》。这部书问世于 2000 多年前的春秋战国时期（公元前 707—前 221 年），由《灵枢》《素问》两卷组成，是祖国医学的理论基础。在《黄帝内经》中有多种关于耳鸣的提法，如耳鸣、耳中鸣、耳苦鸣、耳数鸣等。如《灵枢·口问篇》言："人之耳中鸣者，何气使然？岐伯曰：耳者，宗脉之所聚也，如胃中空则宗脉虚，虚则下溜，脉有所竭者，故耳鸣。"又言："上气不足……耳为之苦鸣。"《灵枢·决气篇》言："液脱者……耳数鸣。"《素问·脉解篇》言："太阳所谓耳鸣者，阳气万物盛上而跃，故耳鸣。"《素问·六元正纪大论》言："少阳所至为耳鸣。"在以后近 2000 年的封建社会中，有关耳鸣症状的描述及治疗方法可见于历代医书中，如晋代皇甫谧撰著的《针灸甲乙经》、唐代孙思邈的《千金翼方》、王焘的《外台秘要》及明代杨继州的《针灸大成》等，均根据祖国医学的经络学说而提出了手少阳三焦经、足少阳胆经、手太阳小肠经与足太阳膀胱经的有些穴位可调整听觉功能而治疗耳鸣。在明代《景岳全书》的卷二十七中有专门一章论述耳证，其中一段对耳鸣辨证的描述非常细致："耳鸣当辨虚实。凡暴鸣而声大者多实，渐鸣而声细者多虚，少壮热盛者多实，中衰无火者多虚，饮酒味厚素多痰火者多实，质清脉细素多劳倦者多虚，且耳为肾窍，乃宗脉之所聚，若精气调和，肾气充足，则耳目聪明，若劳伤血气、精脱肾惫，必至聋聩，故人于中年之后，每多耳鸣，如风雨，如蝉鸣，如潮声者，是皆阴衰肾亏而然。"经曰："人年四十而阴气自半，半即衰之谓也。"由这段论述可见，中年之后，每多耳鸣者当属老年性感觉神经性耳鸣，祖国医学认为这多半是肾虚性耳鸣，治则为固肾培根。清代张璐《张氏医通》提出耳鸣致病因素具有多样性及复杂性，如年高肾虚、饮酒过度、中气虚弱、肝胆气实、肾虚火动、血虚有火、阴血不足等均与耳鸣发病有关（表1）。

从时间轴上可以看出，历代医家对耳鸣的认识也是一个不断探索的过程。从春秋时期的"肾主耳"起，历经上千年，都以耳鸣乃肾虚的理论基础为主导，直到金元时期，随着耳鸣研究的深入，出现了脾胃虚、阴液不足等理论，明代更是提出耳鸣当辨虚实，从根本上认识到耳鸣不唯虚证，清代随着西方文化的流入，中西医学的交互影响，众多医家逐渐认识到耳鸣致病因素的复杂性。笔者团队针对耳鸣进行的中医课题研究涵盖了相关的 11 个证型，我们归纳了 1980—2017 年 18 个版本教材及论著中关于耳鸣中医证型的论述，最后总结为 7 大证型：①肾精亏损；②痰火郁结；③肝火上扰；④外邪侵袭；⑤脾胃虚弱；⑥气滞血瘀；⑦气血亏虚；⑧其他。将耳鸣的证型特征进行了梳理。2005 年我们成立名医工作室，团队经过 20 余年临床研究，从祖国医学角度，基于"健脾益肾通窍"的理论，结合现代医学"耳鸣中枢机制"，提出从"针药同治""神经重塑"角度出发，归纳中西医结合的耳鸣综合疗法，并构建治疗耳鸣的理论体系，并实现全国范围的推广应用。

表 1　历代代表性医家著作对耳鸣记载

年代	代表医家	代表著作	特征
春秋战国 （前 707—前 221 年）	—	《黄帝内经》	首次记载"耳鸣"； 记载"肾主耳"
汉（205 年）	张仲景	《伤寒杂病论》	论述较少；提出脏腑辨证
晋（282 年）	皇甫谧	《针灸甲乙经》	最早记载"蝉鸣"；延承、补充《黄帝内经》理论，针刺治疗为主
隋（610 年）	巢元方	《诸病源候论》	耳鸣首次作为病名出现；仍以"肾虚"为主病机，提出"导引法"
唐（625—682 年）	孙思邈	《千金备急要方》 《千金翼方》	病机皆源于肾虚；"治耳聋鸣汁出，皆由肾寒"
宋（992 年）	政府编纂	《太平圣惠方》	肾虚风邪入耳
金（1249 年）	李东垣	《脾胃论》	沿袭《黄帝内经》观点，代表方为补中益气汤
元（1347 年）	朱丹溪	《丹溪心法》	"阳常有余""阴常不足"理论——阴虚；"少阳厥阴热多……病发耳鸣"
明（1640 年）	张景岳	《景岳全书》	耳鸣当辨虚实
清（1695 年）	张璐	《张氏医通》	耳鸣致病因素的复杂性

由此可见，耳鸣自古就是困扰历代医家的难题，从理论基础、病因病机到理法方药、治则治法，上千年来祖国医学从未间断过对耳鸣的研究，也因为疾病的复杂性和难治性，导致了诊疗思路的多样性。

2. 国外医学对耳鸣的记载

国外有关耳鸣的记述，似乎也可追溯到三千年前的古埃及人、亚述人与美索不达米亚人的时代。在公元 2 世纪，古埃及人对耳鸣的治疗方法是通过芦苇秆把玫瑰油、树脂等药物吹入外耳道。从出土的公元前 700 年的陶片中可见到古代亚述人与美索不达米亚人对耳鸣的描述与疗法。

在古希腊及古罗马医学中，由于体液学说盛行，因此曾用泻药治疗耳鸣，但当时的著名医学家希波克拉底（Hippocrates，前 460 年—前 377 年）反对这种方法，他认为用泻药不仅对耳鸣没有好处，而且会妨碍耳鸣症状的自发缓解过程。他还最早对耳鸣的掩蔽效应进行了描述："如果人们发出一种声音，为什么耳内的噪声就停止了？是否因为较强的声音驱除了较弱的声音？"早年对耳鸣治疗比较肯定的论述见于公元 30 年在罗马出版的《医学概要》一书，提及了耳鸣的不同原因与采用的不同疗法，包括治疗局部耳病、锻炼、按摩、沐浴、局部用药与饮食控制，如劝说患者忌饮葡萄酒，这或许是为缓解耳鸣而减少酒精饮料摄入的最早例证之一。

在中世纪，艾詹那教皇（Aegina，625—690 年）把耳鸣按病因分为三类：发烧、黏稠体液的蓄积及慢性噪声所致的耳鸣。Ibn-Sina （980—1036 年）是伊斯兰医学的先驱者之一，他的著作 *Canon* 是中世纪时代的主要医学教科书。在此书中，他首先提出某些耳毒性药物可致耳鸣。

从文艺复兴时期到 18 世纪末，尽管耳的解剖学与生理学知识有很大进展，但对耳鸣治疗学的知识几乎没有更新，基本上是重复中世纪或更早期的疗法。

18世纪，电流被发明以后，当时的医学界几乎打算用电流治疗一切疾病。在1768年，D. Wild首先提出用电刺激治疗耳鸣，他报道电刺激对耳鸣与耳聋均有效，但对其所用技术的细节并未阐明。

19世纪初叶，医学界开始摆脱传统医学理论的束缚。法国著名医师J. M. G. Itard在巴黎的聋哑研究所进行了许多开创性测听学研究工作。英国医师J. H. Curtis建立了伦敦的第一家耳科医院。Itard在1821年指出大部分耳鸣与听力损失有联系，为明确两者的关系，他进行了压迫颈动脉试验，并将耳鸣分为真性耳鸣和假性耳鸣。Curtis则强调耳鸣的心理学问题，他提倡对耳鸣患者采用心理学治疗及休息、温泉浴等，同时也意识到了耳鸣早期治疗的重要性，认为长期心理障碍可使耳鸣转化为幻听。

19世纪中叶，耳科权威医师W. Wilde于1853年仍然在他写的教科书中鼓吹用水蛭和放血疗法医治耳鸣。然而，基于科学技术的进展，西方医学在19世纪中叶和末叶发生了革命性的变化。巴斯德（Pasteur）、霍克（Koch）和他们的助手发现了病原微生物，使医学界开始认识到很多疾病是由细菌感染造成的。遗憾的是，这一时期的医学长足进步对耳鸣的治疗并无明显贡献，基本上还是沿袭既往疗法，只是在应用技术上做了某些改进。

对耳鸣的外科治疗始于法国医师Jean Riolan，其指导思想可溯源到古希腊对耳鸣机制的定义，即认为耳鸣是因为有一股"风"陷于耳内并在其中往复运行，因此需要用手术钻开乳突使耳内之"风"外逸，从而缓解耳鸣。有关耳鸣的外科治疗问题，既往外科手术术后感染率与死亡率很高，因此人们对手术有很强的恐惧心理，这使外科途径一直受到限制。自Lister发展了灭菌手术操作法及19世纪中叶广泛采用麻醉下施行手术后，耳鸣的外科治疗才有了发展的可能。然而在19世纪的耳鸣外科治疗中，一般仅限于血管结扎术。至 20 世纪初，为缓解严重耳鸣患者的症状，Dench 于 1912 年首先试用第Ⅷ脑神经切断术治疗耳鸣；在 1915 年 Duel 用迷路切除术来缓解患者的耳鸣，遗憾的是，治疗并未成功。

在药物治疗方面，和现在的情况类似，即选用过的药物很多，然而没有一种药物是理想或特效的。早在 1891 年，McNaughton Jones 就列出了许多治疗耳鸣的药物，包括硝酸甘油、乙醚、奎宁、亚硝酸异戊酯、毛果芸香碱、氢溴酸等。然而，似乎可选用的药物愈多，就意味着愈难选中一种最理想的抑制耳鸣药物。

鉴于对患者耳鸣特征的描述及诊断与鉴别诊断的需要，在 20 世纪逐渐发展了为耳鸣进行测试的方法。Josephson 于 1931 年采用一套由音频振荡器、衰减器、放大器及电压表组成的系统，首先用匹配法对耳鸣的响度、音调进行测试，并观察了掩蔽效应。Fowler 于 1944 年建议用对侧耳做耳鸣音调与响度的匹配试验，他还用白噪声确定耳鸣的掩蔽级。Sardand 于 1970 年用不同频率的纯音掩蔽耳鸣，将结果绘于听力图上，并称之为"耳鸣图"。1971 年，Feldmann 对 200 例耳鸣患者进行了宽带噪声、窄带噪声与纯音掩蔽效应与听力曲线关系的研究，并把测试结果分型；不仅如此，他所描述的对侧掩蔽与残留抑制现象，对在临床中采用掩蔽疗法有效地指导耳鸣颇有意义。

国外对耳鸣的研究记载也有数千年历史，运用现代技术研究耳鸣机制，并探索治疗方法，能为我们未来进一步研究耳鸣提供更多基础。

3. 耳鸣发展史中的轶事

（1）国内关于耳鸣的文献研究

国内近年来陆续进行了不少有关耳鸣的研究工作，愈来愈多的同道开展了耳鸣的临床与基础研究工作。2000 年以前耳鸣相关的文献共 631篇，其中核心期刊 126 篇（19.97%），普通期刊 505 篇（80.03%）；其中中医药相关文献 352 篇（55.78%），随机对照组试验（RCT）66 篇（10.46%），综述 75 篇（11.89%），基础研究 17 篇（2.69%），手术治疗 19 篇（3.01%）。总体来说，2000 年以前耳鸣相关文献整体质量不高，发表于核心期刊的文献数量仅占同时期整体数量的 19.97%。内容上以中医药相关文献为主，包含临床疗效观察、经验介绍、医案分析等，临床疗效观察文献中涉及中药汤剂治疗的文献最多，为 116 篇。中医药相关文献中治疗方案众多、医案多元，涉及数十种治疗理念，但可推广性及可重复性较差。RCT 研究质量偏低，基本未有文献能严格遵守随机对照试验的具体要求，在样本量估算、随机分组及盲法的运用上有待改进，且无统一的纳排标准及疗效评估标准，各研究结果间可比性较差。基础研究较少，且非常浅显，未有文献对耳鸣发生机制进行深入探索。手术治疗见于医案报道，以治疗搏动性耳鸣为主。

在基础研究方面，耳鸣动物模型建立成为实验关键。早在 2000 年，笔者等采用食物抑制法通过观察大鼠踏板取食的次数来制作和评估耳鸣大鼠模型。王洪田等也发表了《用耳鸣动物模型评价药物治疗耳鸣效果》的论文。随着耳鸣动物模型研究的深入，陈平、黄治物等阐述了水杨酸盐耳鸣动物模型耳蜗基因表达谱的特征。以上表明国内耳科学界对耳鸣这一难题已给予足够重视。2000 年 1 月 1 日至 2006 年 12 月 31日检索到相关文献 762 篇，2007 年 1 月 1 日至 2021 年 11 月 30 日检索到 4360 篇，呈倍数增长的趋势，内容涉及多个研究层面。截至 2021 年11 月 30 日，国内在 2000 年以前发表耳鸣相关论文并一直延续至今的作者以李明（80 多篇，最早 1996 年发表）、刘蓬（50 多篇，最早 2000 年发表）、余力生（30 多篇，最早 1998 年发表）等为主，2007 年以来发文数量前 3 位的地区是北京、上海和广州，分别为 384 篇（9.33%）、319 篇（7.75%）和 218 篇（5.30%）。

（2）古今中外耳鸣轶事

为了加强耳鸣的基础理论研究、临床治疗研究与学术交流，唤起公众对此问题的注意，在 1971 年，长期致力于耳鸣研究的 Dr J. Vernon 和加州一位患耳鸣的医师 C. Unice 共同成立美国耳鸣协会（American Tinnitus Association，ATA），其主要目的是为耳鸣研究募集资金。当时仅在 Portland 大学有间办公室和一些志愿者。1975 年 Dr G. Reich 任执行总裁；截至 1978 年，ATA 已收到了 10 万多封信件，并开展了耳鸣患者的登记工作。经过近 30 年的努力，ATA 已发展成为推动世界耳鸣研究工作的重要机构。1977 年 7 月 9 日在伦敦成立了英国耳鸣协会（British Tinnitus Association，BTA），这是由专业人员和耳鸣患者共同组成的机构，截至 1984 年，BTA 已有 7000 多名会员，并有 80 多个地方性耳鸣自助小组在活动，定期出版内部通讯刊物，为支持科研及各项有关工作积极筹措资金。之后在新西兰等国家也陆续建立了与 BTA、ATA 的宗旨、组织形式、活动方式相似的耳鸣自助小组。

古今中外的名人中有很多患耳鸣。德国 16 世纪的宗教改革家马丁·路德也罹患耳鸣，饱受耳鸣之扰。著名的古希腊医学家希波克拉底（前 460—前 377 年）被西方尊称为"医学之父""欧洲医学奠基人"，他自身就是一位严重的耳鸣患者，他以亲身经历摸索出了掩蔽疗法。著名音乐家舒曼在给友人的信中描述耳鸣的感受："那可怕的 A 调 do 持续地在双耳响个不停，一种黑暗的感觉冷酷地困扰着我，摧残着我。"1854 年 2 月的一天，舒曼整个晚上都被天使和魔鬼的声音所折磨，他悄悄来到莱茵河桥上准备投河自杀，被人发现，但两年后逝世于精神病院，年仅 46 岁。画家凡·高也是因耳鸣、眩晕，在当时被当成精神病来治疗，终因受不了耳鸣的困扰，最后竟做出自割耳朵的疯狂行为。

雍正皇帝爱新觉罗·胤禛就是古代皇帝罹患耳鸣的典型代表。据清代宫廷史料记载，当年雍正皇帝被耳鸣、耳聋折磨，御医也没办法。曾国藩是中国清朝时期的军事家、理学家、政治家，"中兴名臣"之一，他不仅有顽固的牛皮癣，还深受耳鸣之扰，在其四封家书中都有谈及耳鸣之苦。宋代诗人范成大有一首题为《耳鸣》的诗是这样写的："风号高木水翻洪，历历音闻不是聋。一任大千都震吼，便从卷叶证圆通。"如此心领神会的描述不得不给我们一个判断，诗人范成大也患有耳鸣。郭沫若可谓我国文学史上的标榜人物，也深受耳鸣之苦。

演员中也不乏耳鸣患者。德国著名 U2 乐队的主唱 bono 患有耳鸣而影响乐队的演出。耳鸣不但对日常生活造成影响，甚至也影响到自己的演艺事业。影星、歌星罹患耳鸣的例子还有很多。昔日美国"朋克"乐队的歌手佩克也有严重的耳鸣，《星舰迷航记》的演员沙特纳和尼摩伊等都在用"音乐掩蔽法"治疗耳鸣。

总之，耳鸣的医学史源远流长，轶事亦很多。然而其理论、临床，特别是治疗学方面进展缓慢，尽管在目前的耳鸣专科门诊中可试用很多方案来缓解患者的痛苦，但是仍然缺乏理想或特效的消除耳鸣的疗法。

参考文献

1. 中华耳鼻咽喉头颈外科杂志编辑委员会耳科专业组. 2012 耳鸣专家共识及解读. 中华耳鼻咽喉头颈外科杂志，2012，47(9)：709 - 710.

2. 王洪田，姜泗长，杨伟炎. 用耳鸣动物模型评价药物治疗耳鸣效果. 中华耳鼻咽喉科杂志，2000，35(5)：331.

3. 李明，杨光，关颖，等. 耳鸣动物行为学模型的制作. 中国中西医结合耳鼻咽喉科杂志，2003，11(3)：108 – 111.

4. 王忠植，张小伯. 耳鼻咽喉科治疗学. 北京：北京医科大学—中国协和医科大学联合出版社，1997，314 – 353.

5. 吴红敏，殷善开，于栋祯. 白噪声发生器治疗耳鸣的临床观察. 听力学及言语疾病杂志，2004，12(2)：110.

6. 余力生，徐永良，于德林，等. 耳鸣的诊断与治疗. 临床耳鼻咽喉科杂志，1998，12(4)：147.

7. 施建蓉，胡寿铭. 耳鸣研究进展. 中华耳鼻咽喉科杂志，1999，34(2)：124.

8. BAGULEY D M, ANDERSSON G. Factor analysis of the tinnitus handicap inventory. Am J Audiol, 2003, 12(1)：31 – 34.

9. BAGULY D M, HUMPHRISS R L, HODGSON C A. Convergent validity of the tinnitus handicap inventory and the tinnitus questionnaire. J Laryngol Otol, 2000, 114(11)：840 – 843.

10. BARTNIK G, FABIJAŃSKA A, ROGOWSKI M. Effects of tinnitus retraining therapy (TRT) fot patients with tinnitus and subjective hearing loss versus tinnitus only. Scan Audiol Suppl, 2001(52)：206 – 208.

11. BERRY J A, GOLD S L, FREDERICK E A, et al. Patient-based outcomes in patients with primary tinnitus undergoing tinnitus retraining therapy. Arch Otolaryngol Head Neck Surg, 2002, 128(10)：1153 – 1157.

12. MARKOU K, LALAKI P, BARBETAKIS N, et al. The efficacy of medication on tinnitus due to acute acoustic trauma. Scand Audiol Suppl, 2001, (52)：180 – 184.

13. 李明，王洪田. 耳鸣诊疗新进展. 2 版. 北京：人民卫生出版社，2017.

耳鸣概述

4. 特指主观特发性耳鸣

从定义上说，耳鸣是指在外界环境无声刺激或电刺激情况下，耳内或颅内有声音的一种主观感觉。其病因复杂，且常伴有失眠、焦虑和抑郁等不良心理反应，且大多数患者都伴有听力下降，对患者造成极大困扰。近些年来，我国的耳鸣发病率增长较快，而且呈年轻化和反复发作的趋势，是需要我们加以关注的主要方面。

这里我们需要强调的是"主观特发性耳鸣（subjective idiopathic tinnitus，SIT）"。主观特发性耳鸣一词最早在 1981 年由 Shulman 提出并被部分耳鸣学者接受。2012 年 4 月由《中华耳鼻咽喉头颈外科杂志》编辑委员会主办、笔者团队召集并承办的全国耳鸣专家共识会中指出：对临床上一类原因不明的主观性耳鸣，即通过目前的检查手段（包括耳和全身的体格检查、听力学检查、影像学检查及实验室检查等）均未发现明显异常，或异常检查结果与耳鸣之间缺少明确的因果关系，可称之为主观特发性耳鸣。特发性耳鸣是由多因素造成的，外周或中枢神经系统（不一定是听觉系统）都可能参与耳鸣的发病。这部分患者是我们重点关注的，耳鸣综合疗法针对此类患者具有明显疗效。

5. 耳鸣发病率逐渐上升，呈年轻化趋势

耳鸣，是耳鼻喉科医师非常熟悉的症状，之所以称为"症状"是因为耳鸣的出现肯定有其病因，但受限于现在的科技水平，绝大部分耳鸣难以找到确切病因，成为长期以来困扰医患的难题。那么，近些年耳鸣的发病趋势是怎样的呢？

纵观国内外文献报道，耳鸣发病率逐年增高，2019 年美国一项研究发现一生之中出现耳鸣的概率约为 1/4，这也包括可能出现的短暂的耳鸣在内，其中，大概 8% 的患者是每年新发生的。近年来，一个不容忽视的现象是，与 20 年以前相比，耳鸣发病率在我国呈较快上升的趋势，从 3%～4% 上升到 10%～20%，2.8% 是中度耳鸣，比较严重且带来烦恼的耳鸣占 1.6%，而有 0.5% 极重度耳鸣患者不能工作，甚至生活难以自理。无论是哪一级别或哪一区域的医院，来就医的耳鸣患者均明显增加，并呈现出年轻化趋势，已经成为人们普遍的健康问题。这种情况可能由我们国家改革开放四十余年来经济高速发展、环境问题、生存压力、精神压力、生活节奏、人际关系、家庭矛盾及各种社会等因素共同导致。上述因素如空气一样无处不在，悄然无息地影响并侵蚀着人们的物质与精神世界。

6. 迄今，国内还没有大型耳鸣流行病学的调查研究

对于耳鸣发病情况及疾病特征而言，最有利的证据是大型的流行病学研究，而我国为何目前尚无此项研究呢？

应该是有几个方面的原因：第一，由于我国现代医学发展较晚，正规医疗机构少而患者多，耳鸣专科医师严重不足，难以应对耳鸣诊疗工作，更无法开展流行病学调查。第二，2000 年以前，我国耳鸣诊疗基

本处于自由状态，各地区间诊断手段差异很大，很难明确耳鸣发病情况，这就直接限制了耳鸣相关流调研究的操作性。第三，由于对于耳鸣疾病的认识不足，治疗手段少且效果差，许多临床医师放弃了对耳鸣的诊治，也忽略了对耳鸣疾病的发病率观察，大量耳鸣患者的资料被忽略或流失，是开展大型流调研究的阻碍。因此关于耳鸣的大型流行病学调查也是欠缺和滞后的。

7. 国内区域性流行病学研究具有一定的局限性，但也能看出一些端倪

国内存在较多的区域性流调，但区域性流调，如黄魏宁等在 2003 年报道了对北京市 ≥ 60 岁的 1434 名常住城乡老年人进行流行病学调查的结果，显示耳鸣发病率为 34.0%；2005 年朱勇报道了对陕北地区 28 000 名各个年龄组人群进行的耳鸣流行病学调查结果，显示耳鸣患病率高达 7.8%，严重耳鸣者达 1.6%。耳鸣患者分布于各个年龄组，老年组患病率居首位，占 20.6%；耳鸣的发病率与职业有关，体力劳动者的发病率高于非体力劳动者，占 58.3%。徐霞等 2006 年在对 1149 例江苏省耳聋患病率调查中发现，60 岁以上老年人群耳鸣患病率为 29.8%，对情绪或生活造成中重度影响的耳鸣患病率为 2.5%，农村人群耳鸣患病率（31.8%）高于城镇（25.1%），年龄、性别及城乡之间差异均无统计学意义（$P > 0.05$）。邵茵等在 2009 年报道了 1240 例耳鸣患者占同期综合医院耳鼻咽喉头颈外科门诊量的 7.5%，存在不良心理反应者占 89.6%，表现为心情烦躁者 83.8%，影响睡眠者 63.7%，注意力难以集中者 30.3%。

2021 年 1 月的一项共纳入 23 项研究的关于耳鸣在中国的流行病学系统综述发现，耳鸣患病率为 4.3% ~ 51.33%，但因年龄和性别等而

异。其中，女性平均是 15.25%，男性平均是 13.66%；而且耳鸣患病率随年龄增长呈上升趋势，将年龄按每 10 年等分，与前一个 10 年相比，耳鸣患病率的最大增幅出现在第 5 个或第 6 个 10 年，流行率稳定在 32% 左右。关于耳鸣侧别，双侧耳鸣占 53.51%，左耳耳鸣占 22.85%，右耳耳鸣占 23.64%。听力方面，存在听力损失的患者占 42.20%~50.66%。由此亦可见，耳鸣发病具有鲜明的流行病发病特征。

8. 对耳鸣认知是一个渐进过程

回顾医学史，我们对任何一个疾病的认识都经历了不断探索的过程，耳鸣也不例外，我们对耳鸣机制和临床症状特点经历了怎样不断摸索和认识的过程呢？

最早对耳鸣的认识仍然是从外周听觉系统开始，直到有研究发现切断外周听神经后，耳鸣仍然存在，因此，耳鸣的"中枢机制"研究被提出，但目前关于耳鸣中枢机制的研究仍处在探索阶段，涉及下丘脑、耳蜗核、内侧膝状体、听皮层、边缘系统等多个脑区，同时与 5-HT、GABA、IL-6 等神经递质、炎性因子相关。经过 20 余年，我们也逐渐清晰地体会到：耳鸣并不是一个单一的症状，而是非常复杂的一组症状群，这意味着耳鸣不可能被某一种单一方法所治疗。到目前为止，临床治疗上也没有发现或发明一种明确有效、能减轻或完全消除耳鸣的药物和方法。值得注意的是，多数耳鸣患者寻找医院就诊是由于耳鸣诱发了诸多不良心理反应，如心烦、失眠、注意力不能集中、焦虑和抑郁等，加重了对耳鸣过多的关注，造成心理、情绪不可控而致病。而现有的临床使用或推荐的各种各样检查，如听力学、耳鸣心理声学、放射、检验等都无法证实其结果与耳鸣有直接相关性。由于找不到确切致病原因，导致很难下笔明确诊断，给后续治疗带来很大的不确定性，必然会影响疗效。

对于治疗，在没有找到明确病因的前提下，药物很难随时、彻底消除耳鸣，现实也确实如此，也是困扰国内外耳鸣诊疗的难题。从耳鸣诊疗史看，被摒弃的治疗方法远远要比现行应用的要多得多。因此，在耳鸣不能被有效去除的情况下，帮助耳鸣患者寻找出路、摆脱困境，一直都是我们几十年来耳鸣治疗上的挑战，也是耳鸣专科医师追求的第一目标。

参考文献

1. SHULMAN A. Clinical classification of suhjective idiopathic tinnitus. J Laryngol Otol Suppl, 1981, (4): 102 – 106.

2. ZHANG D, XU Q, CAIMINO C, et al. The prevalence of tinnitus in China: a systematic review of the literature. J Laryngol Otol, 2021, 135(1): 3 – 9.

3. BISWAS ROSHNI, HALL DEBORAH A. Prevalence, incidence, and risk factors for tinnitus. Curr Top Behav Neurosci, 2021, 51: 3 – 28.

4. 黄魏宁，于普林，刘桂芳，等. 老年人听力下降及耳鸣的流行病学调查. 中国老年学杂志，2003(2): 82 – 83.

5. 朱勇. 陕北地区耳鸣流行病学调查. 疾病控制杂志，2005, 9(6): 665 – 666.

6. 徐霞，卜行宽. 耳鸣的流行病学研究. 中华耳科学杂志，2005, 3(2): 136 – 139.

7. 李明，王洪田. 耳鸣诊疗新进展. 2版. 北京：人民卫生出版社，2017.

8. 韩朝，张剑宁. 耳鸣. 上海：上海科学技术出版社，2015.

9. 邵茵，黄娟，李明. 1240例耳鸣患者的临床表现分析. 中华耳鼻咽喉头颈外科杂志，2009, 44(8): 641 – 644.

耳鸣现状

9. 耳鸣定义需精准化

人们通常讲"耳鸣了",但各自症状确实略有不同,那么从医学专业角度来看,"耳鸣"是什么概念呢?

纵观中国历史,"耳鸣"一词的明确记载最早出现于《黄帝内经》,其言"所谓耳鸣者,阳气万物盛上而跃"。自此,这个看不见也摸不着的症状就被熟知。随着时代变迁,耳鸣定义也出现多种,由不同医者在临床通过不同的观察角度而下笔形成概念。现代医学的发展,无疑让耳鸣的定义更加精准。根据笔者团队20余年的临床诊疗,我们把耳鸣定义为在周围环境无声刺激或电刺激情况下耳内或颅内出现声音的主观感觉。其包括两方面的含义:一是没有外界相应声源或电刺激;二是主观感觉,出现的部位可以是耳内也可以在头部周围。因此,我们明确称之为"主观特发性耳鸣"。此耳鸣不能被他人听到,而仅能被患者本人感觉到。那么,与之对应的客观性耳鸣临床上也可见,多是耳内或颅内的响声,不但自己能听到而且还能被他人听到,在头颈部存在相应的声源。头颈部声源,如血管搏动声、血液湍流声、肌肉活动声、耵聍在鼓膜上活动的声音等均属于此类。为了便于区分两者,习惯上仍一直沿用"客观性耳鸣"这一名称。临床上，主观性耳鸣多见，客观性耳鸣较少见。此外，也有一类称体觉性耳鸣，多与头颈部、躯体某部位体位的动作变化有关，可因张口、转颈、咀嚼时出现耳鸣声或原有的耳鸣声变化，临床较少见。

在这里，我们要强调的是，耳鸣的定义是指找不到病因的主观特发性耳鸣，以耳鸣为第一主诉，并且已引起了严重心烦、睡眠障碍、焦虑抑郁、注意力不能集中等不良心理反应。但是必须要与临床中存在的很多找到原因的、经过治疗后（不管原发病是否治愈）耳鸣依然存在并加重成为第一主诉的患者相鉴别。

当然，还必须要区别于睡眠障碍，或焦虑抑郁继发的耳鸣，治疗时有所不同，因为其启动因素不是耳鸣，此类患者只要控制或治愈原发病，耳鸣就随之减轻甚至消除。

耳鸣也应该与听幻觉（auditory hallucination）和幻听（phonism）相鉴别。英文文献在解释 tinnitus 时常用 phantom auditory perception 或 hallucination，两词均有幻觉的含义。但在汉语中，应该严格区分幻觉和错觉。耳鸣可被理解为听错觉，而不能被定义为听幻觉。幻听是精神患者的常见症状，其内容为有意义的语言，就像有人与患者对话一样。耳鸣则是单调和无语言意义的噪声。另外有一种情况，是音乐家或歌唱家特有的现象，称听幻觉或听像（auditory imagery），他们冥思苦想进行音乐或歌曲创作时，常有完整的乐曲或歌声之感，这不是一般意义的耳鸣或幻听，常预示着音乐家暂时已经进入痴迷状态或已有短时轻微的精神异常。因此，临床中遇到因耳鸣来就诊的患者，首先鉴别是否为主观特发性耳鸣。所以，我们定义的精准化是临床开展耳鸣诊疗工作的前提。

10. "耳鸣患者"的出现并不是偶然

研究发现几乎每个人都有过耳鸣的经历，但大部分是短暂的、一过性的症状，很快缓解消失。那么为什么还会有这么多"耳鸣患者"（在国外称之为 patient with tinnitus）呢？

虽然我们几乎每个人都经历过耳鸣，但大多数是一过性的，也有少数是持续性的，但不会产生后续影响。耳鸣对这一部分人为中性刺激，将有耳鸣但无临床症状、不需要医疗干预的人称为"耳鸣人群"。这部分人符合 Jastreboff 提出的耳鸣神经生理模型，大约占社会人群 90% 的为主动适应耳鸣者、被动适应耳鸣者（无奈适应）、不知不觉适应耳鸣者及经治疗后适应耳鸣者。与其相对的称为"耳鸣患者"是指短暂性耳鸣变为持续性耳鸣，或耳鸣使人出现注意力不能集中、睡眠障碍、焦虑、心烦、抑郁等不良心理反应，以致无法摆脱耳鸣造成的困扰，继发心烦、睡眠不良、注意力不能集中、听觉过敏、焦虑甚至抑郁，听力正常或下降等症状时，耳鸣对此部分人为不良刺激，必须通过医疗干预，纠正错误认知，才能尽快减轻患者不适症状、缩短适应耳鸣时间。将有耳鸣且有临床症状（如伴睡眠障碍、心烦、恼怒、注意力无法集中、焦虑、抑郁等不良心理反应），以耳鸣为第一主诉就诊并需要医疗干预的人称为"耳鸣患者"。耳鸣患者需要及时接受耳鸣专病医师的诊疗，尽可能快地达到适应耳鸣的第一目标。

11. "有耳鸣的正常人" 是一个重要阶段

对疾病的认识及态度往往影响疾病的发展趋势和预后，特别是多数心理疾病或病情严重影响心理状况的疾病。耳鸣也是如此，要努力引导患者避免耳鸣造成的干扰，进行正常的生活、工作和学习，成为"有耳鸣的正常人"。那么，如何成为"有耳鸣的正常人"呢？

临床上我们经常需要区别来就诊时的耳鸣患者的病情是否处于代偿或失代偿状态，如来诊者有耳鸣但无临床症状、不需要医疗干预，只是来检查一下能否找到病因或寻求消除耳鸣的治疗方法。患者过去可能属于主动适应耳鸣者、被动适应耳鸣者（无奈适应）、不知不觉适应耳鸣者或经治疗后适应耳鸣者。这类人使用"有耳鸣的正常人"一词来形容是最恰当的，在国外称之为 person with tinnitus。用这种中性语句在临床也很容易说服耳鸣患者接受我们提供的治疗方案。我们可以借助临床的这种现象告知耳鸣患者，通过医患之间的共同努力，通过规范的治疗后，每一例患者都能够达到或成为有耳鸣的正常人阶段，回归正常生活和工作（图1）。

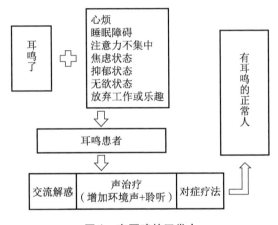

图1 有耳鸣的正常人

当然，也有部分耳鸣患者，靠自身努力仍无法达到适应（主动或被动），那么他们就需要通过耳鸣专病医师规范的"耳鸣综合疗法"治疗才能逐渐适应耳鸣而转变为"有耳鸣的正常人"。

因此，相对于有耳鸣的正常人，若耳鸣患者除了耳内或颅内有响声的一种主观感觉外，还伴有心烦、睡眠障碍、注意力无法集中、恼怒、焦虑、抑郁等不良心理反应时，则必须通过医疗干预，才能尽快减轻或消除患者不适症状。让耳鸣患者成功过渡为"有耳鸣的正常人"是耳鸣综合疗法的关键步骤，也是治疗的第一目标。

12. 国内已经建立了几种不同类型的耳鸣诊疗模式，需要经过实践检验

目前，国内建立了几种不同的耳鸣诊疗模式。例如，微迪耳鸣诊疗仪、唯听禅音耳鸣治疗仪（详见第 304 页 130.）、贝泰福耳鸣诊疗仪（详见第 301 页 128.）、耳鸣小助手、复旦 RS 耳鸣诊疗系统、耳鸣医师疗法、博智耳鸣诊疗系统、益耳耳鸣治疗仪、静益听耳鸣诊疗仪（详见第 303 页 129.）等，各有特色，疗效及适应证仍需观察。

综上可见，国内已经建立了几种不同类型的耳鸣诊疗模式，在临床实践中均已由消除耳鸣逐渐转向适应耳鸣为主要目标，但我们发现很多患者并不能快速达到效果，甚至有些患者会因为效果与预期不符，而出现心烦、失眠、焦虑和抑郁等加重耳鸣的情况，因此，我们提出以"适应耳鸣"为第一目标耳鸣综合疗法，能使患者快速脱困，消除不良心理反应，回归正常生活和工作。

13. 国外常见的几种诊疗体系，我们需要了解和借鉴

耳鸣是一种严重影响患者生活质量和身心健康的常见症状，近来研究表明，长期严重耳鸣的形成和维持与听觉中枢有关，边缘系统和自主神经系统也参与了耳鸣厌烦情绪的产生。针对此种情况，国外形成了诸多耳鸣治疗体系。

（1）耳鸣习服疗法

1990 年美国学者 Jastreboff 等首先提出了一系列治疗原则，称为耳鸣习服疗法（tinnitus retraining therapy，TRT），或再训练疗法。主要包括教育咨询和声音治疗，Jastreboff 对 1000 例患者的大样本病例进行了疗效观察，结果显示接受完整治疗者（一般为 12 ~ 18 个月）的平均有

效率为 82%。尽管有证据表明 TRT 疗法可以降低耳鸣引起的烦躁程度，但是也有报道称，一半的患者在接受 TRT 治疗中未得到满意结果。习服疗法的主要目的是，使患者尽快达到对耳鸣的适应和习惯。主要方法则是由专科医师定期给予习服训练的详细指导，包括耳鸣不全掩蔽、松弛训练、转移注意力和心理咨询等。患者需 12～18 个月的长期坚持训练，并且必须使用有声材料，如耳鸣掩蔽器、音乐光盘、磁带等以协助达到对耳鸣适应和习惯的目的。该疗法被国外学者广泛应用于耳鸣临床，长期疗效达 80%～90%，值得临床推广应用。

1）耳鸣习服疗法主要机制。

听觉系统存在 3 个重要特征：①听觉通路的各个层面尤其较低层面的神经元存在自发的随意放电活动；②听觉系统能够根据外界声音大小不断调整其灵敏度或增益（gain）；③中枢抑制或反馈抑制。正常情况下，外界声音使得神经元之间的活动同步化，神经元的自发电活动并不被感受为声音。而当人处于极其安静的隔音室内，衣服的摩擦声、自己的心跳声和呼吸声也能被听到。耳蜗病变时，神经元自发电活动能立即被皮层下中枢检测出来，并上传到听皮层被感知为耳鸣。可能原因是，听觉系统自动调整（增加），皮层—橄榄—耳蜗束的中枢抑制作用也相应减小。

耳蜗损伤后听力下降，所感受到的外界声音变小，听觉系统发生了与上相同的变化。皮层下中枢将检测到的耳鸣信号传送到边缘系统，因此，边缘系统被激活。边缘系统一方面又进一步使得皮层下中枢易于检出耳鸣信号（敏化）；另一方面也激活了自主神经系统。结果是耳鸣与负性情绪密切关联并形成了条件反射，长期严重耳鸣使得这种条件反射得以强化，最终形成恶性循环。边缘系统的激活同时启动了记忆过程，耳鸣信号被中枢存储为厌烦的令人不愉快的信号。因此，在耳蜗功能完全恢复以后，中枢可能仍然有耳鸣的感觉。可见，听觉系统并不是产生耳鸣症状的唯一部位，非听觉系统（边缘系统和自主神经系统）在耳鸣相关症状中也有重要作用。

根据上述认识，耳鸣的治疗原则应该是：①扩大外界声音；②打破耳鸣与不良情绪之间的关联及恶性循环链；③增加听觉的滤过功能及中枢抑制力。耳鸣习服疗法正是根据以上原则进行的，目的是通过长期习服训练让神经系统（听系、边缘系统和自主神经系统）重新训练或再编码，以降低中枢敏感性，增加中枢抑制或滤过功能，打破耳鸣与不良情绪之间的恶性循环链，将耳鸣视为"背景"噪声，放松对耳鸣的警戒，以此减轻或消除耳鸣及与耳鸣相关联的症状。

2）耳鸣习服疗法主要方法。

由专科医师定期给予习服训练的详细指导，包括耳鸣不全掩蔽、松弛训练、转移注意力和心理咨询等。患者必须使用有声材料如耳鸣掩蔽器、音乐光盘、收音机、磁带等以协助达到对耳鸣适应和习惯的目的，并且应长期坚持训练。实际上，本疗法是一种综合治疗措施，主要包括以下几点。

① 不全掩蔽：用低强度宽带噪声掩蔽耳鸣，音量以刚刚听到为准，不要全部掩蔽耳鸣。每天可听6小时以上，每次1小时，根据后效抑制效应决定两次之间的间隔时间。工作和学习时都可以听，但入睡后不能听。以往习惯于用窄带噪声甚至纯音掩蔽耳鸣，并且强调掩蔽声频率应该与耳鸣音调一致。但根据Jastreboff的耳鸣生理模型，仅当在背景噪声中能够检出不太强的耳鸣信号时，才能产生对耳鸣的适应和习惯。有人采用高强度噪声完全掩蔽耳鸣15年也未能适应耳鸣。另外，低强度噪声也可分散患者对耳鸣的注意力。宽带噪声更能降低耳鸣信号与背景噪声的比值，以免耳鸣信号孤立和凸出。

② 松弛训练：身心疲劳或紧张可以加重耳鸣，耳鸣也可以加重身心紧张。耳鸣患者常常伴有紧张、焦虑或抑郁等情绪，身体也不能得到很好的放松和恢复。为减轻身心紧张状态，耳鸣习服疗法强调放松训练，或称松弛疗法，目的是让患者得到身心松弛。闭目静坐或平卧，用意念控制神经和肌肉的紧张性，先从头皮、额部、面部肌肉开始放松，逐渐将上下肢、胸部乃至全身的肌肉放松。每天 1 ~ 3 次，每次 10 ~ 20 分钟。

③ 转移注意力：转移注意力是非常关键的一步，就是不管何时、何地、何种情况，一旦感到耳鸣，患者能立即把注意力转移到其他事情上，如听音乐、读书、看报、想其他问题等。总之，要做最能吸引注意力的事情，以分散对耳鸣的注意力，让耳鸣成为不重要、不烦人的事情。久而久之，就会形成习惯或条件反射，即一旦感觉耳鸣，就会立即把注意力转移到其他事情上，且耳鸣很快成为不重要、不烦人的事情。患者会很快达到对耳鸣的适应和习惯。

④ 心理咨询和自我心理调适：对存在耳鸣不可治要终生忍受等想法的患者，医师除为其进行必要的检查外，更要进行耐心和细致的解释和指导。Jastreboff 将该步骤称为直接咨询（directive counseling）。首先，向患者讲解听觉生理和耳鸣发生的可能原因，针对患者最关心的问题进行详细的解答。并告诫患者不要寻求安静处，反而要创造声音充实的环境，如主动接触自然界的声音，或用音乐光盘、VCD、小半导体收音机等收听喜爱的节目等。其次，要指导患者对耳鸣的忽略、习惯、遗忘和适应，争取与耳鸣和平共处。把耳鸣比作火车轰鸣声、冰箱的噪声、亲属的鼾声，你就可以很快适应和习惯这些声音。这些很强的噪声并不引起你的任何烦恼和睡眠障碍。如同衣服一样，一旦没有了衣服（耳鸣），你反而会感到不舒服。再次，医务人员不要给患者任何负面意

见，如耳鸣不好治，没有好办法等。让患者努力消除耳鸣引起的心理反应，并积极控制消极情绪以免加重耳鸣。要求患者消除错误观念，树立耳鸣可治愈的信心。让患者明白，耳鸣没有特效药物，最好的治疗办法是习服疗法而不是药物，应消除对药物的依赖心理。耳鸣可能仍然很响，但患者不再受耳鸣的困扰。耳鸣是典型的心身疾病，耳科医师应重视和加强心理学知识的学习和实践，对严重心理障碍者应请心理科协同治疗。树立能适应的信心，改变用药物使耳鸣停止才算治愈的错误观点，放弃对药物的长期依赖。

（2）认知行为疗法

认知学派是当代心理学中的一个重要学派，其治疗方法也得到了许多实证研究的支持。认知行为治疗（Cognitive Behavior Therapy，CBT）的基础是贝克（A. T. Beek）提出的情绪障碍认知理论，他认为认知是行为和情绪的基础，人们的适应性或适应不良性行为和情感类型是经过认知过程而产生的。1979 年他与学生合著《抑郁症的认知疗法》，明确提出认知行为治疗。这些认知过程可以被一定的"图式"（非逻辑的推论）所激活。1984 年 Sweetow 最早将 CBT 应用于耳鸣，强调适应不良的情绪和行为与适应不良的认知有关，如果患者认为自己缺乏控制力，耳鸣症状很难改善，就可能会变得抑郁。如果认为耳鸣会影响睡眠，就可能过度关注睡眠而变得焦虑。即一个人的认知决定了他的内心体验和情绪、行为反应。治疗在于改变患者认知模式中的信念和思维方式，达到矫正情绪和行为的目的。认知疗法是以认知模式为基础的。认知模式包括核心信念、中间信念和自动思维 3 种成分。Fuller 纳入了 28 项有关 CBT 的大样本病例临床研究，共有 2733 例参与者。所有参与者都有至少 3 个月的耳鸣，CBT 的持续时间为 3 ~ 22 周，治疗结束时及 6 个月和 12 个月进行随访，结果显示 CBT 可能有效减少耳鸣对生活质量的负面影响，但证据质量不高，关于 CBT 耳鸣改善焦虑、与健康相关的生活质量或对耳鸣的负面解释的证据有限。

从童年开始，人们在与环境的相互作用中，将一些关于自我、他人及世界的外部经验内化形成了一定的信念，其中最重要的核心信念是根深蒂固的，即使这些核心信念通常不能被人们清晰地表达，但却被认为是绝对真实和正确的。因此在对情境和事件进行信息加工时，人们会以这个核心信念为指导去解释问题，并倾向于集中选择证实自己的核心信念的信息，忽视和削弱相反的信息。在这种情况下，这些信念是不正确的和功能障碍性的，但人们依然坚信其正确性。例如，如果一个人在幼年时，很少有在竞争中名列前茅的经历，经常会有些做不好的事情发生（也许同龄人都是难以完成的），那么就会认为自己缺乏能力，他的核心信念可能是"我缺乏控制力"。这个信念在以后面临问题情境时就会占主导地位，使他忽视或不相信自己能做好许多事情。核心信念影响着认知的发展过程，在认知过程中还会产生许多中间信念，这些中间信念包括态度、规则和假设。例如，在态度上体现为"不能控制是多么可怕的，我将成为功能残疾者"，在规则上体现为"我必须利用全部精力去对抗我的症状"，在假设上体现为"尽管我竭尽全力，也许也不会有改变"等。

在这些核心信念及中间信念的引导下，会自动产生一些快速的估价思维，这些思维叫作自动思维，通常这种自动思维产生得相当迅速而简单，在还不能清晰地意识到这些思维时，就更多地意识到随之而来的情绪反应，于是感到消极、沮丧，最终虽症状有所减轻，但主观上总也得不到满意。

我们每个人都有过耳鸣的体验，即耳鸣其实是很容易发生的，由耳鸣引发情绪和睡眠障碍，认知因素起到了关键的作用。认知过程中患者对耳鸣问题更加的关注和焦虑。核心的认知过程包括注意、感知、错误的信念和适得其反的防御性行为。这些负性的言语性认知行为加剧了情绪低落。随后出现的逐级增加的焦虑可能就导致耳鸣症状的加剧。同时，过多的灾难性的担心、心理的唤醒和沮丧是耳鸣症状的维持条件。听力学家在判断提供耳鸣护理中的作用时通常进行听力学评估。在改善耳鸣患者生活质量方面，CBT 一直被系统评价为相对于其他疗法最强有力的证据。在耳鸣治疗方面，由于听力学家已经发挥了积极的作用，而经验丰富的行为健康服务提供者却相对较少，因此，听力学家是否能够提供 CBT 治疗是一个关键问题。黄治物教授认为耳鸣的认知行为疗法是由认知理论和行为治疗相互吸纳、相互补充形成的一种心理治疗方法。认知理论认为，认知过程是由情绪与行为共同决定的，人们可以通过改变认知过程来改变观念，进而纠正其情绪和行为；行为疗法认为行为是通过学习而得来的，因此可以通过一些实际的操作方法来消退、抑制、改变和替代原来的不良行为；认知行为治疗方法是两者的结合，认为认知过程决定着行为的产生，同时行为的改变也可以影响认知的改变。认知和行为相互作用的关系在患者身上常表现出一种恶性循环，即错误的认知观念会导致不适应的情绪和行为，而这些情绪和行为反过来也影响认知过程，给原来的认知观念提供证据，使之更加巩固和隐蔽，使问题越来越严重。认知行为治疗方法就是通过矫正技术和手段改变患者不合理的认知观念，并时刻把认知矫正与行为矫正联系起来，努力在两者之间建立一种良性循环，取代原来存在的恶性循环，从而使原来的不良症状减轻、消失。尽管由于解释和治疗心理疾患的侧重点不同而产生了不同的治疗模式，但认知行为治疗法明确地秉承下述理论假设：个体的认知活动影响并制约个体的行为，个体的认知活动能够通过行为加以控制和调整，因而，可以通过运用改变个体认知的方法来改变个体的行为，如着力改善患者的错误认知，并结合行为训练及其各种技能的学习，努力去除导致患者不健康情绪及不良行为的认知根源，达到缓解病情、提高生活质量的目的。

认知行为治疗模式可概括为三大类，即认知重组疗法、应对技巧疗法和问题解决疗法。认知重组疗法认为个体情绪和行为上的困扰是由不合理的认知和思维造成的，心理治疗的关键在于让患者清楚地认识到他们的认知和思维的不合理性，并帮助患者用合理的认知取代不合理的认知，用合乎逻辑的思维取代不合乎逻辑的思维。应对技巧疗法侧重于为患者提供解决心理困扰的方式和手段，以便帮助他们有效地处理各种各样的应激性事件，主要包括焦虑控制训练和理性重组等方法。问题解决疗法则是试图把前两种疗法，即认知重组和应对技巧有机地结合起来，强调较大范围处理问题的一般性策略与方法，同时，还强调了在治疗进程中治疗师与患者积极合作关系的重要意义。

所以我们应该真切地理解 CBT 的目标并不在于改变耳鸣的响度，让声音消失，而是降低甚至消除因耳鸣带给患者的痛苦，包括焦虑、抑郁，治疗期间也离不开声治疗的配合。

心理学上常见的认知曲解类型有武断的推论、选择性抽象、过度概括化、夸大或缩小、极端思维等。这些逻辑推理上的非理性，容易使人在遭遇不良事件时形成对未来、自我及世界的悲观看法，从而使人们陷入不可自拔的绝望、无助等不良情绪中，伴有心理障碍的耳鸣患者也不例外。认知行为疗法通过改变患者的不良认知，进而改变他们的情绪和行为，因而特别适合对具有上述认知曲解类型者进行心理干预。近年来，许多临床研究表明认知行为疗法可以用来治疗抑郁症、焦虑、失眠和慢性疼痛等心理障碍性疾患。2014 年美国耳鸣临床应用指南明确指出认知行为疗法对耳鸣是有效的。多项研究表明作为心理学的重要方法，认知行为疗法能明显缓解耳鸣患者焦虑、抑郁状态，提高生活质量评分，从整体上改善耳鸣患者躯体症状。认知行为疗法的另一个优点是可以开展群体治疗及远程（互联网）治疗，治疗效率提高，成本降低，且近远期疗效接近常规治疗。

（3）进行性耳鸣管理

进行性耳鸣管理（progressive tinnitus management，PTM）是一种跨学科的、结构化的、分阶段的护理方法，以提供临床服务，包括教学应对技巧，为耳鸣困扰的人。PTM 已被证明可以有效地减少功能障碍，但尚未对研究环境之外的干预实施进行研究。PTM 是一种循证跨学科的阶梯式护理，以提高耳鸣患者生活质量的途径。耳鸣治疗的传统方法是听力学，听力学和心理健康专家对耳鸣的成功治疗至关重要。听力调查对象的比例比心理健康调查对象的比例大得多。由于 PTM 通常起源于听力学，其往往需要听力学家努力与心理健康建立联系。然而，没有现成的途径或明确的指导听力学与心理健康合作的方法。由于心理健康临床医师可能不了解他们在提供耳鸣护理方面的作用，并且已经捉襟见肘，在这种情况下，两者协作努力可能不会成功。还需要进一步的研究来了解听力学和心理健康是如何合作的，并在已经成功实施该计划的情况下如何提供 PTM 服务的。另外，讲述听力学和心理健康之间成功合作的故事可以激励那些开始 PTM 的人。国外一项 PTM 的临床研究表明，需要更多的心理健康提供者参与耳鸣护理，并且听力专家和心理健康提供者都有兴趣接受耳鸣相关的培训。未来的努力应侧重于提高心理健康提供者对其在耳鸣管理中的潜在作用的理解，加强听力学和心理健康之间耳鸣相关护理的协调，在无法获得心理健康的情况下，听力专家教授的身心应对策略与 CBT 元素重叠。在成功地通过电话提供临时医疗服务的基础上，利用远程保健方案来克服地点和资源方面的挑战在未来将变得越来越重要。

（4）神经学耳鸣治疗

神经学耳鸣治疗（neuromonics tinnitus treatment，NTT）是一个结构化的耳鸣康复计划，基于定制的声学刺激和协作咨询。经临床试验和独立研究证明 NTT 是一种简单、结构良好、时间高效、有效和可靠的耳鸣治疗方案。国外研究的结果证实 NTT 提供的临床结果在治疗终止后是稳定的。研究发现，治疗前后耳鸣痛苦有统计学上的显著改善，但治疗结束后、治疗结束后至少 6 个月及治疗开始后 36 个月的长期随访之间没有进一步的显著差异。在治疗结束时，76% 的患者报告了耳鸣障碍的临床显著改善（TRQ 评分改善至少 40%），这一成功率在长期随访中保持不变。因此，在项目结束时，NTT 的临床结果是稳定的。这项研究独立地复制了早期发表的数据。这强烈表明，NTT 在临床上可以在 2 个月的时间内显著改善耳鸣困扰，患者在开始治疗后的 36 个月内仍能维持临床结果。

综上所述，CBT、TRT 与耳鸣综合疗法的目的都是使患者尽快达到对耳鸣的适应，但是耳鸣综合疗法充分运用了耳内科医师具有处方权的优势。在借鉴 CBT、TRT 疗法的优点上，形成了符合我国国情特色的耳鸣交流解惑及声治疗，更为重要的是增加了针对具有处方权医师建立的包含众多治疗方法的对症疗法，可以满足绝大多数耳鸣患者就医时要求快速减轻或消除心烦、失眠症状、焦虑抑郁给他们带来的痛苦，临床疗效显著。这恰巧是听力师所不具备却可影响疗效、缩短时间的关键点。虽然国外由听力学家和听力师提出关于耳鸣的治疗方法报道较多，都以适应耳鸣为主的治疗模式。也由于他们/她们没有处方权，当耳鸣患者伴有其他系统疾病时就会延误治疗，因此存在较大的局限性。

参考文献

1. 何丹，寿铸，韩朝. 基于网络个性化的音乐对耳鸣临床疗效的初步分析. 中华耳科学杂志，2020，18(4)：703 - 707.

2. 邱泽恒，王培，黄夏茵，等. 助听器的禅音程序治疗耳鸣的疗效观察. 听力学及言语疾病杂志，2020，28(5)：578 - 580.

中国医学临床百家

3. 钟萍，卢兢哲，郑芸，等. 基于医师疗法理念调整生活方式对 265 例耳鸣患者的疗效观察. 中国听力语言康复科学杂志，2018，16（6）：430 – 432.

4. 黄治物，王陈荣，李蕴，等. 耳鸣的认知行为疗法. 听力学及言语疾病杂志，2010，18（4）：309 – 311.

5. ZAUGG T L, THIELMAN E J, CARLSON K F, et al. Factors affecting the implementation of evidence-based Progressive Tinnitus Management in Department of Veterans Affairs Medical Centers. PLoS One, 2020, 15: e0242007.

6. VIEIRA D, EIKELBOOM R, IVEY G, et al. A multi-centre study on the long-term benefits of tinnitus management using Neuromonics Tinnitus Treatment. Int Tinnitus J, 2011, 16: 111 – 117.

7. HENRY J A, GOODWORTH M C, LIMA E, et al. Cognitive behavioral therapy for tinnitus: addressing the controversy of its clinical delivery by audiologists. Ear Hear, 2022, 43 (2): 283 – 289.

8. 徐静艳，魏小丽，阚俊微，等. 电针晕听区配合耳鸣 RS 治疗脑鸣 15 例. 中医外治杂志，2017，26（2）：31 – 32.

9. JASTREBOFF P J, HAZELL J W. A neurophysiological approach to tinnitus: clinical implications. Br J Audiol, 1993, 27(1): 7 – 17.

10. SWEETOW R. Cognitive-behavioral modification in tinnitus management. Hear lnst, 1984, 35: 14 – 52.

11. SWEETOW R W. Cognitive aspects of tinnitus patient management. Ear Hear, 1986, 7(6): 390 – 396.

12. FULLER T, CIMA R, LANGGUTH B, et al. Cognitive behavioural therapy for tinnitus. Cochrane Database Syst Rev, 2020, 1(1): CD012614.

13. JASTREBOFF P J. Phantom auditory perception(tinnitus): mechanisms of generation and perception. Neurosci Res, 1990, 8(4): 221 – 254.

14. KORRES S, MOUNTRICHA A, BALATSOURAS D, et al. Tinnitus Retraining Therapy(TRT): outcomes after one-year treatment. Int Tinnitus J, 2010, 16(1): 55 – 59.

15. HATANAKA A, ARIIZUMI Y, KITAMURA K. Pros and cons of tinnitus retraining therapy. Acta Otolaryngol, 2008, 128(4): 365 – 368.

16. 李明，黄平. 耳鸣综合疗法. 中国中西医结合耳鼻咽喉科杂志，2020，28（5）：322 – 323.

耳鸣需要分类

14. 耳鸣分类的必要性——尽管有多种分类，但互相没有矛盾

既往在耳鸣分类方面，国内大部分专家广泛认可从临床适用性角度，将主观性耳鸣和客观性耳鸣作为耳鸣的基本分类是最实用的原则。明确耳鸣的分类对于诊治耳鸣具有极其重要的意义。大部分客观性耳鸣是可以治愈的耳鸣（如血管源性搏动性耳鸣、肌源性耳鸣），这部分患者通过手术或其他介入性治疗，可以达到较好的效果，避免延误病情。主观性耳鸣则需要尽快通过相关检查、尽早明确是否可找到病因，对于有明确病因的耳鸣积极采取病因治疗；对于无法明确病因的耳鸣则归为"主观特发性耳鸣"，我们具有一套完整的诊疗体系进行诊治。因此，分类明确是决定诊疗方向的基础，也是缩短诊疗时间、提高诊疗效率及降低患者就诊时间及物质成本的前提。

耳鸣专家们根据研究目的从不同角度对耳鸣进行分类，但彼此间并不矛盾，也不需要达成共识，只是为了尽快了解耳鸣的细节情况，快速定性，提高诊疗的效率及准确性，临床上可以根据医师研究目的的需要而进行选择。

15. 耳鸣传统分类方式便于在临床诊疗中快速定性

我们前面提到，对于耳鸣定义的认识是一个逐渐清晰的过程，同样，耳鸣的分类也是一个逐渐条理化的过程。

耳鸣的分类方法很多，但分类原则应该是为耳鸣的诊断和治疗提供最有价值的信息。这些分类互相间没有矛盾是耳鸣专家从各自对耳鸣感兴趣的角度认真分析、研究后获得的成果，为我们临床诊治耳鸣提供思路。根据笔者团队临床工作 20 多年的体会，全力推荐用主、客观性耳鸣分类加上体觉性耳鸣。主观性耳鸣根据是否可以找到原因分为可以找到原因的耳鸣（包括耳源性耳鸣和非耳源性耳鸣）和找不到原因的耳鸣，后者也就是我们所说的主观特发性耳鸣。根据不同的时间，又将主观特发性耳鸣按病程分为急性耳鸣（3 个月以内）、亚急性耳鸣（4 ~ 12 个月）及慢性耳鸣（12 个月以上）(图 2)。很容易通过患者的主诉将耳鸣归类，从而方便进一步、有方向性的选择检查项目和治疗方案。这样的分类方式能够将耳鸣快速定性，被临床医师广泛应用。

1. 客观性耳鸣：
　　头颈部声源常以搏动性耳鸣为多见，与血管源性、肌源性、颞下颌关节性和呼吸性密切相关等原因

2. 主观性耳鸣：

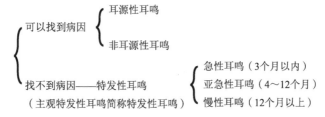

3. 体觉性耳鸣：
　　多与躯体体位变化有关，可因张口、转颈、咀嚼时出现耳鸣或耳鸣声变化

图 2　耳鸣的分类

16. 从不同的角度进行耳鸣分类，更精确地辨别，是诊疗耳鸣的前提

耳鸣的复杂性决定了分类的多样化，从不同的角度看耳鸣，会有不同的认识。临床医师在接触耳鸣患者时，脑海中应该形成怎样的分类网络呢？我们下面按照不同的元素具体说明一下。

（1）根据生理性与病理性分类

正常人堵塞双耳后可听到耳鸣，当走进非常安静或隔音的室内也可感受到耳鸣，侧卧位一接触枕头时常听到血管搏动声，这些都是生理性耳鸣，或称体声。疾病，如炎症、肿瘤、畸形、外伤等引起的耳鸣称为病理性耳鸣。

（2）根据主观性与客观性分类

因为耳鸣被定义为一种主观感觉，所以，"主观耳鸣""客观耳鸣"的分类不准确。但确有一类耳鸣，患者不但自己能听到耳鸣，他人也能听到他的耳鸣，这种耳鸣被称为客观性耳鸣，此分类法由于在临床和教学应用历史久远、贴切实际、方便记忆，故逐渐成为主流的耳鸣分类方法。另外，体觉性耳鸣是一种特殊类型耳鸣，当头颈部肌肉活动受牵拉（如张口、咀嚼、转颈、抬头等动作）时，可发生原有的耳鸣声变化或出现一过性高频耳鸣的状况。

（3）根据病因分类

①炎症；②肿瘤；③变态反应；④代谢性疾病；⑤免疫性疾病；⑥耳中毒；⑦耳硬化；⑧年龄；⑨噪声暴露。然而上述病因与耳鸣发病机制的相关性仍在进一步研究中。

（4）根据病变部位分类

首先分耳源性与全身源性，耳部疾病引起的耳鸣称为耳源性耳鸣，

全身疾病引起的耳鸣则为全身源性耳鸣。耳部疾病又可分为外耳、中耳、内耳、听神经、脑干和听中枢等部位的损害。需要指出的是，这些病变部位是根据听力学的检查来判定的，实际上是听力损失的病变部位。基于耳鸣与听力损失之间的密切关系，人们习惯于把上述部位认为是耳鸣的可能病变部位。但临床上经常有这样的现象，即在中耳炎、耳硬化症治愈后耳鸣仍然存在。所以，耳鸣的病变部位可能与听力损失的病变部位不一致。但目前，尚没有直接确定耳鸣病变部位的检查方法。

（5）根据患者的主观陈述分类

①耳鸣的侧别：左耳鸣、右耳鸣、双耳鸣、颅鸣。②耳鸣响度分级：0 级——无耳鸣；1 级——耳鸣轻微响，似有似无；2 级——耳鸣轻微响，但肯定可听到；3 级——耳鸣中等响度；4 级——耳鸣很响；5级——耳鸣很响，有吵闹感；6 级——耳鸣极响，难以忍受（表 2）。③耳鸣严重程度分级：轻度——间歇发作，或仅在夜间或安静环境下出现轻微耳鸣，偶尔心烦；中度——持续耳鸣，在嘈杂环境中仍感受到耳鸣，中度心烦；重度——持续耳鸣，严重影响听力、情绪、睡眠、工作和社交活动；极重度——长期持续耳鸣，难以忍受耳鸣带来的极度痛苦。

表 2　耳鸣响度分级

级别	特征
0 级	无耳鸣
1 级	耳鸣轻微响，似有似无
2 级	耳鸣轻微响，但肯定可听到
3 级	耳鸣中等响度
4 级	耳鸣很响
5 级	耳鸣很响，有吵闹感
6 级	耳鸣极响，难以忍受

（6）根据耳鸣掩蔽听力图分类

能掩蔽耳鸣的最小声级称最小掩蔽级（minimum masking level，MML），将各频率的最小掩蔽级在听力图上连线称掩蔽听力图。根据最小掩蔽级曲线与纯音听力曲线的关系将所有耳鸣患者分为五型。

1）Ⅰ型：又称汇聚型（convergence），高调耳鸣伴高频听力损失，听力曲线与掩蔽曲线逐渐靠拢，约占22%，见于噪声性聋。

2）Ⅱ型：又称分离型（divergence），低调耳鸣伴低频感音神经聋，听力曲线与掩蔽曲线从低频到高频逐渐分离，此型极少见，约占2%。此型的掩蔽治疗效果最差，几乎不能掩蔽。见于听力正常但原因不明的耳鸣患者。

3）Ⅲ型：又称重叠型（congruence），低调耳鸣伴感音神经聋，听力曲线与掩蔽曲线近乎重合，可见于梅尼埃病和耳硬化患者，约占53%。此型的掩蔽治疗效果最好，而且任何频率的声音都能起到掩蔽作用。

4）Ⅳ型：又称间距型（distance 或 dispersion），听力曲线与掩蔽曲线平行，两者之间有10 dB以上的间距，此型并不少见，约占17%，主要为老年性聋。提示此型患者需要较大的声音才能掩蔽耳鸣。

5）Ⅴ型：又称不能掩蔽型（persistence），在重度感音神经聋（如突聋后）患者，因为听阈很高，用任何强度的纯音或噪声都不能掩蔽耳鸣，约占6%。

6）以上分型临床应用已经较少，但与掩蔽治疗效果有密切关系。

（7）根据与耳鸣相关的临床症状分类

1）伴或不伴听力损失（低频、中频、高频或全频）。

2）伴或不伴前庭症状（眩晕、呕吐等）。

3）伴或不伴全身症状（头疼、肢体麻木或运动障碍、脑神经症状等）。

(8) 根据代偿情况分类

代偿性耳鸣和失代偿性耳鸣：耳鸣非常轻微，未成为第一主诉，仅在追问病史时才感觉到耳鸣存在；或虽有耳鸣但不心烦，已经适应和习惯，此即代偿性耳鸣。如耳鸣伴有严重的心烦和焦虑，影响睡眠、听力及工作，尚未适应和习惯，为失代偿性或尚未代偿性耳鸣。

(9) 根据治疗反应分类

治疗反应包括利多卡因试验阳性还是阴性、对卡马西平的治疗反应、对掩蔽疗法的反应、对电刺激的治疗反应、对针灸的反应、对心理治疗的反应、对外科手术的治疗反应、对耳鸣习服疗法的反应等。耳鸣是一个症状而不是独立的疾病，应该首先对因治疗，但对于病因不明确，或病因明确但久治不愈，或病因治愈后仍遗留长期严重的耳鸣，此时应该更多地采取对症治疗措施。根据过去曾用过的治疗方法的反应分类，有利于确定效果较好的综合治疗方案。

(10) 根据有无器质性病变分类

无器质性病变的耳鸣称功能性或精神性耳鸣，是指有癔症倾向的患者在突然受到重大精神打击时易发生精神性或癔病性耳鸣。另有一种伪装性或夸大性耳鸣，是指患者为了达到某种政治或经济目的而伪装或故意夸大耳鸣极其痛苦。显然，这是一种欺诈行为。临床上应该仔细鉴别，应给予不同的治疗方法。

耳鸣发病机制

17. 听觉系统

主观特发性耳鸣发生机制至今仍未完全阐明，常被认为是听觉系统出了问题而造成的后果，但临床通过系统检查也难以找到准确的病因及病变部位，导致对耳鸣亦不易做出明确诊断，也就没有明确有效的治疗药物或方法来消除耳鸣。而客观性耳鸣近年来在基础研究和临床研究上都有了进展，大多数患者可以找到病因并可得到有效治疗。那么，我们首先来了解一下听觉传导通路（图3）。

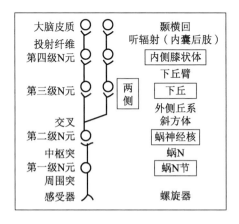

图3　听觉传导通路

（1）听觉通路

1）蜗神经核：位于脑干靠近脑桥和延髓之间的区域。主要由耳蜗前腹侧核、耳蜗后腹侧核和耳蜗背侧核构成。是听觉投射系统中第一级神经突触的发生地。

2）上橄榄核复合体：对声音信息进行处理，在声源定位方面起重要的作用。

3）下丘：在处理声音信息及进行声源定位方面起着非常重要的作用。

4）内侧膝状体：内侧膝状体是丘脑枕后下方的小丘，属丘脑后部，经下丘臂与中脑下丘相连，其深面的细胞群是外侧丘系听觉纤维的中继核。由核发出的纤维组成听辐射，经内囊后脚达大脑听区（颞横回），内侧膝状体是听觉传导路径的最后换元处。对双耳间声信息的时间差和强度差敏感。

5）听皮层神经元：在处理传入信息、进行声源定位方面可能起重要的作用。

（2）听觉传导层级

1）第1级神经元：螺旋神经节细胞（耳蜗听神经元），位于耳蜗的骨性骨螺旋小骨内。

2）第2级神经元：胞体位于耳蜗腹侧核和背侧核，发出的纤维大部分在脑桥内斜方体，并交叉至对侧，至上橄榄核外侧折向上行，组成外侧丘系。外侧丘系的纤维经中脑被盖的背外侧部，大多终止于下丘。

3）第3级神经元：胞体位于下丘。

4）第4级神经元：其纤维经下丘臂止于内侧膝状体。后者发出纤维组成听辐射，经内囊到达大脑皮层听区的颞横回。

从上述听觉通路角度我们已经初步了解到，耳鸣的发生可能是由于听觉通路上任何一段或某个中继站发生功能障碍，出现了异常传导信号，被听觉皮层所感知。但是随着研究的深入，有些研究结果提示耳鸣的发生不仅仅发生于听觉皮层等中枢听觉系统中，额叶、边缘系统等听觉外系统也参与耳鸣的发生及发展。动物实验也发现长期注射水杨酸造模后，视皮层、海马前背核、海马后叶、小脑灰质、小脑白质脑区的代谢显著增高，说明这些脑区的变化可能与耳鸣的发生相关。而这些脑区都是非听觉系统，如海马等是与情感相关的边缘系统，体现了耳鸣发病的复杂性。

18. 从宏观角度看，主观特发性耳鸣可能是听觉通路出现了异常病变

前面提到，由于耳鸣的产生机制不清，因此耳鸣的分类方式多种多样。临床上经常见到的耳鸣多数为主观性耳鸣，耳鸣的性质多种多样，如前所述，耳鸣的音调可为任何声音，也可以单耳或双耳发病。有研究发现，14.7% 患者为低频耳鸣声，18.1% 为中频耳鸣声，67.2% 为高频耳鸣声。笔者团队 2005—2020 年统计的 6341 例耳鸣患者中，低频 1085 例（17.11%）、中频 1288 例（20.31%）、高频 3576 例（56.39%）、无法分辨 392 例（6.18%），另外，我们发现左侧 3015 例（47.55%）右侧 2315（36.51%）双侧 1011（15.94%）。同时，耳鸣与听觉感受异常同时出现，无听觉经历的先天性聋者多无耳鸣的描述，我们数据库中发现，88.24% 的耳鸣患者伴有不同程度的听力损伤。

主观性耳鸣不能被仪器直接检测到，要找到确切的病因也比较困难。常见的主观性耳鸣主要由听觉系统病变和（或）其他系统病变共同产生。

（1）外耳病变

多表现为声音传导障碍，常见的病因：外耳道耵聍栓塞、外耳道异物、外耳道疖肿、外耳道皮肤病（如湿疹、真菌感染和皮炎等），也可见于肿瘤。

外耳疾病引起的耳鸣多音调低沉，其发病可能与堵塞物直接刺激鼓膜有关，也可能由于堵塞物掩盖了外界噪声，使生理性的活动被人耳察觉而出现耳鸣；另外，如果外耳道堵塞症状严重导致外耳道内气压升高，也会使内耳迷路压力升高，也是导致内耳感音功能变化而出现耳鸣的原因。如果堵塞外耳道的物体较小，则会随体位改变而出现位置变化，那么耳鸣就会随体位的变化而变化。

（2）中耳病变

中耳疾病引起的耳鸣也可随体位变化而有所改变。常见导致的耳鸣的中耳病变：外伤性鼓膜穿孔、咽鼓管病变、急慢性中耳炎、肿瘤等；也可见于鼓室硬化、耳硬化和鼓室内血管病变，如鼓室血管瘤、颈静脉体瘤、镫骨动脉残留等；另外，鼓室周围的血管病变也可引起耳鸣，如颈静脉球体瘤和颈静脉解剖异常等，这类疾病多可引起他觉性的搏动性耳鸣。

中耳疾病引起耳鸣的原因多与鼓膜、听骨链或鼓室的病变改变了中耳传音结构的阻抗有关，其结果是由于不同程度传导性听力障碍导致环境噪声掩蔽作用下降引起耳鸣；咽鼓管病变导致的耳鸣多与病变使中耳压力变化，进一步影响内耳迷路内的压力平衡，干扰蜗窗膜的作用有关；但如果耳鸣是由于分泌性中耳炎引起，耳鸣多由于中耳内的液体流动产生，并随体位改变出现明显变化；鼓室内粘连或听小骨活动受限引起的耳鸣，多是由于中耳在传导功能不良条件下，相对出现骨传导增强现象，其结果导致体内自我声音传导增强，表现为耳鸣现象；另一个重要原因就是中耳内或中耳周围血流速度改变可引起与脉搏一致的耳鸣。

（3）内耳病变

多数主观性耳鸣与内耳病变有关，但引起耳鸣的机制并不十分清楚，目前比较认同的几点原因均围绕着毛细胞损伤和神经自主活动异常展开。比较常见的内耳疾病和引起内耳损伤的因素包括梅尼埃病、突发性聋、耳硬化、药物中毒、噪声、老年退行性病变、病毒感染等。

其中一种机制认为由于耳蜗毛细胞损伤导致的持续去极化状态引起神经元持续兴奋，产生异常的神经冲动信号，被中枢强化后成为被患者察觉的耳鸣。另外，也有学者认为耳鸣的产生与中枢对外周的抑制作用减弱有关，由于中枢抑制作用的产生需要耳蜗功能的完整，因此当耳蜗损伤导致听觉感受环路障碍、抑制作用紊乱时就可以引起末梢放电的异常，出现耳鸣。

通常，梅尼埃病的耳鸣多为持续性低调，呈吹风样或流水声，随着病程的延长，耳鸣可转化为高音调如蝉鸣。另外，耳鸣在眩晕间歇期多减轻，极少数可消失，但在眩晕发作前多加重，甚至可作为眩晕发作的先驱症状，同时出现听力下降。梅尼埃病的耳鸣发作与听力下降常常与精神紧张、过度疲劳、变态反应、内分泌疾病等因素有关。

突发性聋多同时伴有耳鸣，有研究表明急性耳鸣中突发性聋占84.38%。但耳鸣音调多不同，有的为低频嗡嗡声、流水声、机器轰鸣声，有的为高调金属声、蝉鸣声、汽笛声。可能的发病原因包括血循环障碍、病毒感染和蜗窗膜破裂。不同的致病因素均可导致内耳毛细胞的破坏，引起耳鸣。受冷、受热、疲劳、精神紧张、情绪波动都是引起血管痉挛、内耳供血不足的重要因素。随着耳聋的恢复，耳鸣也将逐渐减弱或消失；也有的患者首先出现耳鸣消失继而得到耳聋改善。

药物中毒引起的耳鸣、耳聋在临床上是非常常见的，一般来说，有的药物并不直接引起耳聋，而仅仅表现为耳鸣，如有些口服抗生素（磺胺类和大环内酯类）、抗精神病药、抗组胺药、中枢神经兴奋药、某些血管扩张药、利尿药和抗癌药。药物致聋的可能发病机制与用药后引起神经递质紊乱有关；还有一些引起耳鸣和耳聋的药物与用药剂量和时间密切相关，如水杨酸制剂，这种耳鸣是一种浓度依赖性的，常随着用药浓度的增大而渐出现耳鸣甚至出现暂时性的听力下降，其发病机制与药物引起听觉外周功能改变有关。但也有的药物可引起永久性的听力损伤，如临床上比较常见的氨基糖苷类抗生素耳中毒现象，其可能的发病机制与药物损害了耳蜗的组织形态，导致神经放电的异常有关，进而引起耳鸣。

噪声可对全身多系统产生影响，其中强噪声是引起耳鸣和听力下降最主要的因素。一般而言，当外界噪声大于 90 dB 时，内耳就会受到影响，由于个体差异的存在，表现为不同程度的耳鸣、耳聋。

（4）蜗后病变

听觉的正常感受需要听觉通路的结构完整和功能正常，一旦某个环节出现问题都可导致听觉感受的异常。

最常见的蜗后病变是听神经瘤，由于听神经瘤的最好治疗方法是手术切除，因此早期发现很有必要。而听神经瘤的最早期症状通常表现为单侧的间歇性耳鸣，随病程进展可发展成持续不断的高调耳鸣，然轻重程度不等；耳鸣同时还可出现听力下降和眩晕等其他症状。晚期可出现其他神经受损的相关症状，如面部麻木、头痛、共济失调及其他脑神经受累的压迫症状等。

其他蜗后病变还有小脑脑桥角病变、脑干病变、颅脑外伤，甚至听觉通路上其他核团的病变及颅内肿瘤等，这些疾病都会对听觉传导通路的电活动产生干扰，引起神经放电率异常和中枢感受障碍，因此产生耳鸣。另外，耳鸣中枢通路中耳蜗核、下丘、内侧膝状体、听皮层等脑区及边缘系统的神经重塑、功能兴奋也是目前研究重点和热点，特别是作为主观特发性耳鸣的研究方向。

19. 从微观层面看，主观特发性耳鸣可能与机体多种因素相关

长期以来，耳鸣被认为是听觉系统中一种异常（过度）的神经自发电活动，其结果被皮层感觉（或错误地编译）为一种声音，从而认为耳鸣是由耳蜗异常的病变导致或触发的。但少有文献支持单纯耳蜗（外周）机制能持续产生耳鸣的感觉。实际上，临床发现听觉通路上从外耳、中耳、内耳、听神经到听中枢的任何病变，均可导致耳鸣，尽管这些耳鸣从主观感觉上略有差别。

我们还是首先从外周开始分析，内耳器官对血液流动非常敏感，是向血管纹或毛细胞提供血液的末端器官。微循环障碍引起的缺氧缺血，导致内耳功能受损，这在一定层面上解释了外周听力损失导致的耳鸣，通常用以下几类指标说明。①代谢指标：总胆固醇（TC）、甘油三酯（TRG 或 TG）、低密度脂蛋白（LDL）、高密度脂蛋白（HDL）等；②凝血指标：平均血小板体积（MPV）、血小板分布宽度（PDW）、血小板计数（PC）、血浆 11-脱氢血栓素 B2（11-dTxB2）；③炎症指标：嗜中性粒细胞和淋巴细胞比率（NLR）、血小板/淋巴细胞比率（PLR）、C 反应蛋白（CRP）、红细胞沉降率（ESR）等。

另一个备受关注的机制是"耳鸣的中枢化"学说。该学说认为耳鸣是源于外周听觉系统损伤，由于中枢接受损伤后的刺激产生适应不良，继而引起的中枢神经系统结构和功能重组，从而产生了的中枢可塑

中国医学临床百家

性变化，这种可塑性变化可能存在于耳鸣的发展、持续和维持的各个环节中，最终可能导致耳鸣持续存在。

20. 耳鸣相关的免疫指标

研究发现白介素（IL）-1α、IL-1β、IL-2、IL-6、肿瘤坏死因子-α（TNF-α）、IL-10、IL-12、热休克蛋白-70（HSP-70）、CD19、CD16NK和唾液新蝶呤等指标可能参与耳鸣病理过程。促炎细胞因子 IL-6 和TNF-α 不仅在感染性疾病中升高，在重度抑郁症中也升高，TNF-α 在慢性中枢神经系统疾病，如阿尔茨海默病中升高。在一项使用淋巴细胞亚群作为免疫反应指标的研究中发现 CD19 和 CD16NK 与慢性 ACTH 水平的变化相关。唾液新蝶呤由单核细胞/巨噬细胞产生，在体液中被发现。也有研究指出急性应激可改变动物和慢性耳鸣患者的血清新蝶呤浓度。耳鸣，特别是严重的恼人的耳鸣可以使机体长期处于应急状态，与上述指标密切相关。

21. 耳鸣与雌激素水平的关系

雌激素下降可能是耳鸣发生机制之一。雌激素主要包括雌二醇、雌酮和雌三醇，是类固醇激素，其中含量最高、生理活性最强的是雌二醇。绝经前雌激素主要来源于卵巢，绝经后由于卵巢功能退化，雌激素的产生主要通过腺外组织在芳香化酶的作用下合成。雌激素通过增加 5-羟色胺（5-HT）的生成，减少 5-HT 的再摄取和降解，影响血液中5-HT 的水平。而 5-HT 是一种兴奋性神经递质，5-HT 的传递在感觉系统中形成一个主要的调节网络，这个网络影响着各种信息处理机制，特别是听觉信息的过滤。耳鸣的产生可能与中枢神经系统中一个或多个水平的 5-HT 功能障碍有关。在耳鸣大鼠模型及耳鸣患者中 5-HT 呈升高趋势。5-HT 还可同多巴胺一起，影响"阿控门"耳鸣清除系统，进而导致耳鸣产生。雌激素水平的变化可以改变 5-HT 类神经元及脑内受体对 5-HT 的敏感性。雌激素水平的下降，影响 5-HT 水平，从而影响耳鸣代偿系统的功能，使得原本被管控的、比较微弱的耳鸣信号出现。笔者团队对 2020 年 9 月 1 日至 2020 年 10 月 30 日就诊的 439 例乳腺癌患者发放耳鸣调查问卷表，分析乳腺癌患者耳鸣的发生率。发现在被调查的乳腺癌人群中有耳鸣者占 16.17%，按不同年龄段分组，≤40 岁组 4.17%；41～50 岁组 16.46%；51～60 岁组 16.18%；≥61 岁组 17.50%。同时发现绝经前内分泌治疗组 124 例，有耳鸣者 19 例，占 15.32%；绝经后内分泌治疗组 211 例，有耳鸣者 41 例，占 19.43%。绝经前内分泌治疗组较无内分泌治疗组耳鸣发生率增加，但差异没有统计学意义（$P = 0.291$）；绝经后内分泌治疗组较无内分泌治疗组耳鸣发生率增加，差异有统计学意义（$P = 0.047$）。提示乳腺癌患者尤其是绝经后内分泌治疗组患者耳鸣发生率较高。进一步动物实验研究提示低雌激素水平可能与耳鸣发病相关，可能是通过 TNF-α 介导的中枢反应，并发现可以通过下降 TNF-α 水平，进而下调下丘 *NR2B* 基因及蛋白表达改善大鼠耳鸣。同时，运用健脾益肾中药复方（组成：黄芪 30 g、党参 12 g、茯苓 12 g、白术 9 g、南沙参 15 g、枸杞 15 g、仙灵脾 15 g、肉苁蓉 12 g、巴戟天 12 g、莪术 30 g、石见穿 30 g，换算后应用于大鼠）在不升高大鼠雌激素水平的同时，可能通过降低 TNF-α 水平，进而下调下丘 *NR2B* 基因及蛋白表达起到改善低雌激素状态大鼠耳鸣的作用。

目前文献报道的其他内分泌指标，如血清素、5-羟吲哚乙酸（5-HIAA）、促肾上腺皮质激素（ACTH）、可的松、褪黑激素、雌激素等也与耳鸣发病有一定相关性。大脑在应激状态下合成和分泌血清素，对听觉信息的过滤和调节起着重要作用，血清素分泌和合成异常被认为是识别耳鸣的过程之一。在应激状态下，通过边缘系统—下丘脑—垂体—肾上腺髓质（LPHA）系统，激活自主神经系统，从而影响听觉系统和不良心理反应。也有研究发现慢性耳鸣患者的基础皮质醇水平长期升高，但应激刺激下皮质醇反应的增加较对照组延迟。应激反应引起的皮质醇水平的负反馈主要作用于糖皮质激素受体（通常存在于内耳、脑垂体、脑干、海马和杏仁核中）。

22. 耳鸣相关的中枢神经系统指标及细胞学分析

脑源性神经营养因子（brain-derived neurotrophic factor，BDNF）、胶质细胞系源性神经营养因子（glial cell line derived neurotrophic factor，GDNF）、5-HT、SLC6A4 依赖性 5-HTTLPR、谷氨酸代谢受体 7（Glutamate metabolism receptor 7，GRM7）、唾液 α-淀粉酶、血清镁等均可能介导耳鸣中枢机制。

有研究认为耳鸣发生时由于神经网络结构发生损伤改变，因此大脑代偿性自行重塑，重塑过程中需要 BDNF 和 GDNF 的参与，两者都是神经生长因子，GDNF 参与中枢听觉系统和内耳的发育，以及神经生长、分化和 BDNF 的生存。在耳科中，*BDNF* 基因与听觉诱发电位变化相关。*BDNF* 和 *GDNF* 基因多态性与女性耳鸣严重程度的关联更大。两者共同参与了神经重塑的重要过程。

另外，神经递质是指神经末梢释放的特殊化学物质，携带神经冲动通过突触，具有信息传递的功能，主要分为兴奋性递质及抑制性递质两类。在听觉传导通路上，主要存在 4 种神经递质系统：胆碱能系统、氨基酸系统、神经肽系统和生物胺系统。而 5-HT 是脑内主要兴奋性神经递质之一，对机体许多生理功能起着重要的作用，包括睡眠—清醒周期的控制、感觉通路的调控、幻觉及伤害性感觉的觉察、情绪和情感的控制等。研究已经显示5-HT能的功能障碍牵涉各种精神疾病，包括抑郁症、焦虑症、精神分裂症、帕金森病及阿尔茨海默病等。以5-HT为神经递质的传递，在感觉神经系统中形成了重要调控网络，该网络对各种信息处理机制产生影响，特别是对听觉信息的过滤。5-HT能神经元的胞体主要存在于背侧和腹侧中缝核，位于听觉系统以外，但5-HT能神经纤维和末梢广泛存在于中枢神经系统的大多数听觉核团，如耳蜗核、上橄榄复合体、外侧丘系和下丘，虽然5-HT在听觉系统中的作用尚不清楚，但可能对简单和复杂声音的响应进行调控。选择性5-HT再摄取抑制剂（selective serotonin reuptake inhibitors，SSRIs）可用于治疗抑郁症和焦虑症，但是有研究发现也可用于治疗耳鸣。另外，有研究显示感觉神经元中5-HT系统的激活可能与年龄相关，年龄越大，其活性越高，可能为感觉输入和处理的失调的一种代偿机制，因此耳鸣的发生和发展很可能与中枢神经系统中5-HT的功能失调相关。

目前已发现了15种不同的5-HT受体，而且这些受体在体内分布广泛，按其结构和药理学特性可进一步细分为7种亚型。在耳蜗核和下丘中存在5-HT1B受体和5-HT2C受体，在听皮层中也发现这两种受体紧密结合。动物实验证实5-HT1B自身受体的激活可强烈地抑制5-HT的释放，5-HT1B异身受体的激活可以抑制乙酰胆碱的释放和谷氨酸能神经的兴奋性活动，从而在中枢神经活动中起到抑制作用。另外，有研究显示有5-HT2C受体缺失的遗传性改变可能会提高小鼠对声刺激所诱导的癫痫（即听源性癫痫发作）的敏感程度，使用药物阻断该受体后，可防止癫痫的发生。5-HT2C受体功能变化的遗传性多态现象与听觉反应改变有关，提示5-HT2C受体在神经通路的兴奋性中起着重要作用。因此5-HT1B受体和5-HT2C受体在耳鸣的发生中有着重要的作用，在我们前期的研究中也已证实在水杨酸致耳鸣大鼠耳蜗核内 5-HT1B 受体水平降低，5-HT2C 受体水平升高，这可能是水杨酸诱导大鼠耳鸣的机制之一。由此推测在中枢听觉通路中其他部位有可能发生这两种神经受体的变化。而笔者团队的 Micro PET 研究显示海马和视觉皮层出现高代谢变化，因此通过免疫荧光分析，发现在这两个脑区的 5-HT1B 受体和 5-HT2C 受体也出现异常变化，与对照组相比，水杨酸注射后 5-HT1B 受体和 5-HT2C 受体表达显著增高，提示与耳鸣的发生相关。

γ-氨基丁酸（GABA），是脑内重要的抑制性氨基酸类神经递质之一，在同一受体复合物上至少有 4 种相互变构的结合位点，通过与 GABA 受体结合，来发挥对神经元的调控功能。根据其不同的药理学特征将其分为三类亚型。研究显示 GABA 抑制功能的下调可能是耳鸣的病理机制之一，在耳蜗核、下丘、听皮层都已检测到 GABA 受体的下降；Godfrey 等研究发现在耳蜗切除后毛丝鼠耳蜗核中的 GABA 水平显著降低；Bauer 等发现长期注射水杨酸后，耳鸣大鼠下丘中的 GABA 受体水平明显下降；另外，近期一项研究通过磁共振波谱分析评估耳鸣患者听觉皮层的 GABA 水平，发现与耳鸣相关的 GABA 水平在患者右侧听皮层中显著降低，以上都提示 GABA 可能与耳鸣相关。这种抑制功能的下降可能打破了中枢听觉神经系统兴奋和抑制的平衡，继而引发一系列神经可塑性改变。笔者团队前期研究通过检测视觉皮层和海马中的 GABA 水平，发现注射水杨酸钠后 GABA 水平显著降低，提示视觉皮层和海马可能参与耳鸣的发生与发展。

由于含有 5-HT 的神经纤维主要位于听觉通路，包括耳蜗核和下丘，因此，我们认为 5-HT 修饰有助于听觉信号的传递和耳鸣的发生。5-HT 和谷氨酸有关的生物标志物研究显示谷氨酸是中枢和外周听觉神经系统的主要神经递质。谷氨酸在听觉信号系统中起兴奋性神经递质作用，其主要受体包括 N-甲基-D-天冬氨酸（NMDA）和 α-氨基-3-羟基-5-甲基-4-异恶唑丙酸（AMPA）。这些都可能参与了耳鸣中枢机制过程。

中枢系统免疫细胞包括小胶质细胞、星型胶质细胞、少突胶质细胞、室管膜胶质细胞。这里，我们主要针对小胶质细胞进行分析。目前研究发现，中枢神经系统受到感染或损伤时，小胶质细胞作为脑组织免疫的第一道屏障迅速被激活，细胞形态变为不规则的阿米巴样，细胞增殖、体积增大，并向损伤部位迁移，吞噬周围细胞碎片，同时合成分泌神经营养因子，促进 CNS 的损伤恢复。激活状态的小胶质细胞有两种功能相反的形态：M1 和 M2。活化的小胶质细胞多数为 M1 型，可促进 TNF-α、IL-1β、IL-6、IL-23 等炎症因子产生，还表达 NADPH 氧化酶和诱导型一氧化氮氧化酶，前者产生超氧化物和活性氧（ROS），后者将精氨酸酶转化为一氧化氮（NO），致谷氨酸的毒性作用增加，从而增强 NMDA 受体介导的神经毒性；产生重要炎症介质——基质金属蛋白酶 12（MMP12）及高表达 MHC II 类分子、共刺激分子、Fc 受体和整合素；还可将来自病原体和受损脑细胞的靶抗原呈递给细胞毒性 T 细胞，然后细胞毒性 T 细胞进一步攻击靶细胞。最终，M1 小胶质细胞诱导炎症和神经毒性。而 M2 则被认为是选择性激活的小胶质细胞，可促进 IL-10、转化生长因子-β 等抗炎细胞因子的释放，并诱导精氨酸酶 1，促进精氨酸转化为多胺；分泌胰岛素样生长因子 I（IGF-I）、成纤维细胞生长因子（FGF）和 CSF1 等生长因子，以及神经生长因子（NGF）、脑源性神经营养因子（BDNF）等，神经营养因子可调节突触强度和可塑性。从上文分析我们推测听阈正常特发性耳鸣的机制可能是噪声暴露和老龄化使低 SR 纤维丢失，导致听觉中枢兴奋—抑制作用的平衡被打破，从而减少侧向抑制，增加神经元自发活动，或可能诱导中枢听觉通路或听觉皮层的同步放电，而静息态小胶质细胞可调节中枢神经元活性，激活态小胶质细胞可释放神经毒性因子和免疫因子，加重神经损伤；另外，小胶质细胞的相对频率随着年龄的增长而增加，表现出营养不良的迹象，包括分支减少、突起短、曲折、肿胀，多以激活的 M1 表型为主，对大脑微环境的监视和调控的能力也随着年龄的增长而下降；胶质细胞表达谷氨酸和腺苷受体，噪声暴露期间的声音驱动活动可以触发足够的谷氨酸和腺苷的释放，从而激活小胶质细胞。故可认为中枢小胶质细胞异常活化可能参与调控耳鸣的中枢感知，抑制小胶质细胞的过度激活可能成为治疗和预防耳鸣的一种新策略。

23. 耳鸣相关的电生理研究

国外研究认为耳鸣是由中央听觉通路中放电神经元的频率和模式改变产生的。最近的研究表明听觉丘脑扮演着关键的角色。内侧膝状核（MGN）在耳鸣的产生过程中可能起到了控制通往大脑皮层信息的作用。功能失调的门控可能会导致大脑皮层的异常活动，从而导致不恰当的感知，这时耳鸣就会发生。在另一项研究报道中，在预先比较了声音创伤后的 Wistar 大鼠在有和没有耳鸣行为证据的自发 MGN 放电率和突发放电参数后，发现听觉创伤导致暂时性而非永久性的阈值丧失，在任何组之间的自发放电率没有发现差异。然而，无论是否导致耳鸣，听神经损伤都伴随有显示突发放电的神经元百分比的显著下降。也有研究发现声损伤后 9 只豚鼠中有 5 只出现耳鸣体征。与非耳鸣动物相比，耳鸣动物的自发放电频率显著增加，并且这种变化是纯音反应的 MGN 神经元所特有的。然而，耳鸣动物和非耳鸣动物的爆发放电参数，包括每分钟爆发次数、爆发持续时间、每次爆发中出现的尖峰数目和出现尖峰的百分比没有差别。

参考文献

1. KANG D W, KIM S S, PARK D C, et al. Objective and Measurable Biomarkers in Chronic Subjective Tinnitus. Int J Mol Sci, 2021, 22(12): 6619.

2. KALININA N I, ZAITSEV A V, VESSELKIN N P. Presynaptic serotonin 5-HT 1B/D, receptor-mediated inhibition of glycinergic transmission to the frog spinal motoneurons. J Comp Physiol A Neuroethol Sens Neural Behav Physiol, 2018, 204(3): 329 – 337.

3. SEDLEY W, PARIKH J, EDDEN R A, et al. Human auditory cortex neurochemistry reflects the presence and severity of tinnitus. J Neurosci, 2015, 35(44): 14822 – 14828.

4. GODFREY D A, CHEN K, GODFREY M A, et al. Effects of cochlear ablation on amino acid concentrations in the Chinchilla posteroventral cochlear nucleus, as compared to rat. Neuroscience, 2008, 154(1): 304 – 314.

5. BAUER C A, BROZOSKI T J, HOLDER T M, et al. Effects of chronic salicylate on GABAergic activity in rat inferior colliculus. Hear Res, 2000, 147(1): 175 – 182.

6. APPEL S H, ZHAO W, BEERS D R, et al. The microglial-motoneuron dialogue in ALS. Acta Myol, 2011, 30(1): 4 – 8.

7. SIERRA A, GOTTFRIED-BLACKMORE A C, MCEWEN B S, et al. Microglia derived from aging mice exhibit an altered inflammatory profile. Glia, 2007, 55(4): 412 – 424.

8. HEFENDEHL J K, NEHER J J, SüHS, RAFAEL B, et al. Homeostatic and injury-induced microglia behavior in the aging brain. Aging Cell, 2014, 13(1): 60 – 69.

9. SUENAGA M, FURUTA A, WAKABAYASHI K, et al. Monocytic elastase-mediated apolipoprotein-E degradation: potential involvement of microglial elastase-like proteases in apolipoprotein-E proteolysis in brains with Alzheimers disease. Biochim Biophys Acta, 2015, 1854(8): 1010 – 1018.

10. LYNCH M A. Neuroinflammatory changes negatively impact on LTP: a focus on IL-1β. Brain Res, 2015, 1621: 197 – 204.

11. COULL J A, BEGGS S, BOUDREAU D, et al. BDNF from microglia causes the shift in neuronal anion gradient underlying neuropathic pain. Nature, 2005, 438(7070): 1017 – 1021.

12. SIMPSON J J, DAVIES W E. A review of evidence in support of a role for 5-HT in the perception of tinnitus. Hear Res, 2000, 145(1/2): 1 – 7.

13. 刘晓峰. 针药结合治疗感音神经性耳鸣临床研究. 中医学报, 2017, 32(11): 2269 – 2271.

14. 赖仁淙, 马鑫. 听力损失与耳鸣的开关: 阿控门. 临床耳鼻咽喉头颈外科杂志, 2017, 31(7): 493 – 495.

15. 赵一馨, 赵颖, 毛乐乐, 等. 更年期女性慢性耳鸣治疗初探. 临床耳鼻咽喉头颈外科杂志, 2017, 31(6): 419 – 422, 427.

16. 颜微微, 李明, 杨光. 耳鸣大鼠 NMDA 受体亚型 1、2A、2B 的表达研究. 中华耳科学杂志, 2009, 7(3): 216 – 220.

17. 兰家辉, 李明, 张剑宁. 耳鸣中枢机制的基础研究进展. 中华耳科学杂志, 2018, 16(1): 102 – 106.

18. 宋凡, 陈秀兰, 王斌, 等. 急、慢性耳鸣的临床和心理声学特征分析. 中华耳科学杂志, 2017, 15(1): 71 – 76.

19. 余力生. 特发性耳鸣诊疗思路. 临床耳鼻咽喉头颈外科杂志, 2014, 28(4): 219 – 221.

耳鸣与听觉传出系统

早在 1981 年就有学者认为耳鸣与听觉中枢异常神经元活动有关，有关耳鸣形成机制的假说也有很多，但均不能解释所有的耳鸣现象。一种观点认为耳鸣与听觉系统较高部位的神经自发性活动亢进有关。目前多数学者认为耳蜗病变并不是决定耳鸣的唯一因素，耳鸣是外周和中枢共同参与的结果。神经障碍是耳鸣的病理学基础，许多临床现象显示仅有中枢病变即可产生耳鸣。

自 1989 年耳声发射被发现以来，特别是对侧抑制现象的发现，耳蜗传出神经系统—橄榄耳蜗束（olivocochlear bundle，OCB）才受到越来越多的重视，相关文献也逐渐增多。我们探讨耳蜗传出神经系统的目的是更好地理解耳鸣机制并最终控制耳鸣。本节将主要讨论：①传出系统的解剖；②传出神经在耳蜗内、外毛细胞的分布；③传出系统的生理和病理；④传出系统与耳鸣的关系。

24. 传出神经系统的解剖

1942 年首次明确了橄榄耳蜗束的神经解剖，分为外侧和内侧 2 套系统，前者在接近内毛细胞底处与耳蜗传入神经纤维形成突触，后者在外毛细胞底直接与细胞膜形成突触。通过传出通路，中枢神经系统可以

中国医学临床百家

影响耳蜗的听觉传入。从皮质至耳蜗，整个的传出系统发出下降或离心纤维，其效应主要为抑制。整个传出通路分为两段：第 1 段为听皮层和上部脑干（上橄榄核以上部分），第 2 段为下部脑干（上橄榄核以下部分）。自听皮层发出两个传出系统，一个下降至内侧膝状体及脑干的其他听觉神经和耳蜗的毛细胞；另一个止于内侧膝状体处相同细胞后又投射回皮层。颞叶损害后，个体将难以在噪声中识别声源。皮层某些区域的损害可伴有蜗核反应的增强，下丘接受来自皮层和内侧膝状体两者的离心纤维，其他的可能直接降至耳蜗背侧核或外侧丘系核。

上橄榄复合体（superior olivocochlear complex，SOC）位于脑干，其所在平面与蜗核基本相同但略偏高。SOC 之所以称为复合体，是因其除了主要由内侧橄榄核和外侧橄榄核构成，还有斜方体内侧核、斜方体外侧核、背外侧橄榄旁核、背内侧橄榄旁核、背侧橄榄旁核、腹内侧橄榄旁核和内侧橄榄旁核。SOC 接受来自双侧蜗核的传入纤维，将所接收到的信息进行初步分析，从而判断声源的方位，并作为听觉传入通路的一个中继站将信息传向更高的听觉中枢。橄榄耳蜗束起于上橄榄复合体，随前庭下神经走行，进入耳蜗止于 Corti 器的不同部位。

25. 传出神经系统在耳蜗的分布

（1）外侧橄榄耳蜗系统（LOC）

其神经元胞体较小，紧靠上橄榄复合体的外侧分布，数量较多。轴突为细小的无髓鞘纤维，绝大部分分布到同侧耳蜗，小部分经第 4 脑室底交叉到对侧，分布于对侧耳蜗。这些轴突在到达内毛细胞下面时向蜗顶和蜗底侧分出许多分支，形成内螺旋束，与内毛细胞底的传入纤维（树突）形成轴—树突触联系，每根传出纤维可分布支配多根传入纤维，有极少数传出纤维可直接与内毛细胞形成突触。外侧传出纤维的同侧部分从蜗底到蜗顶基本均匀分布，其交叉部分则主要分布于蜗顶。外侧传出纤维的数量较多，占全部传出纤维总数的 50% 以上，大鼠、豚鼠、小鼠、猫为 50% ~ 65%，沙鼠、猴则 > 70%。人类每侧耳蜗的外侧传出纤维约 1000 根，为内侧传出纤维数目的 3 倍。

（2）内侧橄榄耳蜗系统（MOC）

近年研究表明 MOC 对耳蜗机械特性和听觉活动起重要调控作用。其神经元胞体较大，主要位于上橄榄复合体的内侧。由胞体发出较粗的有髓鞘轴突，大部分经第 4 脑室底交叉到对侧，分布于对侧耳蜗，小部分不交叉而分布于同侧耳蜗。MOC 纤维伴行于前庭神经下支中，在球囊神经节远端进入骨螺旋板，形成节内螺旋束。该束通过辐射状纤维直接投射至螺旋器或形成螺旋纤维，穿过 Corti 隧道形成放射束，称为跨隧道纤维，向外周延伸形成外螺旋束，直接与外毛细胞的底和侧壁形成突触联系，传出纤维在耳蜗分出许多分支，单根内侧系统纤维通常支配多个外毛细胞，在有触须蝙蝠中，一个神经元平均支配 11.25 个外毛细胞，在豚鼠和猫中则多达 15 ~ 100 个。其末梢不仅包绕外毛细胞的底和侧壁，也包绕传入神经末梢。MOC 纤维的终末支穿出 Deiters 细胞的杯底与外毛细胞的底部形成突触，其周围常环绕 4 ~ 8 个传入神经末梢。有触须蝙蝠每个外毛细胞仅有一个大的传出神经突触，豚鼠则多达 6 ~ 15 个。在猫、豚鼠、灰鼠、猴等动物和人类中还可见传出神经终止于外毛细胞核平面以上的侧壁，与 Deiter 和 Hensen 细胞及传入神经树突接触并形成突触等现象。MOC 纤维在耳蜗的分布不均匀：豚鼠和大鼠的在蜗底的分布密度最大，向蜗尖逐渐减少，其交叉纤维多分布于蜗底，非交叉纤维主要位于蜗尖；猫和小鼠的内侧传出纤维有 70% ~ 75% 为交叉纤维，沙鼠、豚鼠和猴为 60% ~ 65%。对有特定频率处理部位的回声定位蝙蝠的研究表明传出神经末梢在其最敏感的特征频率区分布最密集，而不是自蜗底向蜗尖递减，可能与该动物处理高频生物声呐信号及缺乏低频听力有关。内侧传出纤维尚有一小部分（＜10%）发出侧支分布到蜗神经核的腹核，止于颗粒细胞分布密集的区域，这区域为Ⅱ型神经元末梢的终止处。

橄榄耳蜗束发出纤维到耳蜗，而其神经胞体本身又接受来自蜗核的传入纤维，由此形成了耳蜗→蜗核→上橄榄复合体→蜗核→耳蜗的完整的神经反馈环路，这是耳蜗听觉活动调控机制的基础。发出内侧纤维的神经元被认为是脑干接受信息最灵敏的细胞。表3列出猫内侧及外侧纤维在形态、功能和特征上的差异。

表3 猫的内侧和外侧橄榄耳蜗束的差异

结构	特征	外侧系统	内侧系统
细胞体	定位	近于外侧核	内、腹侧
	大小与形状	小，梭形	大，多极
	轴突	小，无髓鞘	中等，有髓鞘
	外侧	大多不交叉	多数交叉
沿耳蜗分布	同侧	一致，均匀	多在中部
	对侧	多至蜗顶	中部和基底
	突触连接	与传入树突形成突触	直接到OHC
	突触后特化	无	膜微粒和表面下池
	发育	出生时已较好形成	出生后10~14天形成
	损伤后变性时间	4~5天	1~2天
	神经化学	胆碱能，甲硫啡肽，天冬氨酸摄取	胆碱能

26. 传出神经系统的生理及病理

传出系统对自发性耳声发射与耳鸣的关系有一定影响。耳鸣与自发性耳声发射之间尚未发现恒定的关系，但自发性耳声发射可能受中枢控制。传出神经系统可保护内耳免于过度声刺激，这一现象可用于研究耳鸣掩蔽和残余抑制。

乙酰胆碱（ACh）是耳蜗传出神经系统的主要递质。内侧橄榄耳蜗束的活动可被 N 和 M 胆碱能受体兴奋剂激活，用拟胆碱药行外淋巴灌注也能引起与刺激橄榄耳蜗束相似的效应，此效应也能被 N 型和 M 型胆碱阻断剂所抑制，士的宁作为强效胆碱能抑制剂也有阻断作用。橄榄耳蜗束的电刺激效应可被胆碱能受体拮抗剂所而阻断，如阿托品和二氢-β-刺桐定。电刺激上橄榄核，耳蜗核即释放乙酰胆碱，这可能是电刺激产生耳鸣抑制的机制之一。

已经证明，传出纤维在蜗核的终端含有去甲肾上腺素，因此去甲肾上腺素可能也是传出神经递质。从蜗核到外侧丘系背核都有含去甲肾上腺素的纤维，刺激外侧丘系背核，耳蜗核产生抑制。这种现象类似于去甲肾上腺素对单个耳蜗核细胞的抑制。

阿托品对蜗核的效应可能对耳鸣治疗有一定意义。训练猫在安静环境中和噪声环境中探知短音，阿托品仅能稍微提高短音阈值，但明显提高掩蔽阈值。结果提示阿托品的阻滞效应可帮助动物在噪声中听到信号。阿托品应用于耳蜗神经后，猫的临界带宽增加，掩蔽和信号的频率相关性改变，影响噪声存在时声信号的感受。去甲肾上腺素应用于耳蜗神经核，导致掩蔽阈值下降，提示临界带宽发生改变。

临界带宽滤过器增宽将导致更少的掩蔽，即掩蔽阈值更低；临界带滤过器变窄导致更多的掩蔽，即掩蔽阈值更高。因此，为了获得正常的频率分辨，完整的乙酰胆碱性系统是必要的。掩蔽可受阿托品和去甲肾上腺素的影响，γ 酪氨酸和甘氨酸可能也参与这种调节机制。

橄榄耳蜗束对耳蜗毛细胞的主动机制起调节作用，这种调节是通过神经递质完成的。耳蜗螺旋器的机械运动具有非线性特点，表明在听觉活动中有主动机制参与，这种主动机制由外毛细胞产生。外毛细胞含肌蛋白分子，具有"肌肉样"特性和"运动能力"。外毛细胞运动有快运动和慢运动两种方式，快运动被认为是频率选择性、敏感性和诱发性耳声发射产生的基础，慢运动则与耳蜗直流运动和产生张力以控制螺旋器的劲度和几何形态有关。实验证明电刺激或细胞外高钾环境可使离体外毛细胞长度改变。将耳蜗置于高钾溶液中，引起外毛细胞同步去极化，螺旋器隧道外侧的基底膜和网状板之间的距离明显缩短，表明外毛细胞运动影响螺旋器的机械反应。在外毛细胞底部给予乙酰胆碱可引起慢运动，认为外毛细胞运动受传出神经控制。离体外毛细胞对声刺激产生的运动有高度频率选择性。外毛细胞能感受细胞壁的机械振动，并通过改变细胞长度做出反应。在某一特定频率，细胞长度的改变与刺激强度呈等级相关。产生细胞长度改变的刺激阈因不同频率而异，在其最佳频率处最小。外毛细胞调谐的频率与细胞长度有关，长细胞对低频反应最好，短细胞则对高频反应最好。耳蜗不同部位外毛细胞的最佳频率不同，蜗顶部对低频反应最佳，蜗底部对高频最敏感。因此，每个外毛细胞对某特定频率的机械振动产生反应，具有"尖锐调谐"（sharp tuning）的特性。现已明确内侧橄榄耳蜗束的主要神经递质为乙酰胆碱，其突触后膜（内毛细胞膜）上的受体为 N 型和 M 型两种。电刺激离体外毛细胞诱发出双向机械反应，在去极化时细胞变短，超极化时细胞变长，乙酰胆碱可使外毛细胞缩短。在活体外毛细胞底部使用 GABA 会引起外毛细胞可逆性变长，而乙酰胆碱则产生缓慢的可逆性收缩，说明两种递质对外毛细胞运动起相反作用。近年来，离子通道和第二信使系统的研究为探讨内侧橄榄耳蜗束对耳蜗机械特性和听觉传入活动调控的分子学机制提供了重要途径。胞内电位记录及离子通道研究结果显示，传出神经兴奋时，其末梢释放乙酰胆碱，激活外毛细胞的 Ca^{2+} 依赖性 K^+ 通道，胞内 K^+ 外流，细胞膜电位超极化，外毛细胞的活性降低，从而影响耳蜗内的主动机制，表现为耳声发射的抑制。这种电流被钙调素抑制剂氯丙嗪、丙氯拉嗪或1，4，5-三磷酸肌醇（IP_3）抑制剂肝素所阻断，提示乙酰胆碱作用于外毛细胞的胆碱能受体，以细胞外 Ca^{2+} 依赖方式刺激三磷酸肌醇代谢。实验证明，细胞外 Ca^{2+} 浓度降低可使外毛细胞缩短。乙酰胆碱通过 M 受体刺激三磷酸肌醇前体4，5-二磷酸肌醇的水解，启动细胞跨膜信号系统。电刺激交叉橄榄耳蜗束或在对侧耳给予声刺激均可使传出纤维兴奋而使耳声发射抑制。当传出神经被切断时，这种抑制作用则消失。对侧声刺激对耳声发射的抑制作用不仅与对侧刺激声强有关，而且有频率特性。

GABA 和谷氨酸脱羟酶也存在于内外毛细胞的下方，因此，可能是第 3 种传出神经递质，或属于亚系统。免疫反应染色表明 GABA 最大集中处为耳蜗顶回，这与偏向耳蜗基底部分的内侧传出神经的胆碱乙酰化酶染色相反。用膜片钳记录离体外毛细胞膜电位对 GABA 受体拮抗剂和兴奋剂的反应，发现当细胞外 GABA 浓度增高时，细胞膜出现可逆的超极化，该效应可被苯二氮䓬增强，为 GABA 受体拮抗剂印防己毒素所阻断。用抗突触后膜 GABA 受体的单克隆抗体可确定离体外毛细胞底部GABA（A）受体有 α 和 β 两个亚单位及与苯二氮䓬的结合部位。在活体外毛细胞底部使用GABA 可引起外毛细胞可逆性延长，而乙酰胆碱则产生可逆的缓慢的细胞收缩。

总之，橄榄耳蜗束的功能有以下几点：①增进在噪声环境中对信号的提取能力；②控制耳蜗的机械状态；③保护听觉免受噪声损害，即反馈性保护作用；④提高听觉的分辨力；⑤抑制耳蜗动态范围以防止正常或异常声响，内侧橄榄耳蜗束对听觉反应的抑制可用于防止耳鸣产生，耳鸣相关频率区可能失去了传出控制，与橄榄耳蜗束功能异常有关；⑥在双耳听觉活动之间建立相互依赖关系。

27. 听觉传出神经系统与耳鸣

耳蜗传入与传出神经系统在形态和功能上的差异，可能有助于对耳鸣的深入理解。目前倾向于这样的假说：与内毛细胞相联系的传出神经抑制传入神经对高强度声刺激的反应活动，由此扩大听觉的动态范围；与外毛细胞相联系的传出神经通过改变外毛细胞的机械特性而改变耳蜗的微机械特性，这种调控机制有利于听觉系统发挥正常生理功能，但其精确的机制有待深入研究。此外，利用对侧声刺激对耳声发射的抑制作用来检测耳蜗传出神经系统的功能已被证实为一种简便有效的检测手段，有助于蜗性和蜗后病变的定位诊断，为神经耳科学检查提供了一种新方法，具有临床实用价值。内侧橄榄耳蜗束对听觉反应的抑制可用于防止耳鸣发生，当其功能发生障碍时可能发生耳鸣。

参考文献

1. 王琳. 内、外侧橄榄耳蜗束的分离及其对耳蜗功能的影响. 听力学及言语疾病杂志, 2013, 21(1)：86－89.

2. 赵立东, 曹效平, 贾学斌, 等. 听觉生理学研究的进展及未来（一）. 中华耳科学杂志, 2013, 11(3)：353－356.

3. 高飞, 张剑宁, 李明. 耳声发射对侧抑制现象与耳鸣关系的研究现状. 听力学及言语疾病杂志, 2014, 65(5)：350－352.

4. ATTIAS J, BRESLOFF I, FURMAN V. The influence of the efferent auditory system on otoacoustic emissions in noise induced tinnitus：clinical relevance. Acta Otolaryngol, 1996, 116(4)：534－539.

5. CHéRY-CROZE S, COLLET L, MORGON A. Medial olivo-cochlear system and tinnitus. Acta Otolaryngol, 1993, 113(3)：285－290.

6. COLLET L, VEUILLET E, MOULIN A, et al. Contralateral auditory stimulation and otoacoustic emissions：a review of basic data in humans. Br J Audiol, 1994, 28(4/5)：213－218.

7. EYBALIN M. Neurotransmitters and neuromodulators of the mammalian cochlea. Physiol Rev, 1993, 73(2): 309 – 373.

8. KIRK D L, JOHNSTONE B M. Modulation of f2-f1: evidence for a GABA-ergic efferent system in apical cochlea of the guinea pig. Hear Res, 1993, 67(1/2): 20 – 34.

9. KUJAWA S G, GLATTKE T J, FALLON M, et al. Contralateral sound suppresses distortion product otoacoustic emissions through cholinergic mechanisms. Hear Res, 1993, 68 (1): 97 – 106.

10. KUJAWA S G, GLATTKE T J, FALLON M, et al. A nicotinic-like receptor mediates suppression of distortion product otoacoustic emissions by contralateral sound. Hear Res, 1994, 74(1/2): 122 – 134.

11. PUJOL R. Lateral and medial efferents: a double neurochemical mechanism to protect and regulate inner and outer hair cell function in the cochlea. Br J Audiol, 1994, 28(4/5): 185 – 191.

12. REITER E R, LIBERMAN M C. Efferent-mediated protection from acoustic overexposure: relation to slow effects of olivocochlear stimulation. J Neurophysiol, 1995, 73 (2): 506 – 514.

13. Shulman A, Seitz M R, Central tinnitus: diagnosis and treatment. Observations simultaneous binaural auditory brain responses with monaural stimulation in the tinnitus patient. Laryngoscope, 1981, 91(12): 2025 – 2035.

耳鸣的问诊

28. 建立规范的耳鸣问诊程序事关误诊和漏诊

许多临床耳鼻喉科医师在面对耳鸣患者时，不知道应该问什么，更不知道应该做哪些检查，以及检查结果对于耳鸣诊疗究竟有什么意义，为什么会出现这样的普遍现象呢？主要原因是缺乏一个规范的耳鸣问诊流程和思路。

建立规范的耳鸣问诊流程十分重要。门诊耳鸣患者组成比较复杂，有新近得耳鸣患者，也有逐渐加重的老耳鸣患者，还有病情反反复复发作的严重耳鸣患者，林林总总，但无论是原发的还是继发的耳鸣，都需要我们冷静又认真地接诊，规范的问诊，从复杂的现象中区别出来真正病因的蛛丝马迹而避免漏诊，同时也可以起到事半功倍的效果，所以规范的耳鸣相关诊疗流程格外重要。

首先要明确耳鸣表现是一个耳科范畴，其肯定存在着不同程度的病理生理学改变，绝不是一个简单的、独立的疾病单元，尤其耳鸣是主观感觉，迄今仍缺乏客观准确的检测方法。因此，针对耳鸣的了解应当着重于发现导致耳鸣的疾病。病史询问尤显重要，同时对耳鸣患者的检查不应局限于耳科。很多临床疾病都可以有耳鸣症状，因此必须要与之鉴别，所以检查应该由耳鼻咽部、听力系统，延伸到神经、消化、内分泌等全身其他系统，甚至心理学，与耳鸣相关性程度，以免出现误诊和漏诊。

耳鸣临床问诊也是一个循序渐进的过程。临床上也没有完全统一的检测、诊断和评估标准。由于大多数耳鸣患者伴有不同程度的听力下降，说明耳鸣发病与外周听觉剥夺导致中枢可塑性改变密切相关，因此耳鸣问诊技巧决定着下一步检查的项目的选择，这在诊断和治疗前是很重要的一步，只有充分、详细地了解了耳鸣患者的耳鸣出现的背景、耳部、听力系统及相关部位的情况才能做出准确的诊断，为诊断和治疗奠定坚实的基础。

29. 耳鸣门诊问诊流程

门诊是接诊耳鸣患者的最直接方式，受门诊诊疗时间的限制，如何通过快速、但不会给患者带来不适、又能全面的询问抓住耳鸣患者的主要矛盾，并选择针对性明确的检查项目，而有利于提供诊断和治疗方案的选择，是耳鸣医师应具备的能力。

总结20余年对主观特发性耳鸣患者的问诊经验，我们提出如下门诊问诊的基本流程：

（1）诊室问诊前基本信息登记

初诊时间、姓名、性别、年龄、职业、学历等。

（2）诊室问诊

1）耳鸣主证问诊：您耳鸣多久了？有没有明确的诱因（即出现耳鸣时的主客观情况）？单耳还是双耳？单耳鸣是左耳，还是右耳？耳鸣声像什么声音？有几种声音？是持续响还是有间断？一般环境声能够掩盖住耳鸣吗？是否治疗过？所用治疗药物？治疗效果如何？对耳鸣治疗的要求？

2）耳鸣伴随症问诊：有听力下降吗？是突聋吗？耳鸣跟听力下降是哪个先出现的？耳朵闷不闷？是否有耳鸣相关的头晕、头痛？耳鸣使您心烦吗？影响睡眠吗（如影响，是入睡障碍还是全程睡眠障碍）？转动颈部或张口时耳鸣是否也会改变？有没有听到普通环境声音就有不适感吗？耳鸣会影响您的注意力吗？耳鸣影响您的生活质量吗？

3）耳鸣相关疾病问诊：是否有鼻部通气障碍（对可疑 OSAHS 患者时）？胃食管反流疾病？咽喉部不适？更年期综合征？等，这些疾病亦不能被忽略。

通过上述项目的问诊，基本可以在 5 分钟之内完成基本病情的采集及常见相关疾病鉴别诊断，为指导进一步检查项目的选择提供依据。

30. 耳鸣病房接诊流程

通常我们门诊中会遇到病情较重的耳鸣患者，最常见的表现是严重的睡眠障碍，心烦焦虑、因影响正常的工作而辞职，不能与家人、朋友进行正常的沟通交流，对治疗耳鸣具有极其强烈的诉求等。因此我们建议患者可以住院治疗，进行更为严密的诊疗过程。那么患者收入病房后，病房医师除了门诊信息，还应进一步询问的因素有哪些？接诊的流程是怎么样的呢？

首先对收住院患者进行门诊病史的快速回顾了解，进一步询问以确定主诉、现病史（围绕主症详细询问此次发病的原因及诱因，何时起病，何症始见，继发或伴发症，经过哪些医疗单位检查和诊断，如何处理和治疗，服用过何种药，经处理后症状的转归如何，现在的主要症状、伴随症状和鉴别诊断症状）、现症（系统了解全身的一般情况）、既往史、传染病史、预防接种史、手术外伤史、输血史、过敏史、个人史、月经史、婚育史、家族史等。经过系统的问诊，明确患者主要病情及诉求，补充完善其他相关的耳鸣高级检查及治疗。

31. 耳鸣检查的规范流程

耳鸣患者一般需要进行哪些检查呢？可以概括为专科检查、听力学检查、耳鸣心理声学检查、实验室检查、影像学检查、耳鸣严重程度评估等。

1）专科检查：一般检查及相关内镜检查，如鼓膜显微镜检查、鼻咽部内镜检查等；若伴有与脉搏同频的搏动性耳鸣，要对耳周、乳突、颈部及颞部的听诊，其次要观察压颈试验时搏动性耳鸣有无减轻或停顿。

2）听力学检查：纯音听阈、声导抗、咽鼓管检测、言语测听、ABR、DPOAE 等。

3）耳鸣心理声学检查：耳鸣匹配检查（音调匹配、音高匹配、掩蔽级、残余抑制试验等）。

4）实验室检查：血常规、尿常规、凝血系列、空腹血糖、肝肾功能、甲状腺功能、血脂、雌激素含量（主要针对更年期女性）。

5）影像学检查：中耳乳突高分辨率 CT、经颅多普勒、颈部 X 线或 MRI、头颅 MRI、必要时选做头部 fMRI（BOLD 成像）。

6）其他：如耳鸣严重程度评估，P300（评估患者认知功能变化）、THI、TEQ、PSQI、VAS 等。

上述检查项目是耳鸣患者常用的检查方法，但不是所有项目同时都需要做，而是根据问诊时所获患者病情选定。通过对检查结果分析，基本可以明确耳鸣的可能致病因素及病情严重程度等，制定个性化治疗方案。

耳鸣听力学检查

32. 必要的听力学检查

耳鸣属于耳科疑难病，每个耳鸣患者首先要完善的就是必要的听力学检查，能快速明确耳鸣是否与听力下降有关。主要包括纯音测听、声导抗。

纯音听阈测定是指测试听敏度的、标准化的主观行为反应测听，包括纯音气导听阈测试和骨导听阈测试。其以耳机及骨导振子给声，反映受试者在安静环境下所能听到的各个频率的最小声音的听力级。当纯音听阈检测完毕之后，能通过听力图分析患者听力受损具体情况，听力下降的最大频率常常与耳鸣的频率相一致。如果听力下降持续存在，伴随着的耳鸣通常也持续存在。耳科疾病引起的听力下降可以激发一系列中枢神经系统反应，导致耳鸣。

噪声性聋（NTHL）常常与耳鸣有关，噪声性聋的听力图其形状和程度变化相当大，在 4 kHz 出现 V 形切迹（图 4）。梅尼埃病表现为波动性听力下降、发作性眩晕和耳鸣三联征。该耳鸣可能随着听力的波动而变化，并且随着疾病发展过程中听力损失的恶化而增强，其早期表现为低频下降为主的感音神经聋，晚期多为平坦型感音神经聋，极少数发展为全聋（图5）。老年性听力下降与耳鸣也有很大的关系，老年性听力改变最初是最高频率的听阈损失，随后逐渐向低频发展，常伴有耳鸣，但不是均伴有耳鸣（图6）。

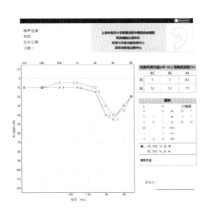

图4　噪声性聋的听力图，在4 kHz出现V形切迹（彩图见彩插1）

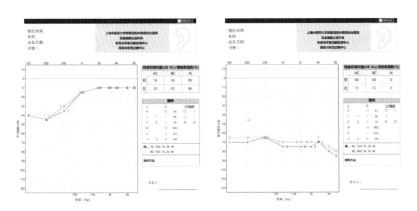

图5　噪声性聋的听力图，早期表现为低频下降为主的感音神经性聋，
晚期表现为平坦型感音神经性聋（彩图见彩插2）

　　声导抗是测试中耳功能及结构的方法，其能判断患者听力是否有传导性问题。声导抗测试声能在人耳的传递状态，声波作为力的一种形式到达外耳道后，一定的声压作用于鼓膜、中耳系统及内耳相应产生运动，在此过程中，来自外耳道内空气粒子压力的变化至耳蜗内发生的电

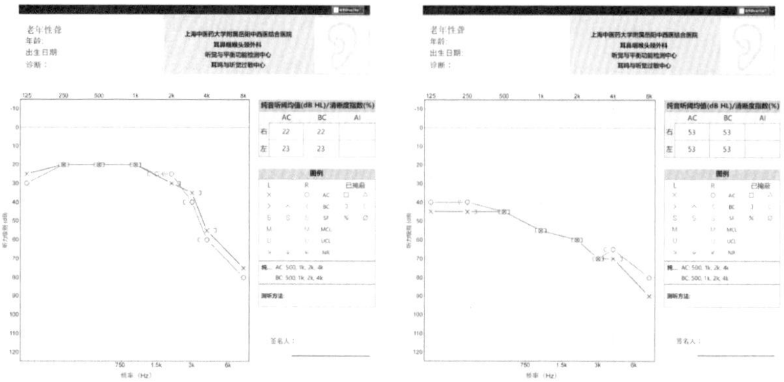

图6　老年性听力下降的听力图，最初表现为最高频率的听阈损失，随后逐渐向低频发展（彩图见彩插3）

机械活动的能的传递，可通过对鼓膜外侧面能流进行测量。临床通过对静态声顺值的测定、鼓压声顺测定来判断中耳传音功能状态，从而判断中耳疾患。同时，镫骨肌反射试验常用于内耳疾病的诊断。中耳是一个阻抗转换器，是以下因素导致耳鸣的病变位置所在。

1）急性中耳炎伴发热、剧烈耳痛、传导性听力下降和耳溢液。

2）分泌性中耳炎是中耳腔的一种慢性浆液或黏液渗出性表现，没有急性炎症表现。

3）中耳炎是中耳的炎症引起的传导性听力下降。

4）胆脂瘤是一团角化的鳞状上皮细胞或表皮碎屑，可能发生在中耳腔，侵蚀中耳结构。

5）耳硬化症在镫骨周围有骨形成，阻碍镫骨运动，耳硬化症常见首发症状是耳鸣。

事实上任何涉及耳部病变都具可导致听力下降，大多数可伴有耳鸣。涉及外耳和中耳的病变引起传导性听力下降，而耳蜗内的病理改变引起耳蜗性听力下降。在大多数情况下，认为耳鸣不是病理改变的直接结果，而是听力下降引起中枢性听觉通路的输入剥夺激活的神经重塑。

与听力下降伴随发生的耳鸣，在多数情况下是主观性耳鸣。只有极罕见的传导性听力下降引起客观性耳鸣，一般是由于血流紊乱。传导性听力下降的影响等同于一个耳栓，而耳鸣或可解释为躯体声音的感知增强，其发生是因为来自外界的声音被降低了。如果听力下降缓解或消失，耳鸣也可能在一段时间后消失。特别是许多形式的传导性听力下降，可以通过成功的外科手术，从而达到改善听力和耳鸣消失的效果。

33. 次要的听力学检查——结合耳鸣个体病情需进行补充

根据不同患者的个人疾病情况，还应针对性地完善其他相关检查，如运用畸变产物耳声发射（DPOAE）评估患者内、外毛细胞功能；听性脑干反应（ABR）最常用于检查有无耳蜗后病变，合并听觉过敏的患者应作响度不适阈（LDL）检查，合并眩晕的患者应进行前庭功能检查等。

不同形式的刺激会引起人体感觉系统产生不同的神经活动，而诱发电位（evoked potential，EP）是指中枢神经系统在感受刺激的过程中产生的生物电活动。听觉诱发电位就是指听觉系统在接收声刺激后产生的一系列电活动。那么，不同的电刺激反应检测在耳鸣诊断及鉴别中有什么作用呢？

（1）听觉脑干诱发电位

20 世纪 60 年代末，Jewett 和 Sohmer 先后根据人体头颅为容积导体的特性，利用远场记录的方法并在短声（click）刺激的条件下，经过计算机叠加求均处理后，在颅顶和给声侧的乳突间记录到了一系列小幅反应的电位变化，该反应被称为听觉脑干反应（auditory brainstem response，ABR），又称脑干听觉诱发电位（brainstem auditory evoked potential，BAEP）。这种诱发反应基本对应于从听神经到下丘脑的听觉通路，有关 ABR 各波神经发生源的观点稍有区别。近年的研究强调，波 I 来源于蜗神经近蜗端，波 II 来源于蜗神经颅内段，波 III 来源于耳蜗核，波 IV 来源于上橄榄核，波 V 来源于斜方体。听性脑干反应属短潜伏期电位，一般用短声进行测试。可以与其他听力学检查结合，用于鉴别听力损失性质；最常用于检查有无耳蜗后病变，如各波潜伏期延长、波间期延长、双耳间潜伏期或波间期相差明显，以及波形分化变差都提示耳蜗后病变存在的可能性（图 7）。

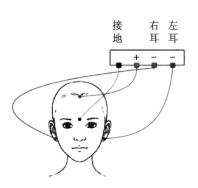

图 7　ABR 检测电极连接

在临床和科研工作中，ABR 检测的最重要内容就是波形辨认，一般 V 波是比较容易辨认的波，其出现在有效声刺激后 5.5 毫秒左右，I 波约在有效声刺激后 1.5 毫秒左右。反应的潜伏期准确稳定，I ~ V 波间期测试的意义更大，虽然各实验室对各波和波间期数值的报道略有差异，但相对集中、稳定，可为听觉疾病的诊断和鉴别诊断提供有价值的信息。

笔者团队选取 2019 年 1 月至 2020 年 1 月就诊于科室门诊的 127 例听阈正常主观特发性耳鸣患者和 30 例正常对照者，对纯音听阈、ABR 各波振幅、潜伏期、波间期及振幅比的检测进行分析。结果发现与正常人相比，耳鸣患者和耳鸣耳 ABR I 波潜伏期缩短，振幅下降，III/I 波振幅比升高，均有显著性差异（$P < 0.05$）；相较于非耳鸣耳，耳鸣耳 ABR I 波潜伏期缩短，III/I 波振幅比升高，均有显著性差异（$P < 0.05$）；其余检测结果未见明显差异。耳蜗低自发放电神经纤维或其突触病变可能是听阈正常主观特发性耳鸣患者的外周发病机制。

ABR 主要鉴别诊断：①传音性聋，Ｖ波反应阈提高但阈值潜伏期在正常范围。声波潜伏期—强度函数曲线向右移位。②梅尼埃病，有重振的耳聋表现为Ｖ波阈值提高，但在阈上 20 dB 以内的声刺激时，潜伏期就缩短，并达正常值。③听神经瘤，Ⅰ～Ｖ波间隔延长或Ｖ波消失，但若患者Ⅰ波不能明确肯定时，则假阳性率很高，此时应结合耳蜗电图综合分析，则可提高诊断准确率。两耳Ⅰ～Ｖ间隔差大于 0.4 毫秒，或一侧Ⅰ～Ｖ间隔大于 4.6 毫秒（应考虑年龄及性别因素），则提示有蜗后病变。④诊断脑干病变，多发性硬化、脑干血管病变和脑干肿瘤等同样可引起诱发电位的振幅减小、潜伏期延长或波形消失，应结合病史及有关检查进行鉴别。⑤功能性聋和伪聋，可客观评估听阈，但需注意短潜伏期电位和短声检查容易低估低频域残余听力。最近的研究显示在耳鸣患者身上观察到 ABR Ｖ波潜伏期延长和幅值降低，以及在功能性磁共振上发现外界声刺激诱发性反应在部分脑区是降低的。

由此可见，运用 ABR 检查，可基本解决伴有听力下降的耳鸣患者对"耳聋"的顾虑和担忧，可以合理地运用到"耳鸣交流解惑"阶段，也是必不可少的检查项目。

（2）40 Hz 稳态诱发电位

40 Hz 稳态诱发电位（40 Hz steady state potential，40 Hz SSP），又称为 40 Hz 听觉相关电位（40 Hz auditory event related potential，40 Hz AERP），属于一种中潜伏期反应。Galambos 于 1981 年首次报道了这种听觉诱发现象。目前对 40 Hz 听觉相关电位的认识还不十分全面，对其反应起源的认识还存在分歧，但对于其形成可能与脑干和丘脑有关已达成共识，可以为耳鸣在脑干与丘脑间异常变化进行深入研究。

（3）耳声发射

近代研究的发现否认了耳蜗只是简单而被动地将外界声信号转换成神

经电信号的角色。1978 年 Kemp 首次发现耳声发射（otoacoustic emission，OAE）。这是一种产生于耳蜗，经听骨链及鼓膜传导，释放入外耳道的音频能量，源于外毛细胞的主动活动。目前 OAE 已经成为听觉领域非常活跃的研究手段，已被广泛应用于听觉机制研究、听力筛查、客观听觉测试、听力监测、听觉疾病的诊断和鉴别诊断等。依据是否有外界声刺激诱发，耳声发射可分为如下几类。

1）自发性耳声发射（spontaneous otoacoustic emission，SOAE），原则上指在没有外界刺激声存在条件下，记录到具有频率特性的耳声发射信号。但由于 SOAE 的信号微弱，在现有技术条件下难以辨认，故目前多采用同步叠加方式处理。

2）瞬态声诱发性耳声发射（transient EOAE，TEOAE），利用瞬态声作为外界刺激声，得到以时域显示的耳声发射反应结果。

3）畸变产物耳声发射（distortion products OAE，DPOAE），利用两个具有一定关系的纯音信号作为刺激声，得到以频域显示的耳声发射反应结果。

我们临床中应用较多的还是 DPOAE，同时，值得一提的是，对侧抑制检测方法也可能发现耳鸣的机制。对侧声刺激（contralateral acoustic stimulus，CAS）可兴奋 MOCS，反馈性调节耳蜗的主动机制，从而抑制外毛细胞的主动运动。对于耳声发射的作用：给予对侧耳声刺激时，测试耳耳声发射的幅值下降，这种现象称为耳声发射的对侧抑制现象。

2013 年笔者团队对耳鸣患者进行上述对侧抑制研究：在正常 DPOAE 检测基础上，由纯音听力计给测试耳对侧耳施加声刺激，比较两种情况下的 DPOAE 结果。在测试耳对侧先后给予 1000 Hz、匹配频率大小为 65 dB SPL 的白噪声刺激（正常组只给 1000 Hz），同上法再次进行 DPOAE 的测试。观测 DPOAE 反应幅值是否有下降。对侧抑制试验的结果是比较有无对侧声刺激条件下 DPOAE 幅值变化（RA）。以最大抑制差值 RA 大于或等于 1 dB 为存在对侧抑制，而以最大抑制差值 RA 小于 1 dB 视为对侧抑制消失。Giarud 等早前应用反应幅值及潜伏期为参数研究 DPOAE 对侧声抑制现象时发现有统计意义的频率为 0.8 ~ 2.7 kHz，表明 MOCS 对 DPOAE 的调控以中低频率为主。所以笔者团队的研究选用观测的对侧声抑制现象频率为 1000 Hz。结果发现听力正常特发性耳鸣患者分别给予 1000 Hz 及耳鸣匹配频率对侧声刺激后，对侧抑制现象均消失；耳鸣组治疗后无论给予 1000 Hz，还是耳鸣匹配频率对侧声刺激，对侧抑制现象均出现，且匹配频率比 1000 Hz 频率对侧抑制现象更明显。

耳声发射是一种客观的听觉功能检查手段，依赖于耳蜗整体功能的完整，与耳蜗外毛细胞的功能密切相关。几乎所有耳蜗功能正常的人耳，可记录到诱发性耳声发射，但反应强度较低，在人耳多在 −5 ~ 20 dB SPL，其反应幅度和检出率随年龄增大而减小。耳声发射主要应用在新生儿听力筛查和感音神经性聋的诊断与鉴别诊断上。

因此，在治疗感音神经性聋手段匮乏的今天，早期发现和及时治疗潜在性的耳蜗损失是极其重要的。应用耳声发射测试还可为鉴别蜗性和蜗后聋提供依据：对于患有感音神经性听力下降但可引出与听力正常人耳相似或幅值加大的耳声发射的患者而言，可以初步判定这种听力下降患耳的耳蜗功能良好，其听力下降原因在蜗后，临床上最常见的是听觉神经病。但有些蜗后性疾病如某些听神经瘤患耳，不能引出诱发性耳声发射反应或仅出现幅度较低的反应，其可能原因与蜗后病变引起耳蜗供血障碍，导致耳蜗受累，出现耳声发射异常。因此，临床医师应结合其他听力学检测结果，进一步分析判断，为诊断和治疗提供充足的证据。

但应引起重视的是，听力正常的耳鸣患者可出现畸变产物耳声发射的改变，其原因可能与耳蜗潜在性的损害有关。

DPOAE、ABR 是评估耳鸣患者听损情况的电生理指标，可快速了解患者外毛细胞功能及蜗后病变情况。

（4）耳蜗电图

值得注意的是，作为与耳鸣密切相关的眩晕类疾病，梅尼埃病的病因是反复发作的慢性内淋巴积水。内淋巴液压力的轻度上升需通过外淋巴液来调节平衡，并且主要是在蜗孔，即耳蜗的顶部。内淋巴膜的移位，可以使静纤毛的工作环境发生改变（静态刺激）使得在蜗孔处产生湍流，引起纤毛束较高频率的刺激。这两种机制都能使蜗孔附近的内外毛细胞的活性度增加而引起低频的耳鸣。只有当病期较长时才涉及基底处的毛细胞。梅尼埃病的患者耳鸣特点是类似于一种宽带噪声或低调的嗡嗡声。耳鸣响度只稍高于听阈，但主观感觉和痛苦却很重。而且随着病程的变化，耳鸣响度也可发生改变。在眩晕发作前或发作时，耳鸣明显加重，但可以被任一稍高于听阈频率强度的纯音所掩蔽。健侧给声也可掩蔽。

耳蜗电图（electrical cochleargraphy，ECochG）是耳蜗电反应图的总称。包括：①耳蜗微音器电位（cochlear microphone，CM）反映了外毛细胞的功能，具有与声波波形一致的特点，其振幅随刺激量的变化而变化，潜伏期极短，不具备全或无的特性。②动作电位（active potential，AP）是蜗神经对短声刺激的反应，是一组潜伏期在 1.4 ~ 1.6 毫秒的电位活动，包括 N1、N2 和 N3。③总和电位（summating potential，SP），其产生机制目前还存在争论，可能是耳蜗对刺激声音的一种直流电位活动。记录 ECochG 的电极通常使用经鼓膜穿刺放置在鼓岬上的针电极，但目前则倾向于使用无创的耳道内电极记录。作为 ECochG 的主要成分，AP 具有明显的临床意义，其代表了 ECochG 的临床价值；AP 的反应阈值通常被认为就是 ECochG 的阈值，也是反映听神经功能的重要参数之一。ECochG 在临床应用中一个最主要的内容就是衡量耳蜗的功能，对梅尼埃病的研究发现：-SP 增大，半数以上的患者-SP/AP 的比值大于 40% 。可用于鉴别合并眩晕的耳鸣患者，是否存在内淋巴积水或梅尼埃病，但由于其诊断准确率低，所以 ECochG 临床应用仍欠广泛。而目前钆造影磁共振检查具有先进性和高准确率，临床使用率在迅速提高。

（5）响度不适阈

耳鸣响度不适阈测试（loudness discomfort level，LDLs）用于测试患者对声音的耐受性。检测方法是先给予测试耳一个较舒适的纯音强度，之后以 5 dB 为一档逐渐加大音量，直至患者不能耐受，同一频率检测 2 次，以第 2 次检测结果为准。根据 LDLs 值可将听觉耐受下降分为 4 个等级：正常（≥95 dB HL）、轻度（2 个或以上频率为 80 ~ 90 dB HL）、中度（2 个或以上频率为 65 ~ 75 dB HL）、重度（≤60 dB HL）。国外有报道认为 LDLs≤90 dB 即认为患者有听觉过敏。而听觉过敏常与耳鸣相伴随，有报道发现以听觉过敏为第一主诉的患者中伴有耳鸣者高达 86% 。对于有听觉耐受异常的患者，不建议采用此检测方法，原因在于：①检测过程对患者来说是一次不愉快的经历，也可能导致耳鸣响度的暂时改变；②对于那些能够耐受耳鸣的患者，LDLs 检查可能是正常的，也可能与患者的主观描述不相符，参考意义不大。故对于此类患者，主要以患者的主观感受为主。LDLs 主要用于量化患者感受，并用于指导咨询。

LDLs 测试受多因素的影响，包括患者对测试过程的理解、刺激声及测试方法等。国外有研究认为传导性听力下降者的 LDLs 比听力正常者高，气骨导差有助于感音性听力下降者评估其 LDLs 值。国内有学者研究了 LDLs 与听阈的关系，选取 50 例耳鸣患者，分为两组，传导性或混合性听力损失组 25 例，感音性听力损失组 25 例，分别测试 500 Hz、

1000 Hz 及 2000 Hz 的 LDLs，以听阈为横坐标，LDLs 为纵坐标，绘制散点图，观察两者之间的关系，结果显示，在感音性听力下降组中 3 个频率的听阈与 LDLs 均存在线性关系，这与前人研究结果相同。尽管如此，仍不能用 LDLs 来评估耳鸣患者听力损失情况；在传导性和混合性听力损失组中，LDLs > 125 dB 的耳数较多，这表明与感音性听力下降相比传导性听力下降的患者的 LDLs 值更高，这与临床经验相符。LDLs 与听力损失程度、气骨导差的大小之间的内在相关性需要进一步研究。

我科前期数据库中统计合并听觉过敏的耳鸣患者占 27.2%，进行针对听觉过敏的声治疗后，一般在 1 周内均可达到治愈的效果，少数患者需要 2 ~ 4 周，个别患者约需 3 ~ 6 个月。我们需要明确的是，耳鸣合并听觉过敏的声治疗的方案与单纯耳鸣是不同的，两种症状同时出现应该先治疗听觉过敏（详见"声治疗"部分）。

34. 研究性听力学检查

同样，听力学相关的检查不仅仅具有临床诊断价值，也具有一定的研究价值。特别是随着耳鸣中枢化机制研究的深入，中枢听觉系统及边缘系统与耳鸣发病机制的相关性越来越密切，因此许多听力学及神经影像学的应用也越来越广泛。冯帅等对 24 例听阈正常单侧耳鸣患者的 ABR 结果进行了分析，发现耳鸣耳的 ABR Ⅰ 波振幅较正常耳明显降低（$P < 0.05$）；耳鸣侧 Ⅲ 波和 Ⅴ 波相较于 Ⅰ 波的振幅比较正常耳偏高，但无明显差异（$P > 0.05$），认为可能与耳蜗带状突触损伤有关；熊浩等对 40 例听阈正常慢性患者（包括双耳和单耳耳鸣）和 15 例健康志愿者的 ABR 进行了分析，发现与健康志愿者相比较，耳鸣患者的 ABR Ⅰ 波也明显下降（$P < 0.05$）；Roland Schaette 等对 33 名女性志愿者进行

ABR 研究，其中慢性耳鸣患者 15 例，健康者 18 例，通过对比发现，耳鸣患者的 ABR Ⅰ波也明显下降（$P < 0.05$）；GU JWD 等对 15 例耳鸣男性和 21 名健康男性的 ABR 进行了对比研究，发现耳鸣患者 ABR Ⅰ波振幅较健康志愿者明显下降（$P < 0.05$），Ⅲ波和Ⅴ波相较于Ⅰ波的振幅比明显增高（$P < 0.05$）。

伴有耳蜗突触病变的"隐匿性听力损失"被认为是该耳鸣类型潜在的病理生理机制，声创伤后恢复听力阈值的小鼠高频区域的内毛细胞（IHC）和耳蜗神经纤维的外周终末之间的带状突触可能显著丢失而毛细胞完整；同样，在耳蜗老化中，耳蜗神经突触的丢失远远早于毛细胞，80 周时达到 25%。然而在安静环境下，高达 80% 的突触缺失并不影响听力阈值，说明正常的听力阈值并不一定反映耳鸣患者耳蜗或听觉神经没有损伤。最近一项对听阈正常耳鸣患者的 ABR 研究证明了同样的结果，即耳蜗螺旋神经元（spiral ganglion neuron，SGNs）分为Ⅰ型和Ⅱ型，50 多年前通过对猫听觉神经的单纤维记录揭示了Ⅰ型 SGN 对声音和自发放电率（SR）的敏感性不同，10 年后 Liberman 通过观察 4 只猫总共 1000 多个听神经单位的声音响应特性上的不同，包括达到阈值所需的声压、动态范围和最大放电率的不同，将其分为 3 种亚型：低 SR（< 0.5 spikes/s）型、中 SR（0.5 ~ 18 spikes/s）型和高 SR（> 18 spikes/s）型，与Ⅰ型 SGN 相对应的耳蜗带状突触及连接两者的神经纤维也分为此 3 种亚型，但缺乏亚型特异性分子标志蛋白是理解 SGN 生物学和功能的主要障碍，直接影响人类对相关疾病的认识，最近对动物Ⅰ型 SGNs 的单细胞 RNA 测序证明了此 3 种亚型真实存在，而且发现了 3 种亚型的特异性标志蛋白。

笔者团队前期分析耳鸣患者 ABR 各波振幅、潜伏期、波间期及振幅比和部分患者的 fMRI 结果，阐述听阈正常 SIT 发生发展可能的神经机制。与正常人相比，耳鸣患者和耳鸣耳 ABR Ⅰ波潜伏期缩短，振幅下降，Ⅲ／Ⅰ波振幅比升高，均有显著性差异（$P < 0.05$）；相较于非耳鸣耳，耳鸣耳 ABR Ⅰ波潜伏期缩短，Ⅲ／Ⅰ波振幅比升高，均有显著性差异（$P < 0.05$）；其余检测结果未见明显差异。fMRI 结果显示，与无耳鸣健康正常人对比，双耳鸣患者双侧耳蜗腹侧核区域均出现高信号反应（$P < 0.05$）；左耳鸣患者左侧耳蜗腹侧核区域出现高信号反应（$P < 0.05$）；右耳鸣患者右侧耳蜗腹侧核区域出现高信号反应（$P < 0.05$）。因此，我们认为耳蜗低 SR 神经纤维或其突触病变可能是听阈正常主观特发性耳鸣患者的外周发病机制。耳蜗腹侧核和外侧橄榄耳蜗系统在听阈正常主观特发性耳鸣中枢发病机制中起重要作用。

同样，关于耳鸣脑功能神经影像学的研究也颇为丰富（详见"耳鸣影像及电生理学"部分）。

35. 耳鸣常规的基础检查——耳鸣 5 项

我们基本熟悉了上述耳鸣必要的检查内容和流程，可供我们针对不同病因患者选择。以下是我们在出门诊时最常选择的 5 个检查项目就足以应对大多数耳鸣患者，具有很大的示范性。

1）纯音测听是一种主观测听法。用纯音听力计测定听阈和阈上听力。能够快速明确该患者耳鸣声是否是由于听力损失导致的，明确了第一步鉴别诊断。

2）声导抗测试的目的是分析中耳的状况。由于中耳疾病（如中耳腔积液、听骨链病变或有新生物等）也可能是导致耳鸣的病因，因此需要声导抗辅助排查。

3）耳鸣心理声学检查。包括耳鸣音调匹配（PM）、响度匹配（LM）、最小掩蔽级测试（MMLs）和残余抑制（RI）等，能够辅助临床医师切实了解患者的耳鸣是什么样的声音，声音性质及是否可以掩蔽等细致的问题，辅助临床医师对患者进行下一步声治疗的指导。

4）事件相关电位（P300）。是一种相对客观的认知功能检测法，通过体表记录人脑的生物电反应，反映受试者的心理状态，运用于耳鸣患者，能较为客观地反映耳鸣对患者认知、行为及情感的干扰程度，便于临床医师"对症下药"。

5）我们这里提到的声治疗，是指我中心提供的自然界声源，通过患者自测，寻找与自己耳鸣声类似且听之悦耳的声音，将其导入到手机中，形成随身的音乐，为耳鸣患者提供最基本的声治疗声源。

当然，患者有耳闷主诉时需增加咽鼓管功能检测，同理患者有听觉过敏主诉时也得增加 LDL 的检测。由此可见通过上述耳鸣的规范检查，完成了对患者检查结果重要信息的采集，也了解了耳鸣对患者的影响，我们基本可以对耳鸣下诊断了，因此，我们将上述简便、经济、快捷的检查统称为"耳鸣 5 项"。

参考文献

1. SERGEYENKO Y, LALL K, LIBERMAN M C, et al. Age-related cochlear synaptopathy: an early-onset contributor to auditory functional decline. J Neurosci, 2013, 33 (34): 13686 – 13694.

2. LOBARINAS E, SALVI R, DING D L. Insensitivity of the audiogram to carboplatin induced inner hair cell loss in chinchillas. Hear Res, 2013, 302: 113 – 120.

3. 冯帅, 李晓瑜, 罗扬拓, 等. 听阈正常耳鸣患者听性脑干反应检测的特点及临床意义. 中华耳科学杂志, 2019, 17(2): 209 – 213.

4. 熊浩, 陈玲, 杨海弟, 等. 听力图正常耳鸣患者的隐匿性听力损失: 耳鸣起源的启示. 临床耳鼻咽喉头颈外科杂志, 2013, 27(7): 362 – 365.

5. SCHAETTE R, MCALPINE D. Tinnitus with a normal audiogram: physiological

evidence for hidden hearing loss and computational model. J Neurosci, 2011, 31 (38):13452 – 13457.

6. GU J W, HERRMANN B S, LEVINE R A, et al. Brainstem auditory evoked potentials suggest a role for the ventral cochlear nucleus in tinnitus. J Assoc Res Otolaryngol, 2012, 13 (6): 819 – 833.

7. LIBERMAN M C. Auditory-nerve response from cats raised in a low-noise chamber. J Acoust Soc Am, 1978, 63(2): 442 – 455.

8. SHRESTHA B R, CHIA C, WU L, et al. Sensory neuron diversity in the inner ear is shaped by activity. Cell, 2018, 174(5): 1229 – 1246.

9. BERLIN C I, HOOD L J, HURLEY A, et al. The First Jerger Lecture. Contralateral suppression of otoacoustic emissions: an index of the function of the medial olivocochlear system. Otolaryngol Head Neck Surg, 1994, 110(1): 3 – 21.

10. GIRAUD A L, WABLE L, CHAYS A, et al. Influence of contralateral noise on distortion product latency in humans: is the medial olivocochlear efferent system involved? J Acoust Soc Am, 1997, 102(4): 2219 – 2227.

11. 高飞, 张剑宁, 李明. 耳声发射对侧抑制现象与耳鸣关系的研究现状. 中国听力语言康复科学杂志, 2014, 65(5): 350 – 352.

耳鸣心理声学

36. 耳鸣心理声学检测有助于对耳鸣临床严重程度进行辅助评估

目前临床上常用的耳鸣检测和评估方法为耳鸣心理声学测试，包含音调匹配（pitch matching，PM）、响度匹配（loudness matching，LM）、最小掩蔽级测试（minimal masking levels，MMLs）、Feldman 曲线和残余抑制（residual inhibition，RI）等。虽然其准确性和可靠性不尽人意，但仍是目前应用最广泛的耳鸣评估方法。笔者团队的一项关于主观特发性耳鸣患者心理声学特征的临床研究发现 LMSL、LMHL 分别与 THI 和 TEQ 评分存在正相关，而 PM 并不能反映临床疗效。同时研究结果指出 LMSL 既与耳鸣严重程度有关，又能反映临床疗效；LMHL 仅能反映耳鸣严重程度。关于 MMLs 的研究结果提示尽管 MMLs 差值和 Feldman 曲线不能反映耳鸣严重情况，但有助于对耳鸣疗效的预测，即如果耳鸣声在特性上易于被外界声掩蔽，无论患者严重度如何，都可能取得较好的疗效，其机制尚需进一步研究。

耳鸣心理声学检测的临床价值一直存在争议，2014 年美国《耳鸣临床应用指南》基于循证医学证据，不推荐对耳鸣患者进行心理声学测试，认为该测试对耳鸣诊断、指导临床治疗及疗效评估均无益；但德国、美国听力学会的耳鸣听力学相关指南中则推荐使用。不可否认，在目前没有更客观和可靠的耳鸣检测方法的情况下，心理声学检测仍然是主要的检测和评估方法之一。通过 PM、LM、MMLs、RI 及纯音测听检测等结果，有利于临床医师向患者解释其耳鸣的特性、可能的病因及预后，解答患者对耳鸣的疑惑和误区，为耳鸣咨询提供最基本的资料并有利于指导治疗。

37. 耳鸣音调匹配

耳鸣音调匹配（tinnitus pitch matching，PM）是利用纯音听力计，对耳鸣耳（亦可为对侧耳）发出与耳鸣强度相似的纯音，频率在 125 ~ 8000 Hz，响度为阈上 10 dB，患者感觉听到的频率与耳鸣频率相同或相近，即为耳鸣的主调。若纯音无法匹配，则给予窄带噪声，其匹配的中心频率即为耳鸣的主调。Karatas 等对 54 例单侧耳鸣患者进行频率匹配，结果显示无论是左侧耳鸣还是右侧耳鸣，其匹配的主调都主要集中在 8 kHz 处，与耳鸣的偏侧无关。Martines 等也认为耳鸣患者的主调以高频为主，与有无听力损伤无关。国内也有 PM 的相关研究：杨静等对 112 例有听力损失的耳鸣患者进行频率匹配，结果显示 61.6% 患者听力损失最严重的频率与匹配频率一致，12.5% 的患者两者相近，提示耳鸣的频率与听力下降的频率存在相关性；邵茵等对 1240 例耳鸣患者的研究亦发现耳鸣匹配频率与听力下降频率之间有密切联系。这种相关性表明耳鸣的发生可能与耳蜗基底部某处的毛细胞受损有关。Ochi 等比较了耳鸣主调与病程的关系，发现急性组的波形较平缓，其主调频率在各个频率分布较均匀，在 8 kHz 处略高，平均频率为 2.96 kHz；慢性组的主调频率分布在高频处（8 kHz）有一个高峰，平均主调频率为 5.81 kHz，两组之间存在差异性。可见，音调匹配多在 8 kHz 水平，也可能与受试人群特征有关。

38. 耳鸣响度匹配

耳鸣响度匹配（tinnitus loudness matching，LM）在测得耳鸣主调频率后，在该频率的阈上 10 dB 处以 1 dB 为一档上下调试，当患者感觉测试声与耳鸣响度一样或接近时，所测得的声音强度与该频率的听阈之差即为耳鸣响度。耳鸣响度匹配有助于我们对耳鸣严重程度进行近似定量分析，了解耳鸣响度与各种心理问题的相关性。最早进行耳鸣响度的研究，到目前为止已经有多种方法来评估耳鸣的响度，但多采用感觉级（sensation level，SL）表示，研究结果差异较大。有研究发现与传统的 LM 相比，在听力最好的频率进行匹配更能反映耳鸣的严重程度。

笔者团队前期收集 154 例特发性耳鸣患者，均接受关于耳鸣具体响度的常规听力学检测和心理声学测试，耳鸣主调频率为高频者占 62.99%（97/154）；耳鸣响度 ≤ 5 dB 者占 50%（77/154）。同时，我们发现，耳鸣声种类和响度匹配感觉级（LMSL）与 THI 评分存在显著相关性（$P < 0.05$）；耳鸣病程、耳鸣音调匹配的音调类型（PM2）和响度匹配听力级（LMHL）与 TEQ 评分存在显著相关性（$P < 0.05$）。国内外的研究结果多有不同，Martines 等对比耳鸣听力正常的患者和耳鸣伴有听力损伤的患者的响度分布，结果显示 312 例受试者中，听力正常组 LM 以 5 dB 处最多。但有学者的类似研究结果显示听力正常组 LM 以 10 dB 为主，听力损伤组则以 5 dB 为主。并认为这可能是由于听力正常患者较听力下降患者听觉通路状况好，增强了听力正常者对耳鸣响度的感受体验强度。耳鸣响度虽小（多在 10 dB 以内），却极易产生不良情绪，如注意力不集中、烦躁、易怒、焦虑、失眠等，与不良情绪之间常常互

为影响并形成恶性循环。其原因可能在于耳蜗神经背核及听觉中枢分别与脑干的非听觉结构（如网状结构）及边缘系统间存在密切联系。有研究对 4971 例耳鸣患者进行 Spearman 相关分析，结果显示耳鸣响度与令人烦恼程度具有相关性，而两者可共同影响耳鸣的严重程度，耳鸣响度越强，焦虑、抑郁等负性情绪发生率就越高且与耳鸣的严重程度呈正相关。故耳鸣响度的降低易使此类耳鸣患者更好地适应耳鸣，纠正不良的情绪障碍。

39. 耳鸣最小掩蔽级测试

耳鸣最小掩蔽级测试（minimal masking level，MMLs）在阈值处以 5 dB 为一档，逐渐增加音量，刚好使患者耳鸣声消失的最小声刺激强度即为该频率的 MMLs。将各个频率测得的 MMLs 在听力图上记录下来并连成曲线即为掩蔽曲线。Feldman 将掩蔽曲线分为五型：重叠型（听力曲线与掩蔽曲线毗邻，几乎重叠或两曲线差值≤10 dB）、间距型（两条曲线距离 >10 dB）、汇聚型（两条曲线从低频到高频距离逐渐靠拢）、分离型（两条曲线从低频到高频逐渐分开）和不能掩蔽型（任何强度的纯音或窄带噪声都不能对其掩蔽）。并认为宽带噪声对重叠型掩蔽疗效较好，对汇聚型则无效；高频窄带噪声对汇聚型有效；任何噪声对分离型和不能掩蔽型均无效。许轶等检测 108 例（137 耳）耳鸣患者的掩蔽曲线，并记录其与耳鸣频率、病程、频率、耳鸣掩蔽治疗效果之间的关系，结果显示 137 耳掩蔽曲线以重叠型（64 耳，46.72%）和汇聚型（34 耳，24.82%）为主，5 种掩蔽曲线的耳鸣患者主调都以中高频（2000～8000 Hz）为主（73%）。就病程而言，汇聚型和重叠型以急性和亚急性为主；其他三型则以慢性和亚急性为主。研究结果认为重叠型掩蔽曲线的掩蔽治疗效果最好（总有效率 81.25%），其次为汇聚型

（有效率 79.41%），其他各型的有效率不足 10%。这与 Jastreboff 等的研究结果类似。国外研究显示 MMLs 也是一种简便准确的评估耳鸣患者抑郁状况的心理声学检测方法，与耳鸣患者抑郁状况存在线性关系，目前国内尚无相关报道。

40. 耳鸣残余抑制试验

给予耳鸣耳最小掩蔽级（MMLs）阈值上 5 ~ 10 dB 的最佳掩蔽音（通常选择根据 PM 得到的耳鸣主调的窄带噪声），持续 1 分钟后停止，观察并记录耳鸣被掩蔽的情况。如果耳鸣减轻或消失，则记为耳鸣残余抑制试验（residual inhibition，RI）RI（+），若耳鸣无变化或加重，则记为 RI（−）。临床上 RI 多用于为耳鸣患者是否接受声治疗和声治疗疗效提供参考。其机制可能是掩蔽声与耳鸣声在高级加工层次上出现了竞争和混淆，使耳鸣信号受到掩蔽。国外有研究利用 PET 研究观察耳鸣患者残余抑制的中枢机制，发现耳鸣时右侧小脑脑血流量显著增加；而抑制后颞叶皮层前部脑血流量增加，这一现象未见于正常组。提示颞叶皮层前部可能反映耳鸣的音调特点，与 RI 关系密切；小脑可能与患者对耳鸣的关注度有关。研究表明 RI 与耳鸣掩蔽疗效呈正相关，且 RI 时间越长，掩蔽疗效越好。RI 与掩蔽曲线也存在一定相关性，汇聚型和重叠型掩蔽曲线的耳鸣患者，RI 多阳性，间距型、分离型和不能掩蔽型患者 RI 多呈阴性，故可通过耳鸣患者 RI 结果结合掩蔽曲线预估耳鸣声治疗的效果，这对选择耳鸣治疗方案有一定指导意义。笔者团队前期对特发性耳鸣患者进行常规听力学检测和心理声学测试发现残余抑制试验阳性者占 81.85%（230/281）。国外研究却发现听力正常组 RI 阳性40.3%（91/223），抑制时间为（12.5 ± 22.78）秒；听力下降组 RI 阳性 50.2%（149/297），抑制时间为（16.18 ± 28.31）秒，RI 在两组间并无明显差异。但值得注意的是，对于部分患者耳鸣残余抑制阳性的患者，虽然掩蔽后患者可感知到耳鸣短暂消失，但目前临床上并不支持掩蔽声治疗耳鸣，此方法不具有远期效果，甚至会加重部分患者的耳鸣感受。

笔者团队对 453 例以耳鸣为第一主诉的听阈正常主观特发性耳鸣患者进行系统的耳鼻咽喉科专科检查、纯音听阈测试、声导抗、耳鸣心理声学检测和耳鸣残疾评估量表（Tinnitus Handicap Inventory，THI）评分，分析患者的性别、年龄、病程、耳鸣侧别和耳鸣心理声学检测结果与 THI 评分和残余抑制结果的关系。结果发现年龄与残余抑制结果呈正相关；残余抑制强阳性组年龄比阳性组和阴性组偏大（$P < 0.05$）。左耳鸣患者易于被掩蔽（$P < 0.05$）；耳别与残余抑制结果呈负相关。低频组不易被掩蔽（$P < 0.05$）。重叠型掩蔽曲线易被掩蔽（$P < 0.05$）；掩蔽曲线与残余抑制结果呈负相关性，有序多元 Logistic 回归分析结果显示低频不易被掩蔽，高频易被掩蔽；易被掩蔽型、重叠型和汇聚型掩蔽曲线容易被掩蔽（$P < 0.05$）。

综上所述，尽管对耳鸣心理声学检测结果的临床意义仍然存在质疑，但不可否认的是，在目前没有更客观和可靠的耳鸣检测方法的情况下，对耳鸣的心理声学检测是主要的检测和评估方法之一，用于对耳鸣性质、特点、严重程度及对患者的影响进行综合评估。早期推荐的耳鸣心理声学检测方法主要有 PM、LM、MMLs 和 RI。2000 年德国耳鼻咽喉头颈外科学会颁布了耳鸣诊断治疗白皮书《德国耳鸣诊断和治疗指南》，要求对耳鸣者进行音调和响度匹配、不适阈、最小掩蔽级等进行测试。2000 年美国听力学会也发表了《耳鸣患者诊断和治疗的听力学指南》，其推荐的基本耳鸣听力学评估项目至少应包括 LDLs、PM、LM 和 MMLs。2005 年美国言语语言听力学会又发表了《耳鸣听力学处理临床指导：评估和治疗》，强调耳鸣测试除了纯音外，还包括耳鸣频率和响度匹配、可掩蔽性如最小掩蔽级和残余抑制等检查。不同组织提出的内容大同小异，但均围绕着这些心理声学内容，故目前主流的耳鸣检查方法主要包含 PM、LM、MMLs、RI、LDLs。目前耳鸣临床诊断依据还是患者的主观感受。目前没有客观检测耳鸣的方法，也不可能存在所谓的统一方法，但发现耳鸣患者与非耳鸣患者之间的心理声学检测存在重大的差别，这也从另一方面表明耳鸣是客观存在而非单纯的主观感受。上述心理声学检测方法虽不能用于诊断耳鸣，但重在能为诊断提供有价值的线索，并为指导临床治疗提供帮助。

参考文献

1. 邵茵, 黄娟, 李明. 1240 例耳鸣患者的临床表现分析. 中华耳鼻咽喉头颈外科杂志, 2009, 44(8): 641 – 644.

2. OCHI K, OHASHI T, KENMOCHI M. Hearing impairment andtinnitus pitch in patients with unilateral tinnitus: comparison of sudden hearing loss and chronic tinnitus. Laryngoscope, 2003, 113(3): 427 – 431.

3. MARTINES F, BENTIVEGNA D, MARTINES E, et al. Assessing audiological, pathophysiological and psychological variables in tinnitus patients with or without hearing loss. Eur Arch Otorhinolaryngol, 2010, 267(11): 1685 – 1693.

4. 李辉, 李明, 张剑宁. 耳鸣心理声学检测方法临床意义及研究进展. 中国医学文摘 耳鼻咽喉科学, 2014, 29(5): 296 – 299.

5. 谭君颖, 张剑宁, 李明. 特发性耳鸣患者的耳鸣心理声学特征与一般环境声掩蔽耳鸣效果的关系. 听力学及言语疾病杂志, 2015, 23(1): 69 – 72.

6. 李刚, 张剑宁, 李明. 听阈基本正常主观特发性耳鸣严重程度影响因素分析. 中华耳科学杂志, 2021, 19(3): 475 – 479.

耳鸣心理学有助于诊断和
选择治疗方案

41. 常用又便捷的耳鸣临床严重程度评估量表应用
分析

　　部分耳鼻咽喉科临床医师可能熟悉关于耳鸣评估的相关量表，但是这些量表如何应用，其临床价值又如何呢？

　　当评估耳鸣严重程度时，需要借助各种评估量表。最实用的是视觉评估量表（Visual Analogue Scale，VAS），简单且直观，也比较准确。更详细的量表是国际通用的耳鸣残疾评估量表（Tinnitus Handicap Inventory，THI）、耳鸣问卷（Tinnitus Questionnaire，TQ）、耳鸣功能指数（Tinnitus Functional Index，TFI）等，这些量表经过验证能够反映耳鸣对生活的影响，从而反映耳鸣严重程度，但临床应用起来费时费力，且不太符合国人的文化和语言习惯。国内简易的耳鸣问卷 TEQ 较符合国情，适合门诊快速评估。如果患者有突出的睡眠障碍或焦虑、抑郁症状，还应相应增加睡眠障碍及焦虑、抑郁量表的评估。笔者团队前期观察耳鸣残疾量表中文版（THI-CN）在 1129 例耳鸣患者中的应用情况，验证其信度和效度发现，F24 题目存在的意义不大，患者对 F1、E6、F9、

C11、F15、E21、E22、C23 这 8 项提问的理解存在差异，耳鸣残疾评估量表中文版（THI-CN）在国内应用时信度较高，但内容效度和结构效度不高，临床实用性有待提升，该研究结果发表在 2022 年 11 月的 *J Int Adv Otol* 上。提示我们是时候需要建立一系列国内耳鸣评估量表了。

睡眠障碍是耳鸣患者心理障碍的一个重要危险因素，属于耳鸣患者非听觉问题的精神心理问题。表现为失眠、入睡困难、早醒、易醒或多梦等。其中，入睡困难是耳鸣患者最常见的症状，在以往的研究中，耳鸣患者中伴有睡眠障碍的比例从 25% 到 51.9% 不等，其中入睡障碍的发生率明显高于被耳鸣吵醒，而且入睡障碍的耳鸣患者中同时被耳鸣吵醒者少于半数。耳鸣造成患者焦虑、抑郁、紧张时也会出现睡眠障碍，另外耳鸣患者对于身体健康的过分关注也会加重睡眠障碍。睡眠障碍较突出的表现是日间功能障碍，如注意力难以集中、健忘、对重要决定难以决策、开车途中犯困，患者也可能面临工作或学习上的困难。目前，匹兹堡睡眠质量指数（Pittsburgh Sleep Quality Index，PSQI）也是耳鸣诊疗中最常用的睡眠调查问卷。

匹兹堡睡眠质量指数适用于睡眠障碍患者睡眠状况评估及疗效观察、一般人群睡眠质量的测查研究，以及作为睡眠质量与身心健康相关性研究的评定工具。另外，阿森斯失眠量表（Athens Insomnia Scale，AIS）以对睡眠的主观感受为主要评定内容，根据总评分确定总的评定结果。该量表简单、易理解，能较快地得出耳鸣患者睡眠情况，操作性强。

42. 事件相关电位（P300）在临床耳鸣心理评估中的应用

事件相关电位是一种相对客观的认知功能检测法，通过体表记录人脑的生物电反应，反映受试者的心理状态。耳鸣患者常伴有不良心理反应，但缺乏客观检测方法。事件相关电位作为一种认知功能检测方法，能间接且客观地反映耳鸣患者的实时心理反应。事件相关电位 P300 检测方法如下。

1）检测环境：将丹麦 Eclipse 脑干听觉诱发电位仪放置在安静的屏蔽室内，光线稍暗，手机关机或放在远处，患者保持平静、清醒和精神集中。

2）仪器要求：按照国际 10/20 法安放电极（图8），记录电极分别为 Fz、Cz、Oz、C3，参考电极 A1 和 A2（左右耳垂）、Fpz 为地线。电极均采用银盘表面电极，阻抗均小于 5 kΩ。声刺激为短纯音，强度为 80 dB HL，升降坡度时间为 10 毫秒，平均时间为 50 毫秒，低通 33 Hz。给予受试者一组声刺激序列，包括两种不同的声刺激，即靶刺激和标准刺激。靶刺激（S2）占 20%，频率为 4 kHz（默认为 4 kHz，一般与患者耳鸣主调频率一致），标准刺激（S1）占 80%，频率为 1 kHz。声刺激序列 S1 和 S2 无序、随机出现，叠加 500 次。

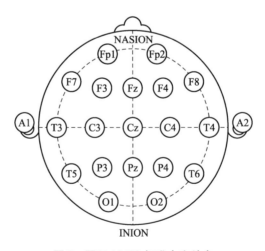

图 8　国际 10/20 标准电安放点

3）检测要求：采用经典 oddball 序列刺激模式"A"（图 9），分析时间 500 毫秒，以短纯音刺激序列给声。

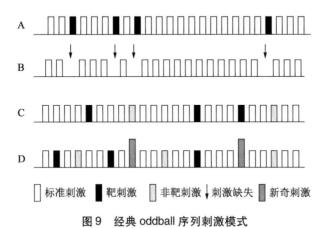

图 9　经典 oddball 序列刺激模式

受试者取仰卧位，尽量放松，注意力集中，避免眨眼睛和吞咽动作，当听到高调音（4 kHz，靶刺激）时心里默记出现次数，听到低调音（1 kHz，非靶刺激）时不计数，受试者在正式检测之前，进行操作训练 2~3 次，让受试者熟悉声音信号特点，以便真正理解试验要求，积极配合。正式测试时报出靶刺激数，误差不能超过 10%。每例患者重复 3 组，每组靶刺激为 20~50 次，最后分别取 3 组 P300 波潜伏期的平均值。

4）数据采集：以顶 Cz 点记录的 P300 为基本波形，测量 N1、P2、N2、P3 这 4 个峰的潜伏期（lat，毫秒）及 N1P2、P2N2、N2P3 各波波幅（amp，μV），Fz、Pz 点所记录的波形作为参考波形。测量 P300 潜伏期时，从刺激起始点测量到 P300 波峰的顶点，即为 P300 波的峰潜伏期（LP）。若 P300 复合波出现分叉现象，以下降支与上升支的延长线交点处（lat）为准。波幅为其中大的峰幅值，多峰时，选其最明显的峰的波幅（图 10）。

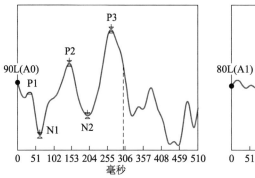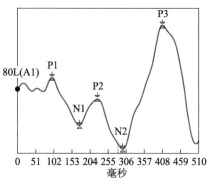

图 10 正常人（左）及耳鸣患者（右）的波形

事件相关电位 P300 是由稀少的、任务相关的刺激（靶刺激）诱发，潜伏期约为 300 毫秒的最大晚期正波。其反映了受试者对信息的处理、注意、记忆等认知功能。P300 潜伏期和波幅是其主要研究内容。虽然靶刺激的概率及刺激间隔对其也有一定的影响，但目前仍普遍认为 P300 波幅主要受知觉和注意因素的影响，因此，P300 的波幅随着任务难度的增加而增加，意思是被试者需要付出的努力越多或是关注程度越高，波幅越大。P300 潜伏期则与刺激的评价有关，即大脑对声刺激的加工和处理，但与反应的选择、执行和完成无关。Santos Filha 等通过比较 30 例有职业噪声接触史的耳鸣患者和有噪声接触史但无耳鸣患者的长潜伏期听觉诱发电位（LLAEP），发现耳鸣患者 P300 潜伏期较无耳鸣患者有显著延长，故认为事件相关电位 P300 可以应用于与噪声职业暴露相关的耳鸣评估。Gabr 等对 40 例耳鸣患者进行基本的听力学评估，包括电生理测试（P300）、眼动测试（平滑尾随跟踪、视动、注视和眼跳）和心理测评（汉密尔顿抑郁和焦虑量表、简易精神状态检查和连线测试），并与无耳鸣健康对照组进行对照，亦发现耳鸣患者 P300 潜伏期较无耳鸣正常人延长，且耳鸣组 P300 潜伏期与 HAM-D、HAM-A 和 MMSE 呈正相关，认为不同的病理机制参与了耳鸣的产生，这些机制涉及中央的听觉和前庭通路。Wang 等对 207 例主观慢性耳鸣患者通过认知功能筛查量表（CASI）及事件相关电位 P300 进行检测与评估，发现与轻度耳鸣患者相比，重度耳鸣患者 P300 潜伏期延迟时间更长，认为认知障碍症状可能不是疾病表现的次要反应，而是潜在疾病的主要特征。张剑宁等随后也验证了这一观点。Mannarelli 等进一步运用 P300 分析了耳鸣患者波幅及潜伏期与正常人之间的差异，认为耳鸣患者认知功能当中，选择性注意受到损害能够为慢性耳鸣的康复策略提供有用的数据。以上是对潜伏期的研究，但是国外文献还报道，不仅耳鸣患者的潜伏期受到影响，波幅也有改变，Asadpour 等研究发现耳鸣组与正常听力组在 3 个脑电图通道中听觉 P300 峰值振幅显著降低，说明耳鸣组的前认知记忆与正常听力组相比受到了负面影响。也有研究表明当将耳鸣组与无耳鸣组或对照组（包括女性和男性患者）进行比较时，P300 波的平均潜伏期值延长和振幅平均值降低，这可能意味着中央听觉通路和中央听觉处理的损伤。

笔者团队在以往 10 余年的临床观察中发现 P300 在评估主观特发性耳鸣的心理状态方面具有一定的临床价值，当检测到患耳 P300 潜伏期大于 276 毫秒时（靶刺激 4 kHz，标准刺激 1 kHz），考虑耳鸣对患者造成干扰。因此，临床中 P300 可以发挥"测谎仪"的作用，迅速甄别需要抗焦虑治疗的重症耳鸣患者，使患者早期快速达到适应的状态，同时在复诊时再次进行 P300 检查，根据结果可以评估患者焦虑状态是否得到改善而决定停药或继续用药。

43. 耳鸣心理学检查的使用时机、必要性及方法

由于耳鸣与心理因素密切相关，在对耳鸣患者治疗时，应进行必要的心理诊断评估，以便进一步澄清病因，制定更适合的综合干预方案。

但是，需要格外强调的是，耳鸣患者大多要先经过交流解惑，对于确实存在严重心理疾病，或由于心理疾患导致的耳鸣，建议进行专业的心理治疗。

心理学检查作为耳鸣的辅助检查，并不适用于每个患者，那么什么时候、什么样的患者需要进行耳鸣心理学检查呢？

一方面，对于经 THI 评分或 TEQ 评分后被判断为极重度耳鸣，同时合并明显的精神异常症状（如沉默寡言、表情淡漠、烦躁易怒、喃喃自语等）的初诊耳鸣患者，需要尽快进行心理学评估，来判断其焦虑或抑郁的程度、是否患者本身既往有心理精神方面的疾病，从而导致出现耳鸣的症状。那么及时的心理学评估可以尽快发现患者严重的心理问题，推荐心理医师的治疗。心理疾病治疗可较快缓解，如耳鸣会继续存在，可再继续进行耳鸣专病治疗。

另一方面，我们临床中发现一部分早已被动适应耳鸣的患者因响度变化致焦虑和失眠而再次就诊，而且患者复诊表现出较初诊更为严重的心理问题，如对耳鸣声会变大的恐惧，对任何不熟悉的事物的极度不信任，莫名的焦虑、担心，严重影响患者正常生活。当耳鸣病情波动超出了患者以往的承受范围，而心理问题成为目前的主要问题时，同样建议先进行心理学测试和干预。

准确的心理学评估和治疗，对后期耳鸣的治疗具有很大的帮助作用。同时我们也应该明确，耳鸣医师不是专业的心理学专业医师，只要做到能够发现和评估患者心理问题，并及时转诊到心理科治疗即可。那么，下面简单介绍一下常见的心理学评估方法。

（1）心理评估的维度

针对耳鸣患者的临床心理评估主要包括以下几个维度。

1）靶症状评估。靶症状评估是指对耳鸣症状本身的评估。首先是评估耳鸣的特征，包括患者对耳鸣声响、音调的描述，是否有感觉过敏或病理的象征性思维等；其次是对耳鸣的条件刺激进行评估，如耳鸣在何种情况下出现或加重，在何种情况下消失或减轻，以指导治疗。

2）躯体症状评估。即评估耳鸣患者是否具有躯体不适及其严重程度。心理因素对生理活动的影响突出表现于自主神经支配的内脏功能，因此耳鸣患者常常伴有诸多的躯体症状。在对躯体症状进行评估时，特别要注意辨别躯体症状与耳鸣是平行关系还是顺序关系。

3）情绪状态评估。长期耳鸣的患者通常都伴有某种程度的情绪问题，如抑郁、焦虑（或疑病）等。而抑郁障碍和焦虑障碍的患者也会有耳鸣的症状。一般来说，前者的情绪变化与耳鸣具有平行的关系，即情绪随耳鸣的加重或好转而波动。而情感障碍和焦虑障碍在经过一段时间的抗抑郁药物治疗后，抑郁或焦虑情绪最先得到改善，躯体症状和耳鸣等还需要更长时间才会减轻或消除。

4）认知模式与功能评估。失眠的患者通常具有特有的认知模式，包括对耳鸣病因的灾难性认知、对耳鸣后果的夸大、对负性信息的选择性注意和监控，这些都会使患者产生恐惧或焦虑，使警觉水平增高，从而出现失眠和情绪障碍，最终发生恶性循环。

在认知功能方面，耳鸣患者由于选择性注意、失眠和情绪障碍，常常会有注意力不集中、记忆力下降等认知功能损害。针对耳鸣进行心理干预的目标主要由两方面构成，一是过度的和难以控制的对耳鸣的担忧；二是伴随而来的持久性过度唤起（主要为与紧张有关的自主神经症状）。

5）行为特征评估。耳鸣患者往往会在特定时间（如睡前）和特定场合（如从事重要工作时）产生预期的担心、紧张，造成对日常生活和工作的影响，进而回避特定的场合和活动，如恐惧睡眠和回避社交等，社会功能受损使患者陷入焦虑、抑郁状态，进一步加重了耳鸣。

6）心理应激评估。主要是评估患者在出现耳鸣前的一段时间里（通常为 1 年内），是否有特殊生活事件发生，包括突发的应激事件和长期的精神压力，如工作、学习、家庭方面的困扰及人际冲突等。如果确定有应激事件存在，要进一步对应激源进行评估，包括应激源的强度、频度和持续时间，应激源的可预测性、可逆性和可控性等。对耳鸣者心理应激维度的评估有助于确定耳鸣的治疗目标。

7）社会功能评估。即对耳鸣者患病前及目前的社会功能状况进行评估，评估的内容包括生活规律和习惯，工作、学习效率，以及人际适应能力等。长期而严重的耳鸣可明显损害患者的社会功能。最常见的表现是认知功能障碍、精神运动性功能失调及人格改变导致的人际交往困难等。社会功能的评估除了有助于诊断和治疗外，也可作为疗效判定的标准之一。

（2）耳鸣的心理评估方法

1）诊断性会谈。与一般临床问诊有所不同，诊断性会谈有两方面的目的，一是通过询问病史收集与耳鸣有关的疾病信息；二是建立良好的治疗关系。耳鸣的诊断性会谈形式包括结构性会谈和非结构性会谈两类。

结构性会谈是由医师列出症状、目标行为、事件和其他用于引导会谈规则的清单。会谈所涉及的问题患者可以用"是/否""有/无"给予简单明确的回答。这种会谈方式的优势是可以在较短的时间内尽快收集信息，使会谈能集中探讨某些特定问题。尤其是在研究病例及耳鸣的团体治疗中，结构性会谈可以减少由于不同会谈风格和问诊范围所导致的病史与诊断评估的不可靠变化。非结构性会谈是指医师可以自由地重复提问，在问诊中随患者思维而变化，不断引入新的问题，并根据需要修改问题的顺序等。非结构性会谈可以使患者更多地提供在日常生活情境中的可预测性信息。医师可以通过患者在会谈中的冲突、焦虑情绪和防御方式，引导出患者所不愿意直接提供的症状起因。临床上对于耳鸣的诊断，这两种会谈方式可以结合使用。结构性会谈主要集中于耳鸣的症状特征预先设计结构性问诊提纲，以便在短时间内确定症状的性质。非结构性会谈则始终趋向于患者问题的特殊性，主要用于对心理社会应激维度和社会功能维度的评估。

2）行为观察。是通过在自然或特定情景中，对耳鸣及其相关行为变化进行观察，获取诊断信息。观察的内容：①仪表，即穿戴、表情和举止等；②言语，如表达能力、流畅性、简洁与赘述；③动作，是否过少、适度、过度和有无刻板动作等；④人际沟通风格，如主动或被动、接触难易，以及在沟通中所表现的对疾病的态度和应对方式等。行为观察还可以采用自我监控法获得定量和定性的数据，即由患者记录自己在一段时间内的行为样本特征。通常在治疗之前，要求患者记录一周的耳鸣及其伴随行为事件的日记，用于了解患者耳鸣的频度、强度等特征，探察条件刺激、应激源和认知模式，同时也可以作为治疗前的基线值，为治疗过程提供治疗的反馈信息，了解治疗的进展，还可以在治疗结束时作为疗效评估的指标。记录的内容包括耳鸣的特征（如频率、强度）和条件性因素（如环境、心理状况、体力活动和特殊事件等）。

3）心理测量。在耳鸣的诊断评估中，通常还会采用心理测量为诊断和治疗提供依据。对于耳鸣患者来说，焦虑、抑郁、睡眠质量和心理应激源的评估对诊断和治疗具有一定的指导意义，常用的患者自评量表有以下几种：①症状自评量表（Symptom Checklist 90，SCL-90）：包括90个项目，用以筛查耳鸣患者的心理反应症状及其严重程度。②焦虑自评量表（Self-Rating Anxiety Scale，SAS）：共有20个项目，用以测量耳鸣患者的焦虑水平。③抑郁自评量表（Self-Rating Depression Scale，

SDS)：由 20 个项目组成，每一项目相当于一个有关症状，20 个条目反应抑郁状态的 4 组特异性症状，即精神性—情感症状、躯体性障碍、精神运动性障碍和其他心理障碍，用以测量耳鸣患者的抑郁水平。④生活事件量表（Life Event Scale，LES）：含有 48 个常见的生活事件，可用于评定耳鸣患者的患病前及其近期的心理应激来源和负荷程度。

需要指出的是，以上自评量表均不作为诊断工具，仅用于耳鸣患者的精神症状筛查，为是否合并或继发焦虑、抑郁和睡眠障碍提供参考。

综上所述，耳鸣与心理因素密切相关，不良的心理因素也可以是引起耳鸣的病因，也可能是耳鸣继发的结果，必须要予以重视并加以区别，因为这涉及耳鸣的性质。耳鸣可以引起患者焦虑、抑郁、心烦、失眠等不良心理反应，如果没有得到正确指导，这些因素会反过来使耳鸣加重，如此往返，渐渐地形成恶性循环，也成为耳鸣患者来寻医的主要原因。

44. 耳鸣交流解惑法在患者心理层面的帮助

耳鸣交流解惑是耳鸣患者初诊时医师必须要耐心、认真做的事，其有别于纯心理咨询的方法，通过门诊及病房的交流，疏解患者心中的疑惑，可涉及多个层面。①病因层面：要对检查结果分析讲解已排除器质性病变引起耳鸣的可能，减轻患者担心、恐惧的心理压力；从多个角度分析相关因素（包括失眠、心烦、焦虑等），使患者认清这些因素与自身耳鸣继发的症状，正确对待耳鸣及这些不良反应，尽可能提高治疗配合度。②治疗层面：需要对患者讲解清楚所选耳鸣治疗项目以及向患者说明每个项目治疗的原理，目的，所需时间，达到什么效果，从心理层面提高患者对治疗项目的理解，从而提高依从性和提高疗效的目的。

参考文献

1. 李明，张剑宁. 2014 年美国《耳鸣临床应用指南》解读. 听力学及言语疾病杂志，2015，23（2）：112－115.

2. 陈斯，张剑宁，李明，等. 事件相关电位用于耳鸣患者临床检测的研究进展. 中国中西医结合耳鼻咽喉科杂志，2020，28（6）：473－476，467.

3. BERTOLI S, BODMER D. Novel sounds as a psychophysiological measure of listening effort in older listeners with and without hearing loss. Clin Neurophysiol，2014，125（5）：1030－1041.

4. GABR T A, EL-HAY M A, BADAWY A. Electrophysiological and psychological studies in tinnitus. Auris Nasus Larynx，2011，38（6）：678－683.

5. WANG Y, ZHANG J N, HU W, et al. The characteristics of cognitive impairment in subjective chronic tinnitus. Brain Behav，2018，8（3）：e00918.

6. 张剑平，曹婷婷，任冰焱，等. 慢性主观性耳鸣认知障碍特征分析. 中风与神经疾病杂志，2018，35（12）：1111－1114.

7. MANNARELLI D, PAULETTI C, MANCINI P, et al. Selective attentional impairment in chronic tinnitus：evidence from an event-related potentials study. Clin Neurophysiol，2017，128（3）：411－417.

8. SAID E. Electrophysiological differences in sensorineural hearing loss patients with and without problem-tinnitus. Egyptian J Otolaryngol，2012，28（1）：22－34.

9. LI Z C, GU R L, ZENG X L, et al. Attentional bias in patients with decompensated tinnitus：prima facie evidence from event-related potentials. Audiol Neurootol，2016，21（1）：38－44.

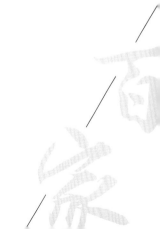

耳鸣影像及电生理学

45. 常规影像学检查可用于鉴别器质性疾病导致的耳鸣

  CT 在 fMRI 没有应用于临床以前其价值尤为明显，值得一提的是，运用"小剂量气脑内听道造影术"检查听神经瘤风靡一时。CT 可用于诊断或排除有可能引起耳鸣的各种病因，如鼓室血管瘤、颈静脉球体瘤、乙状窦憩室、颈静脉球高位、先天性血管畸形、内耳畸形等。例如，鼓室血管瘤和颈静脉球体瘤的常见表现为单侧搏动性耳鸣，或耳内有隆隆声、奔腾声，CT 检查可以显示颈静脉窝扩大、骨质吸收、颞骨骨质破坏的范围，并可显示颞骨气化程度，中耳听骨和乳突受侵情况，对内耳、颈动脉管、颅中窝、颅后窝有无侵犯，向前有无侵及咽鼓管咽口等。

  颈静脉窝高位是一种颈静脉解剖位置的异常，CT 表现是颈静脉窝达耳蜗下缘水平。当外耳道底骨板因先天或某种原因缺失时，临床常常出现搏动性耳鸣。乙状窦沟前壁或前外侧壁骨壁缺损，乙状窦部分通过局部骨质缺损处突入乳突蜂房，形成囊状改变，表现为颞骨皮质或乳突蜂房内软组织影，与乙状窦相连，形态规则，边缘光滑。当患侧静脉窦回流优势时，从而出现搏动性耳鸣，CT 下可见明显的骨壁缺损。

  梅尼埃病患者亦可出现耳鸣。CT 的影像学发现，前庭水管不显影或狭窄是其特征性改变，狭窄的前庭水管常伴内淋巴管及内淋巴囊发育不良，这不仅致内淋巴流通受阻，而且吸收也下降，因而易致内淋巴积水。

46. 运用 PET/CT 研究耳鸣脑功能的进展

20 世纪末，脑功能成像（PET、fMRI 等）技术的发明和应用使我们从简单排除占位性病变发展到在活体和整体水平来研究人脑，亦开始了对耳鸣的高级中枢研究。PET 是最早应用于耳鸣研究的神经影像学技术，它是一种基于放射性核素显像的功能成像技术，其成像原理是将能发出正电子的放射性核素标记示踪剂引入体内，然后探测正电子与电子发生湮灭反应时释放的两个在同一直线上、方向相反的光子，通过计算得到有关血流分布、氧消耗、物质代谢等方面的信息。耳鸣研究中常用的放射性核素为 ^{18}F-FDG 和 ^{15}O-H$_2$O，同位素标记的示踪剂注入人体内后，示踪剂将随血流分布于全身各处，如果某一部位放射性浓集则说明该部位功能活动增强；反之则说明该部位功能活动降低。在耳鸣的功能研究中，PET 具有独特的价值，通过选择不同的示踪剂，既可以进行葡萄糖代谢显像来反映中枢的代谢状态，也可以进行脑部血流灌注显像、递质和突触显像及蛋白质显像等，从不同的角度进行研究和分析。

1996 年 Arnold 采用 ^{18}F-FDG 作为放射性示踪剂，首次将 PET 应用到耳鸣的中枢机制研究中，采用不对称指数方法观察听皮层的代谢活动，结果发现大部分耳鸣患者的左侧显著高于右侧，仅 1 例右侧高于左侧，且代谢强度与耳鸣的严重程度呈正相关，认为耳鸣与左侧优势初级听皮层的代谢活动增加有关。2000 年我国耳鼻咽喉科医师王洪田教授在国内率先基于 PET 技术开展了与耳鸣相关的脑区研究，并观察与听力损失、耳鸣侧别、优势半球等因素的关系，研究纳入了 17 例长期严重耳鸣患者和 15 例健康志愿者，按听力情况将所有受试者分为 4 组，即耳鸣伴听力损失组 13 例、耳鸣但听力正常组 4 例、无耳鸣有听力损失组 2 例、无耳鸣且听力正常组 13 例。所有受试者通过 Siemens 公司的 Ecat Exact HR + PET 扫描仪采集数据，然后用专门统计分析软件 SPM 进行 PET 图像分析，该研究表明与耳鸣相关脑区主要位于左侧颞横回、左侧颞上回中部、左侧颞中回前部和左侧海马等部位，与耳鸣的侧别和大脑优势半球无关。

其后也有不少研究团队基于 PET 对耳鸣患者相关脑区的 ^{18}F-FDG 代谢变化进行分析，探讨耳鸣与神经中枢的关系。林美福对 34 例耳鸣患者及 40 例健康对照组脑显像数据进行分析，结果显示 34 例耳鸣患者中，目测法发现共有 52 个脑区葡萄糖代谢增高；SPM 分析主要位于颞上回（BA22）和颞中回（BA21），涉及上前扣带皮层（BA32）、海马旁皮层（BA36）、梭状回（BA37）、缘上回（BA40）等共 83 个脑区，检出病灶多于目测法。因此认为主观性耳鸣患者相关脑区的改变不仅局限于听中枢，而且与边缘系统及额叶联合区、主次级听觉皮层有一定关系，但与耳鸣侧别无关。另有研究对 41 例耳鸣患者及 40 例健康对照组进行 PET/CT 检查，示踪剂为 ^{18}F-FDG，耳鸣患者脑区代谢增高主要为双侧边缘系统、额叶联合区和颞区，具体为左侧颞下回、左侧颞中回、左侧颞上回、左侧腹侧后扣带皮层、左侧颞极区及右侧后外侧前额叶皮层、右侧额极区、右侧眶额回、右侧颞下回、右侧背侧前扣带皮层、右侧海马旁皮层、右侧梭状回。边缘系统与人的认知、情绪、记忆等高级神经活动有关，额叶联合皮质区与智力、精神、思维活动等有密切关系，所以认为边缘系统及额叶联合区可能在耳鸣中枢感知中发挥一定的作用。

笔者团队运用 PET/CT 研究耳鸣，发现左颞顶皮层韦尼克区（Brodmann 39、41）代谢活动增高现象明显，推测可能与耳鸣的产生具有密切相关性。这些研究结论提示耳鸣的感知与听觉皮层、边缘系统、大脑额叶有密切关系。大多数学者研究报告亦表明耳鸣患者的异常代谢区域主要表现在颞叶、额叶及扣带回的海马区域，而这些脑区属于边缘系统，尽管还没有明确证据证明这种现象就是耳鸣的起因或结果，但是已经引起专家的足够兴趣，亦成为目前临床与基础研究的重点方向，因此今后研究中还需要选择大样本的、经治疗耳鸣消失前后纵向的 PET/CT 数据结果以进一步深入分析，同时也可初步对与耳鸣相关的神经递质与受体活动过程进行更深层次的研究，并借鉴这些成果来指导临床治疗。可惜的是因其价格昂贵，大样本研究受到了限制（图 11）。

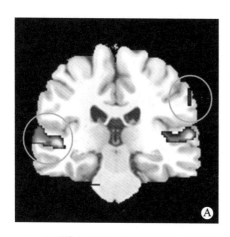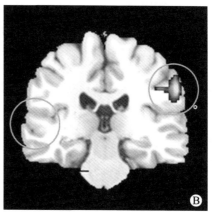

　　A：双耳鸣志愿者注射示踪剂候检时听视觉开放状态所获听中枢有显著高代谢表达，39、41区略有表达；B：同一位志愿者 2 个月后注射示踪剂候检时听视觉封闭状态所获听中枢无代谢表达，但 39、41 区有显著高代谢表达。

图 11　PET/CT 检查（彩图见彩插 4）

47. 目前关于耳鸣 fMRI 脑功能研究进展

　　近年来，研究认为外周听觉传入的异常导致中枢可塑性改变而产生耳鸣，随之对耳鸣中枢机制的研究逐渐成为热点，由于神经影像学技术迅速发展，功能性磁共振成像（fMRI）作为一种具有无辐射、无创、操作方便且具有良好的空间、时间分辨率等优势的检查手段，目前被广泛应用于耳鸣相关研究中。基本原理是通过血氧水平依赖（BOLD）来反映血氧含量引起的大脑局部磁场变化，通过磁场的变化来反映相关大脑的功能活动变化。与前文介绍的 PET/CT 相比，fMRI 具有以下几个明显优势：首先，fMRI 更容易操作，应用更广；其次，fMRI 价格便宜，参与者不用暴露于电离放射，受试者更易于接受，而且 fMRI 具有高空间分辨率，较 PET/CT 更能清楚反映脑区的活动。下面主要基于 fMRI 研究耳鸣的相关进展及目前笔者团队部分研究结果进行阐述。

fMRI 对大脑的研究主要从静息态和任务态两方面进行。静息态是指在进行 fMRI 的扫描过程中，不接受外界任务刺激，受试者安静平躺、闭眼、保持身体尽量不动，避免做特殊思考，头脑清醒，全身处于放松状态。任务态是指在采集 fMRI 数据的过程中，受试者需要执行特定的任务或刺激，由于耳鸣的症状特点，在其神经机制研究中，任务态常常采用纯音刺激来观察大脑功能活动变化，也有少数研究通过改变耳鸣症状的特定任务进行研究。近年来，大多数有关耳鸣的 fMRI 研究基于静息态。

（1）常见分析方法简介

1）低频振幅（ALFF）。反映局部脑区神经元自发活动的强度。将预处理数据进行 ALFF 计算，使用快速傅里叶变换将时程转换为频域，并评估每个体素的功率谱，然后在每个体素的 0.01～0.08 Hz 处取平方的平均值，为了标准化，将每个体素的 ALFF 除以全局平均 ALFF 值。

2）比率低频振幅（fALFF）。同 ALFF，但能减少生理噪声的干扰，具有更高的灵敏度和特异度。ALFF 低频段（0.01～0.08 Hz）之和与全频段（0～0.25 Hz）之和的比值即为 fALFF。

3）局部一致性（ReHo）。反映大脑局部神经元活动的同步性。使用 Restplus 软件包，用未进行平滑的预处理数据计算每个体素与其相邻的 26 个体素间在同一时间序列的变化，使用肯德尔和谐系数（KCC）

表示所选体素与其相邻体素在同一时间序列中的 ReHo 值，将每个体素 ReHo 值除以全脑 ReHo 的均值得到 mReHo，然后行半高全宽 6 mm × 6 mm × 6 mm 空间平滑，降低空间噪声以及空间标准化产生的误差，得到受试者的全脑 smReHo 图。

4）度中心度（DC）。反映局部脑功能活动变化以及全脑神经网络的拓扑属性。使用 Restplus 软件包，用未进行平滑的预处理数据提取每个体素的时间序列，计算与全脑其他所有体素的相关系数，设置 r 阈值 =0.25，即为 DC 值，进行 Fisher-Z 转换，得到 Z 转化 DC 图像，最后行半高全宽 6 mm × 6 mm × 6 mm 空间平滑，将平滑后的 szDC 图像用于统计分析。

5）基于体素镜像同伦连接（VMHC）。反映大脑半球间的协同性。将预处理数据得到的 VMHC 值匹配到蒙特利尔标准空间，提取大脑半球内每个体素的时间序列，并计算其和对侧镜像体素之间的 Pearson 相关系数，即可获得 VMHC 值，最后将 VMHC 值进行 Fisher Z 正态分布转换，用于统计分析。

6）功能连接（FC）。反映不同脑区间同步性功能活动。设定感兴趣区（ROI），分别提取每个 ROI 中所有体素的平均序列，并与全脑其他体素的时间序列进行相关性分析，计算出相关系数 r 值，并将 r 值进行 Fisher z 转换，使其符合正态分布，得到 zFC 图像。

7）基于体素的形态学计算（VBM）。反映大脑细微结构改变。使用 SPM8 软件对转化成 NIFTI 格式的 T1 图像进行质量检查，排除低质量图像数据，将结构像分割成灰质、白质及脑脊液，并使用 DARTEL 配准方法配准到 MNI 空间，提取标准化灰质体积图进行平滑（高斯平滑核大小为 8 mm），得到平滑后的灰质体积图。

（2）笔者团队相关研究进展

笔者团队从 2015 年起开展基于 fMRI 技术研究耳鸣中枢神经机制的

相关研究，经过 8 年的探索与发展，在实验设计、数据采集及分析等方面有了一些心得体会，意识到了耳鼻咽喉科医师自身掌握 fMRI 数据分析方法的重要性。硬件设施方面，我们拥有联想 P900 工作站、Dell Precision Tower 7920 数据分析工作站，同时拥有经颅磁刺激器、生物反馈仪等高端耳鸣治疗设备，可充分联合 fMRI 开展对上述治疗设备干预前后进行相关研究。样本量方面，目前已拥有 400 余例耳鸣患者、近 200 例健康对照者 fMRI 数据，并正致力于建立国内首个大样本耳鸣影像学数据库及交流共享平台。耳鸣患者异质性较强，大样本数据库的建立可对耳鸣患者进行更精准地分组，以便更准确地探索出其中枢神经活动特征。目前笔者团队已经依据耳鸣侧别、是否伴有听损、年龄段、严重程度、中医症候分型等标准对耳鸣患者进行了分组，并将异常脑区与临床特征进行相关性分析（病程、THI 评分、PSQI 等），探讨不同耳鸣人群的脑功能特征，现将部分结果展示如下（图 12 ~ 图 19）。

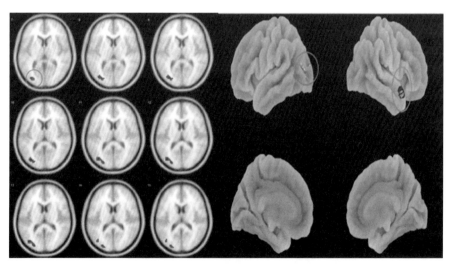

图 12　基于低频振幅（ALFF）分析法，与健康者志愿者相比，
听力正常耳鸣患者的左侧枕中回 ALFF 值明显增加（红色），
右侧颞极 ALFF 值明显降低（蓝色）（彩图见彩插 5）

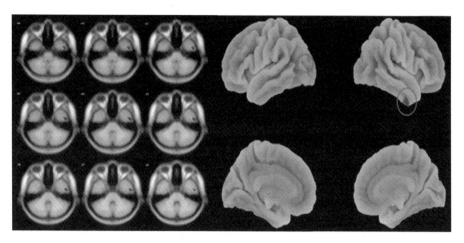

图 13　基于体素的形态学测量（VBM）分析法，与健康者志愿者相比，
听力正常耳鸣患者的右侧颞下回、左侧枕中回的灰质体积值
明显增加（红色）（彩图见彩插 6）

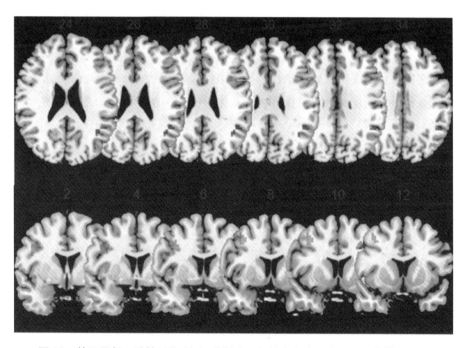

图 14　基于局部一致性（ReHo）分析法，与健康者志愿者相比，肾精亏损型
耳鸣患者的右侧额中回、右侧岛盖部额下回的 ReHo 值明显增加（红色），
左侧角回的 ReHo 值降低（蓝色）（彩图见彩插 7）

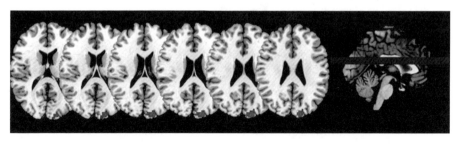

图15　基于低频振幅（ALFF）分析法，与健康者志愿者相比，
急性期耳鸣患者的左侧枕上回、左侧楔叶的 ALFF 值
明显增加（红色）（彩图见彩插8）

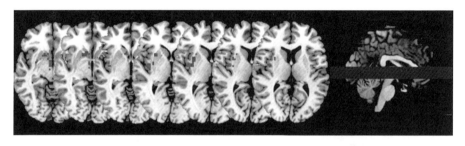

图16　基于低频振幅（ALFF）分析法，与健康志愿者相比，
治疗前耳鸣患者的右侧尾状核、右侧壳核、右侧脑岛的
ALFF 值明显增加（红色）（彩图见彩插9）

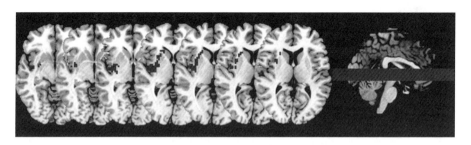

图17　基于低频振幅（ALFF）分析法，与治疗前相比，
治疗后的右侧壳核、右侧脑岛的 ALFF 值
明显降低（蓝色）（彩图见彩插10）

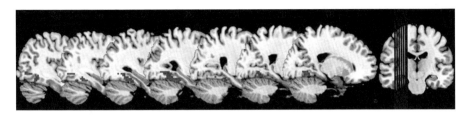

图 18　基于局部一致性（ReHo）分析法，与健康志愿者相比，
治疗前耳鸣患者的右侧梭状回、右侧舌回 ReHo 值
明显增加（红色）（彩图见彩插 11）

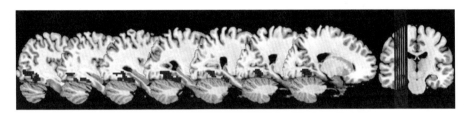

图 19　基于局部一致性（ReHo）分析法，与治疗前相比，
治疗后耳鸣患者的右侧梭状回、右侧舌回 ReHo 值
明显降低（蓝色）（彩图见彩插 12）

1）基于静息态 fMRI 横向研究。①听力正常耳鸣患者的 fMRI 研究：本研究中纳入 42 例听力正常耳鸣患者和 41 例健康志愿者。②肾精亏损型耳鸣患者的 fMRI 研究：本研究中纳入 26 例肾精亏损型耳鸣患者和 26 例健康志愿者。③急性期耳鸣患者的 fMRI 研究：本研究中纳入 100 例急性期耳鸣患者和 100 例健康志愿者。

2）基于静息态 fMRI 纵向研究。①针刺治疗耳鸣患者的 fMRI 纵向研究：本研究纳入 32 例慢性耳鸣患者进行针刺治疗。②神经导航 rTMS 治疗耳鸣患者的 fMRI 纵向研究：详见 73 节。

（3）相关研究不足之处

目前基于 fMRI 探索耳鸣中枢神经特征的研究逐渐成为热点，相关研究逐年增多，但是现阶段最主要的问题是各研究结果差异性较大，可重复性及可推广性差，究其原因，除了与耳鸣患者的异质性较强有关外，可能与图像数据采集、数据分析方法、样本量过小、扫描噪声以及数据分析由第三方完成等因素有关。

1）图像数据采集。图像数据采集是开展良好研究的基石，然而目前 fMRI 应用于耳鸣的研究缺乏数据采集统一标准。从数据采集所用设备来看，早期由于设备条件有限，多采用 1.5 T 磁共振扫描仪，近年来多为飞利浦、西门子 3.0 T 磁共振扫描仪，但是部分文献显示所配线圈通道数为 8 通道，很可能出现分辨率不达标，进而影响后期数据分析结果。其次，数据采集中，功能像及结构像参数的设定至关重要，然而目前对重复时间（TR）、回波时间（TE）等重要参数尚无统一标准，成像时间从 6 ~ 8 分钟，采集的时间点也不统一，不仅对研究结果的准确性造成影响，而且不利于各研究间结果的比较。

2）数据分析方法。数据分析方法的差异可直接影响研究结果的不一致性。从分析数据使用的软件上看，目前多基于 Matlab 平台，使用 SPM、Restplus、DPABI 等软件包进行数据处理和分析，随着信息化技术的发展，各软件包更新速度较快，以 SPM 为例，从 1994 年推出的第一个正式版 SPM94，到后来的 SPM95（从这个版本开始能够对 fMRI 数据做处理）、SPM96，再到现在用得较多的 SPM12，每个版本都有更新的功能。目前国内外文献中所使用的 SPM 版本不尽相同，算法与原理也不断更新，这也可能是导致结果差异的原因。

3）样本量过小。基于 fMRI 进行大脑功能研究的样本量计算不同于传统随机对照试验研究（RCT）。有研究表明 20 余例的样本量即可以得出相对稳定的结果，但是目前的研究结果差异过大仍然可能与样本量过小有关。近年来，相关研究的样本量多在 20 ~ 40 例，最少的只有 7 例，尚未见样本量超百例的文献报道，由于耳鸣患者的异质性较强，样本量过小难以实现对耳鸣患者的精准化分析。

4）扫描噪声的影响。核磁共振扫描仪产生的噪音一直是本研究关心且有待解决的问题，耳鸣不同于其他疾病，外界声音有可能对患者产生干扰，造成结果的不准确。尽管相关研究会使受试者在检查时戴上专业降噪耳塞等，但实际上无法做到听觉的完全屏蔽。但也有研究者认为将所有受试者在同一环境下扫描，数据分析时可抵消由噪声带来的影响，此时噪声对结果虽然有一定影响，但相对较少，可以忽略。然而在扫描噪声问题上，寻求更安静的检查方法是研究者们一直追寻的目标。

5）数据分析由第三方完成。由于 fMRI 数据处理与分析的复杂性，目前多由第三方进行数据分析，少有研究团队能自己独立完成，这也限制了研究结果的准确性。我们呼吁耳鸣相关 fMRI 研究应由耳鼻咽喉科医师独立掌握分析方法，自主分析，在此过程中才能发现很多有价值的信息，以便更好推动相关研究发展。

（4）小结

耳鸣的发病机制很复杂，近年来对耳鸣中枢机制研究逐渐成为热点，基于 fMRI 技术的研究已证实耳鸣广泛涉及多个中枢网络系统，包括边缘系统、额叶相关皮层、部分听觉皮层（颞区相关皮层）等，但目前尚无耳鸣患者听觉皮层被激活的明确证据，颞区其他相关区域异常活动与耳鸣的关系尚不明确。fMRI 有着良好的时间及空间分辨率，应用于耳鸣的研究具有良好的前景，基于 fMRI 的纵向研究能更准确找到耳鸣患者异常的脑区活动，也能为治疗方法提供客观化证据，尤其是将 fMRI 与 rTMS 相结合，运用神经导航下的 rTMS 等对异常脑区进行精准定位治疗，有望在耳鸣治疗疗效上取得新突破，也可为明确耳鸣的中枢机制、部位、诊断、治疗和评估提供新见解、新思路。

48. 运用高密度脑电研究耳鸣相关进展

脑电尤其是高级的高密度脑电（64 导、128 导、256 导）相继问世并逐渐进入耳鸣研究领域更是成为研究大脑电生理的一种强有力的方法。初期是一项将电极置于头皮上记录脑电势的技术。与PET、fMRI等技术类似，广泛运用于探索耳鸣的中枢机制研究中，因其具有很高的时间分辨率，可实时动态监测大脑功能活动，脑电成为研究皮质可塑性的强有力手段，可以识别大脑的病理性和特发性变化。常见的脑电信号大体可分为δ频段（2～3.5 Hz）、θ频段（4～7.5 Hz）、α频段（8～12 Hz）、β频段（13～30 Hz）及γ频段（>30 Hz）。在耳鸣相关研究中，可以将频段划分得更加精细。α频段可分为α1（8～10 Hz）和α2（10～12 Hz），β频段可分为β1（13～18 Hz）、β2（18.5～21 Hz）、β3（21.5～30 Hz）3个频段。不同的脑电频段反映患者不同的脑功能活动，目前笔者团队基于脑电的研究中多集中在对生物反馈治疗方法的探究。

生物反馈疗法是通过现代生理科学仪器和计算机分析处理后将生物信号反馈给患者，患者通过反馈练习达到自我意识控制进而改变生理状态趋于自身的平衡状态发展的一种治疗方法。其中的脑电生物反馈是通过患者的反馈训练进而控制脑电波修正脑电波的不平衡发展来达到治疗目的，是目前国内使用较多的一种生物反馈疗法。其最早的应用于临床可追溯到19世纪60年代，直到1981年该疗法被尝试运用于治疗耳鸣患者。House首次观察了生物反馈疗法的对耳鸣患者的治疗，该研究中观测到77%患者耳鸣得到不同程度改善。随着计算技术与生物领域科技的发展，脑科学研究已在临床多个方面得到应用，基于耳鸣相关脑电研究能为耳鸣患者的生物反馈治疗提供了更多的尝试可能。

笔者团队通过对106例耳鸣患者的α波波幅变化值回顾性分析，结果发现α波波幅变化与耳鸣患者年龄、侧别均无相关性。病程与α波波值变化成负相关，表明随着病程的延长α波变化值越小。性别、THI评分与α波波幅变化成正相关。表明女性α波波幅变化较大，随着THI评分增高α波波幅变化也随之越大。在进一步研究中，探索了α波波幅变化与临床特征存在相关性，结果发现经生物反馈治疗，耳鸣患者病程、性别、THI 评分与 α 波波幅变化存在相关性，相关系数绝对值分别为 0.141、0.117、0.224，且急性组、亚急性组患者不同观察节点组内 α 波波幅变化存在显著差异。

参考文献

1. ARNOLD W, BARTENSTEIN P, OESTREICHER E, et al. Focal metabolic activation in the predominant left auditory cortex in patients suffering from tinnitus：a PET study with [^{18}F] deoxyglucose. ORL J Otorhinolaryngol Relat Spec, 1996, 58(4)：195 – 199.

2. 王洪田，田嘉禾，尹大一，等. 应用 PET 研究耳鸣初步报告. 中国医学影像学杂志，2000, 8(5)：354 – 356.

3. 李瑞玉，林美福，林碧玉，等. 耳鸣患者 PET 显像的相关脑区探讨. 福建医药杂志，2014, 36(5)：101 – 104, 181.

4. 林美福，陈文新，李瑞玉，等. PET/CT 脑代谢显像对耳鸣病人的研究价值. 内蒙古医科大学学报，2016, 38(5)：429 – 432.

5. 李辉，李明. 正电子发射断层扫描应用于耳鸣研究的进展. 听力学及言语疾病杂志，2010, 18(2)：101 – 103.

6. MELCHER J R, SIGALOVSKY I S, GUINAN J J, et al. Lateralized tinnitus studied with functional magnetic resonance imaging：abnormal inferior colliculus activation. J Neurophysiol, 2000, 83(2)：1058 – 1072.

7. LANTING C P, DE KLEINE E, BARTELS H, et al. Functional imaging of unilateral tinnitus using fMRI. Acta Otolaryngol, 2008, 128(4)：415 – 421.

8. LEAVER A M, RENIER L, CHEVILLET M A, et al. Dysregulation of limbic and auditory networks in tinnitus. Neuron, 2011, 69(1)：33 – 43.

9. GOLM D, SCHMIDT-SAMOA C, DECHENT P, et al. Neural correlates of tinnitus related distress：an fMRI-study. Hear Res, 2013, 295：87 – 99.

10. MAO C L, CHEN X M, CHEN Z Q, et al. BOLD-fMRI study of auditory cortex in patients with tinnitus. J Otol, 2010, 5(1)：46 – 50.

11. SMITS M, RIDDER D D, KOVAC S, et al. Lateralization of signal change in the

中国医学临床百家

auditory pathway in patients with lateralized tinnitus studied with functional magnetic resonance imaging(fMRI). Radiological Society of North America 2004 Scientific Assembly and Meeting, 2004.

12. SMITS M, KOVACS S, DE RIDDER D, et al. Lateralization of functional magnetic resonance imaging(fMRI)activation in the auditory pathway of patients with lateralized tinnitus. Neuroradiology, 2007, 49(8): 669 – 679.

13. 孔维佳, 徐海波, 谢文, 等. 静息态下耳鸣患者大脑区域功能改变的 BLOD-fMRI 研究. 中华医学会第十三次全国耳鼻咽喉——头颈外科学术会议论文汇编, 2013.

14. DAVIES J, GANDER P E, ANDREWS M, et al. Auditory network connectivity in tinnitus patients: a resting-state fMRI study. Int J Audiol, 2014, 53(3): 192 – 198.

15. GUINCHARD A C, GHAZALEH N, SAENZ M, et al. Study of tonotopic brain changes with functional MRI and FDG-PET in a patient with unilateral objective cochlear tinnitus. Hear Res, 2016, 341: 232 – 239.

16. LEAVER A M, RENIER L, CHEVILLET M A, et al. Dysregulation of limbic and auditory networks in tinnitus. Neuron, 2011, 69(1): 33 – 43.

17. UEYAMA T, DONISHI T, UKAI S, et al. Brain regions responsible for tinnitus distress and loudness: a resting-state FMRI study. PLoS One, 2013, 8(6): e67778.

18. JOOS K, VANNESTE S, DE RIDDER D. Disentangling depression and distress networks in the tinnitus brain. PLoS One, 2012, 7(7): e40544.

19. LV H, LIU Z H, YAN F, et al. Abnormal baseline brain activity in patients with pulsatile tinnitus: a resting-state FMRI study. Neural Plast, 2014, 2014: 549162.

20. CHEN Y C, ZHANG J, LI X W, et al. Altered intra-and interregional synchronization in resting-state cerebral networks associated with chronic tinnitus. Neural Plast, 2015, 2015: 475382.

21. 苏强, 张剑宁, 李明. 功能性磁共振成像应用于穴位脑区功能效应的研究进展. 中国针灸, 2014, 34(5): 517 – 520.

22. 纪波波, 李明, 张剑宁. 功能性磁共振成像应用于耳鸣机制研究进展. 中华耳鼻咽喉头颈外科杂志, 2018, 53(2): 150 – 154.

23. 李明, 黄喆慜, 左传涛, 等. 视听觉屏蔽对特发性耳鸣患者脑内葡萄糖代谢分布的影响. 中华耳鼻咽喉头颈外科杂志, 2012, 47(9): 720 – 723.

耳鸣的治疗需要一个系统规范的方案

我们不难发现，迄今为止，对主观特发性耳鸣的机理研究和治疗方法进展依然缓慢，尚无公认的突破性成就，所以我们必须要接受现阶段耳鸣难以被消除的事实。依据我国近 20 年耳鸣的诊疗发展现状和特点，笔者团队提出首选"以耳科医生为诊疗主体，以适应耳鸣为第一目标，消除耳鸣为第二目的"的系统的、规范的方案。这是一个较容易帮助耳鸣患者实现快速摆脱心理和躯体痛苦的目标，应该成为现阶段耳鸣诊疗主流方案之一。而符合条件的"耳鸣综合疗法 2.0"应运而生。

49. 好的治疗方案必须包含耳鸣深层次要素

什么才是一个好的耳鸣治疗方案呢？需要符合耳鸣发展阶段和国情。

笔者团队基于 20 多年积累了大量诊疗耳鸣患者的临床经验和资料经多层次分析方法、统计处理和总结后形成了"耳鸣综合疗法 2.0"的中国医生治疗模式，其核心首先在于帮助医师转换治疗耳鸣的思路：由快速消除耳鸣转变为将适应耳鸣放在第一位，以及所有治疗手段都以消除耳鸣诱发的躯体症状（包括心理障碍等）为先，以此来告诉患者对耳鸣治疗只能先接受它、与它和平共处即适应耳鸣，否则一味地追求消除耳鸣必将一事无成,更会陷入难以治愈的心烦、失眠、焦虑抑郁及反复发作的困境。方案充分显现耳鸣这个症状的特殊性,即短期不能消除,但可快速适应的本质。

该方案由交流解惑、声治疗和对症疗法的三步曲组成,为耳鸣患者提供一步到位,少走弯路且较快见效的方案。也为医师提供了一个方法易学、疗效可重复的治疗体系。

50. 耳鸣综合疗法具有系统性

耳鸣综合疗法有系统性,通俗地说,也就是每个步骤、思路和方法都存在一定的内部相关性,不是独立的,我们总结为"五位一体"的环路系统(图20)。

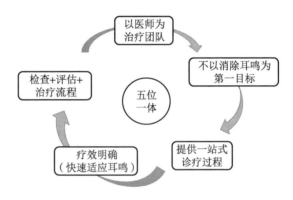

图20 耳鸣综合疗法的"五位一体"环路系统

耳鸣综合疗法明确以医师,具体指耳鼻喉科医师,甚至耳鸣专病医师为治疗主体的观念。由于医师具有处方权,在对与耳鸣相关急症处理及治疗操作上具有不可代替的优势。不以消除耳鸣为目标,而强调以"适应耳鸣"为第一目标,这是耳鸣综合疗法的中心思想,指明了耳鸣治疗的方向!耳鸣综合疗法提供一站式诊疗过程,同时实行严密的随访跟踪，确保耳鸣患者在治疗期间的规范性、准确性。经过上述治疗及严格的管理，患者可以达到快速适应耳鸣的第一目的。患者治疗结束后，再次进行必要的检查评估，一方面明确疗效；另一方面可以增加患者信心。

51. 耳鸣综合疗法是规范的诊疗过程

耳鸣综合疗法的诊疗过程具有规范性，且重点突出，思维清晰，那么，耳鸣综合疗法是如何才能做到规范诊疗流程的呢（图21）？

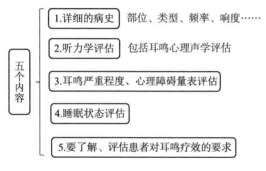

图21　耳鸣综合疗法诊疗流程

第一，要对患者的病史进行严格问诊，不同于其他内外科疾病的病史采集过程，在耳鸣患者病史采集过程中，除了进行鉴别诊断外，更重要的是耐心倾听来达到了解患者处于何种状态，是否合并严重的睡眠障碍、焦虑及抑郁状态等，这是评估患者耳鸣严重程度的最直接的方式，因此病史问诊过程，重在详细、耐心和深入。

第二，听力学评估是诊断主观特发性耳鸣的主要方法，具有"全面、特殊"的特点。"全面"是指对可能导致耳鸣的听力学障碍进行检查和排除；"特殊"是指加入了耳鸣匹配、P300等心理声学的特殊检查，使耳鸣能够相对具象化地展现出来，同时间接评价耳鸣对患者造成的影响。

第三，进行耳鸣相关量表的评估，这是在从主观方面获得耳鸣对患者干扰情况的方法。临床中有多种量表，但是我们最常用的还是耳鸣残疾评估量表（THI）、耳鸣评价量表（TEQ）、视觉模拟量表（VAS）、阿森斯失眠量表（AIS）等，这些量表使门诊评价快速、及时，同时便于远期随访。

第四，失眠状态评价方面，我们首先应该明确究竟是睡眠障碍引起的耳鸣，还是耳鸣导致的睡眠障碍？因为这直接关系到诊断及治疗方向的确定。若是由于睡眠障碍导致的耳鸣，那么帮助患者改善睡眠状况后，大部分耳鸣是可以消失的；对于耳鸣引起的睡眠障碍，包括入睡困难、睡后易醒及睡眠不足等问题，则是我们耳科医师应该重点解决的耳鸣治疗的一部分。

第五，要了解、评估患者对耳鸣治疗的要求，也就是了解患者对治疗的期望值，这是极其重要的问题。只有掌握了患者的期望，我们便可以有的放矢地在交流解惑中加以解决。

我们临床中常常碰到小部分耳鸣患者极力要求消除耳鸣，但由于疾病的特殊性，我们在治疗之前首先要说明"消除耳鸣"是终极目的，而"适应耳鸣"是很容易达到的目的，防止患者因为耳鸣不能消除出现心理负担而加重病情，转变患者思路可能比治疗更有作用！而对于另一部分，或由于病程较长，或出于无奈，表现出被动适应的患者，其期望值本身并不高，不容易再出现严重的心理负担，那么我们可以在此基础上，给予相对强化的治疗，患者获益的比例和心理治疗满足度会呈现出"放大镜"效应。

综上，以上方案的内容均来自于正规的、标准的、严格的诊疗规范，每一步都有据可循，方便快捷，可以为临床耳鼻喉科医师提供极其高效的诊疗措施。

52. 耳鸣综合疗法对患病人群具有极大的精准性

（1）主观特发性耳鸣，需要严格鉴别失眠、焦虑继发的耳鸣

这里要强调的是，主观特发性耳鸣常因患者对耳鸣声的过度关注而影响睡眠，或产生焦虑等不良心理反应，只要控制好耳鸣，改变对耳鸣的态度，就可以最大限度地缓解耳鸣产生的这些不良反应。但是，重要的一点是，我们要严格鉴别因失眠、焦虑继发的耳鸣，这是两种不同性质的疾病，对于此类耳鸣，患者在改善睡眠状况后，耳鸣可明显缓解，甚至消失，这类耳鸣不属于主观特发性耳鸣，属于继发于长期失眠、焦虑而产生的失代偿的反应。两者在疾病性质及诊疗手段上都有极大的差异，不可混为一谈，否则会导致失治、误治的后果。

（2）以耳鸣为第一主诉

主观特发性耳鸣是指以耳鸣为第一主诉来就诊的患者，首先应该明确的是最困扰患者的问题，很多患者可能合并听力下降、眩晕、耳闷、失眠、焦虑等症状，要明确主次，确定主要病因。医师在这个过程中的主要工作是确认患者以"耳鸣"来就诊。很多患者是由于听力下降、眩晕等疾病导致耳鸣后，出现耳鸣不能耐受来就诊，那么对于此类患者应积极诊断和治疗原发病（如突发特发性感音神经性聋、梅尼埃病、听瘤等），完善检查、明确诊断是首要工作，控制原发病是主要治则。对于主观特发性耳鸣，患者的首要问题就是耳鸣，这也是耳鸣综合疗法主要的受治疗症状。准确鉴别这部分人群是治疗的必要前提，也是保证疗效的前提。

（3）已引起了严重心烦、失眠、注意力不能集中、焦虑抑郁等心理不良反应

那么，是否所有以耳鸣为第一主诉的患者都要进行耳鸣综合疗法的

治疗呢？作为最精准的诊疗，耳鸣合并严重心烦、睡眠障碍、注意力不能集中、焦虑抑郁等心不良理反应的患者是我们的重点施治对象。这部分患者就诊时虽然以"耳鸣"为第一主诉，但是目前最困扰他们的是耳鸣的"副作用"——心烦、睡眠障碍、注意力不能集中、焦虑抑郁等，耳鸣综合疗法第 1 阶段就可以快速有效地控制这些症状，解决令患者难过的问题，使患者提升信心，为开展第 2、第 3 阶段的治疗打好基础。耳鸣尚未引起严重的心理、睡眠等障碍的患者属于轻症患者，可通过交流解惑后进行声治疗，使其从此中获益。

53. 易操作、可重复的特点是耳鸣综合疗法易推广应用的优势

耳鸣综合疗法具有易操作的特点，具体表现在：①不需要借助特殊仪器设备，只要掌握了"交流解惑、声治疗、对症疗法"的主要操作要点，医师就可以轻松应对主观特发性耳鸣患者的就诊需求。②方法简单，学习周期短，耳鼻喉科医师本身具备明确听力学、心理声学及影像学等方面的技术，对于学习掌握耳鸣综合疗法非常迅速。

耳鸣综合疗法具有非常强的可重复性，医师可以灵活诊疗，不论何时、何地、何人，均能取得同样的疗效。这在极大程度上打破了耳鸣在治疗时间、空间及人群上的局限性，具有更强的普适性。

耳鸣综合疗法的核心/
医师/体系/适应

54. 耳鸣综合疗法历程、重要概念及阶段化研究

（1）耳鸣综合疗法历程

在耳鸣综合疗法研究之前，关于耳鸣的诊疗一直处于摸索阶段，以 2000 年为界，此后我们对耳鸣的治疗思路出现了跨越式的改变，呈现出阶梯样的进步（图 22）！

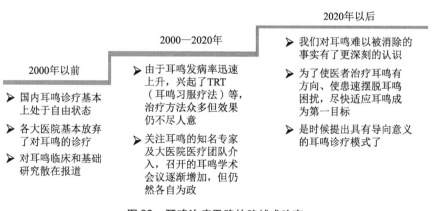

2000年以前
- ➤ 国内耳鸣诊疗基本上处于自由状态
- ➤ 各大医院基本放弃了对耳鸣的诊疗
- ➤ 对耳鸣临床和基础研究散在报道

2000—2020年
- ➤ 由于耳鸣发病率迅速上升，兴起了TRT（耳鸣习服疗法）等，治疗方法众多但效果仍不尽人意
- ➤ 关注耳鸣的知名专家及大医院医疗团队介入，召开的耳鸣学术会议逐渐增加，但仍然各自为政

2020年以后
- ➤ 我们对耳鸣难以被消除的事实有了更深刻的认识
- ➤ 为了使医者治疗耳鸣有方向、使患速摆脱耳鸣困扰，尽快适应耳鸣成为第一目标
- ➤ 是时候提出具有导向意义的耳鸣诊疗模式了

图 22 耳鸣治疗思路的跨越式改变

2000 年之前，国内耳鸣诊疗基本处于自由状态，每个地区、每个

医院、每个科室，甚至每个医师对耳鸣的态度、诊断思路、治疗手段等都不一样，但由于消除耳鸣的治疗无效，大部分医师处于束手无策的窘境，耳鸣患者也陷入无处求医的状态，重症者甚至导致焦虑、抑郁，严重影响其生活和工作。同样，临床和科学研究更是鲜有报道。对耳鸣诊疗经验及治疗方法的匮乏，一度成为困扰临床耳鼻喉科医师的大难题。2000—2020 年随着耳鸣患者逐年增加，国内越来越重视耳鸣的诊疗，于是国外一种以听力师为治疗主体的"耳鸣习服疗法 TRT"和以心理咨询师为治疗主体的"耳鸣认知行为疗法 CBT"被介绍并引进国内。在 1990 年以后逐渐被认可并推广到全国乃至全世界。同时，各国出台了非常多的诊疗指南。2012 年在上海由《中华耳鼻咽喉头颈外科杂志》编委会主办、笔者团队承办了 2012 耳鸣共识会，笔者执笔撰写并发表了《2012 耳鸣专家共识及解读》，解析与会专家就耳鸣相关重要问题达成的 5 点共识，规范了耳鸣命名、耳鸣消除属于治愈范畴及药物治疗耳鸣仅限于躯体症状等相关内容，极大地推动了我国耳鸣临床治疗的发展，也形成了《耳鸣综合疗法诊疗方案》的雏形。2014 年美国耳鼻咽喉头颈外科学会发表《耳鸣临床应用指南》，这是第 1 部耳鼻喉科医师占比比较高制定的耳鸣指南（制定指南的 23 位项目评估组专家成员中，11 位来自耳鼻咽喉科、耳及耳神经科，12 位分别来自其他 12 个相关学科，耳鼻喉科专家约占 47.83%，有代表性地反映了美国耳鼻喉科临床医师对耳鸣的最新认识），但治疗执行者仍然是听力师。2019 年 3 月《欧洲多学科耳鸣指南：诊断、评估和治疗》在 *HNO* 线上发表，同年 5 月，由日本听力学会编辑、日本耳鼻喉科学会授权，发布了《日本诊断和治疗慢性耳鸣的临床实践指南》。2020 年 3 月英国国家卫生与临床优化研究所发布了《耳鸣的评估与管理》。但我们发现尽管可以借鉴上述指南内容，由于国情差别，就医习惯不同，我国仍然需要一个精确的、适合我国患者的耳鸣诊疗指南。

在 2012 年笔者团队报道了"耳鸣综合诊疗方案 1.0"，又经历 8 年的耳鸣临床工作中不断提高对耳鸣本质与临床症状之间特有现象的认识、抓住主要矛盾，掌握了除耳鸣外什么症状能较容易控制、什么症状可以被消除，什么时间段用什么方案等完善了诊疗过程存在的缺陷，归纳总结治疗经验，于 2020 年 11 月全国耳科年会上，我明确提出了现阶段以适应耳鸣为第一目标是很容易达到的，首先是采用药物或非药物方法尽可能快的减轻或消除耳鸣继发的症状，同时避免对患者造成进一步伤害的"耳鸣综合诊疗" 2.0 方案。并强调耳鸣综合疗法是专指对主观特发性耳鸣患者进行的，以"交流解惑、声治疗、对症疗法"为核心的 3 步法，具有"系统、规范、精准、易操作、可重复"内涵的耳鸣诊疗管理方法。而且再次强调这个"耳鸣综合诊疗 2.0"依然是中国医师为治疗主体的模式。其创新及核心支点在于治疗思路的转换：由快速消除耳鸣转变为逐渐适应耳鸣。以此解决耳鸣治疗中的认识误区、治疗方向不清、见效缓慢、控制困难及反复发作的临床难题。

（2）耳鸣综合疗法中的重要概念

在耳鸣综合疗法理念的指导下，逐渐形成了几个概念。①耳鸣人群：有耳鸣、无症状——不需要医疗干预，是耳鸣群里的绝大部分，我们又称为"有耳鸣正常人"。②耳鸣患者：有耳鸣、有症状——需要医疗干预，只是耳鸣群里的一小部分。③治愈和治好：是指引起耳鸣的病因明确或不明确，治疗后耳鸣完全消失。而治好是患者达到临床适应，耳鸣不再造成负面影响；现阶段耳鸣可以被治好，但难以被治愈。④适应：是指不管引起耳鸣的病因是否明确，原发病是否治愈，耳鸣依然存在，但耳鸣的负面影响完全消失，主要包括对情绪、睡眠、工作、生活质量和焦虑等方面的影响。在耳鸣综合疗法治疗过程中包含 2 个阶段："开始适应"——耳鸣患者在治疗初期通过对耳鸣交流解惑，声治疗及对症疗法，从认知层面上觉得耳鸣不会造成负面影响（包括影响睡眠、导致焦虑等），一般在 1 ~ 2 周开始适应，所用药物逐渐减量至停药；"完全适应"——患者在继续接受声治疗一定时间后，耳鸣不再影响其正常日常生活，能够完全如同有耳鸣正常人一样，一般在 3 ~ 6 个月完全适应，可停止治疗了。之所以我们建议追求"完全适应"是因为只有达到了完全适应耳鸣才不会复发。我们临床总结还发现，耳鸣人群的组成成分很丰富，各部分耳鸣患者分别经历过"不知不觉适应""主动适应""被动适应""经治疗后适应" 4 种情况。我们这里强调的"适应"是特指耳鸣综合疗法治疗所获得的结果。

（3）耳鸣综合疗法 3 个阶段的大样本研究

笔者团队对 2005 年 1 月—2020 年 12 月期间于耳鸣专病门诊就诊的 6807 例耳鸣患者进行回顾性分析，根据耳鸣综合疗法形成的不同阶段分为初始期、发展期、完善期，初始期为 2005 年 1 月—2009 年 9 月，就诊的 674 例耳鸣患者采用中西医对症治疗（西药、中药、针灸等）；发展期为 2009 年 10 月—2012 年 4 月，就诊的 1466 例患者采用联合疗法（交流解惑联合声治疗、西药、中药、针灸）；完善期为 2012 年 5 月—2020 年 12 月，就诊的 4667 例患者采用耳鸣综合疗法（Tinnitus combined management，TCM）方案（交流解惑、声治疗、对症治疗）。治疗周期皆为 5 周，治疗结束时及治疗后 1 个月、3 个月、6 个月、1 年、3 年、5 年分别进行随访，比较耳鸣残疾量表（THI）、耳鸣评价量表（TEQ）、耳鸣视觉模拟评分量表（VAS）、匹兹堡睡眠质量指数（PSQI）评分情况，完成治疗后 6 个月随访（6807 例）为本次临床短期疗效观察的完整周期，完成至 5 年随访（3855 例，56.11%）为本次长期疗效观察的完整周期。结果发现采用单因素方差分析及事后分析，耳鸣综合疗法完善期的 THI、TEQ、VAS、PSQI 量表评分在不同时间点评估均低于初始期及发展期，且差异具有统计学意义，$P < 0.05$（表4，表5）。短期疗效观察中，耳鸣综合疗法3个不同阶段在治疗结束时总有效率分别为60.68%、75.61%、92.29%；6个月的总有效率分别为：50.58%、70.24%、90.68%。长期疗效观察中，1年的总有效率为51.60%、73.80%、91.49%。5年的总有效率为50.00%、70.88%、91.12%（图23，图24）。由此可见，耳鸣综合疗法完善期诊疗方案在主观特发性耳鸣患者治疗中疗效显著，可有效缓解其严重程度，短期及长期疗效稳定。

表4　耳鸣患者短期疗效评估中 THI、TEQ、VAS、PSQI 评分比较
（$\bar{\chi} \pm s$，分）

	初始期 （$n = 674$）	发展期 （$n = 1466$）	完善期 （$n = 4667$）	F	P
THI 评分					
治疗前	70.25 ± 12.85	79.71 ± 14.35	70.72 ± 11.76	2.042	0.094
治疗结束时	31.45 ± 11.40	27.94 ± 15.43	24.84 ± 12.31	138.473	0.028
治疗结束后 1 个月	45.85 ± 15.04	39.59 ± 15.44	26.81 ± 9.86	758.814	0.008
治疗结束后 3 个月	46.30 ± 16.33	42.21 ± 13.79	24.15 ± 16.71	1904.382	0.012
治疗结束后 6 个月	46.32 ± 15.42	42.49 ± 13.15	25.38 ± 14.83	2551.436	0.034
F	432.107	534.681	326.836		
P	0.000	0.000	0.000		
TEQ 评分					
治疗前	17.98 ± 4.76	17.56 ± 5.02	17.75 ± 4.31	0.692	0.501
治疗结束时	10.68 ± 4.90	9.47 ± 3.51	6.45 ± 2.73	325.436	0.002
治疗结束后 1 个月	11.43 ± 5.82	10.44 ± 4.03	6.38 ± 2.45	516.471	0.011
治疗结束后 3 个月	11.94 ± 4.78	10.76 ± 4.32	6.84 ± 2.55	492.321	0.007
治疗结束后 6 个月	11.84 ± 3.95	11.01 ± 3.84	6.89 ± 2.11	1708.593	0.002
F	892.573	1765.046	1497.209		
P	0.000	0.000	0.000		

（续表）

	初始期 （$n = 674$）	发展期 （$n = 1466$）	完善期 （$n = 4667$）	F	P
VAS 评分					
治疗前	7.42 ± 2.12	7.51 ± 2.45	7.63 ± 1.26	1.565	0.125
治疗结束时	5.53 ± 1.53	4.97 ± 1.82	7.60 ± 1.27	845.467	0.006
治疗结束后 1 个月	5.68 ± 1.57	5.25 ± 2.18	3.72 ± 1.19	1538.791	0.024
治疗结束后 3 个月	5.67 ± 2.81	5.62 ± 2.11	3.21 ± 1.02	1264.826	0.021
治疗结束后 6 个月	5.96 ± 2.51	5.75 ± 2.44	3.18 ± 1.06	1379.116	0.017
F	776.326	859.741	365.262		
P	0.000	0.000	0.000		
PSQI 评分					
治疗前	16.32 ± 3.71	16.79 ± 2.72	16.56 ± 2.19	6.689	0.211
治疗结束时	10.16 ± 2.33	9.57 ± 1.96	7.42 ± 1.75	952.125	0.042
治疗结束后 1 个月	10.10 ± 2.35	9.42 ± 2.03	7.11 ± 1.69	869.154	0.007
治疗结束后 3 个月	10.48 ± 3.45	10.31 ± 2.27	7.02 ± 1.57	1369.798	0.009
治疗结束后 6 个月	11.53 ± 2.87	10.84 ± 2.39	7.23 ± 1.34	1683.294	0.004
F	365.454	465.924	685.529		
P	0.000	0.000	0.000		

表 5　耳鸣患者长期疗效评估中 THI、TEQ、VAS、PSQI 评分比较
（$\bar{\chi} \pm s$，分）

	初始期 （$n = 438$）	发展期 （$n = 996$）	完善期 （$n = 2421$）	F	P
THI 评分					
治疗前	70.35 ± 12.85	70.71 ± 9.63	70.81 ± 11.29	2.684	0.071
治疗结束 1 年	45.85 ± 15.04	42.06 ± 11.39	22.58 ± 11.13	126.348	0.028
治疗结束后 3 年	43.59 ± 9.15	41.38 ± 10.63	22.86 ± 16.19	713.598	0.016
治疗结束后 5 年	44.38 ± 10.29	41.01 ± 13.72	23.27 ± 13.61	855.386	0.008
F	368.354	846.267	779.124		
P	0.000	0.000	0.000		

（续表）

	初始期 （$n=438$）	发展期 （$n=996$）	完善期 （$n=2421$）	F	P
TEQ 评分					
治疗前	17.91 ± 5.32	17.84 ± 4.95	17.88 ± 5.63	6.259	0.467
治疗结束 1 年	11.74 ± 3.62	10.18 ± 7.17	8.74 ± 6.15	445.865	0.043
治疗结束后 3 年	12.87 ± 4.57	10.23 ± 4.06	9.07 ± 5.23	715.620	0.006
治疗结束后 5 年	11.63 ± 3.95	11.84 ± 4.91	9.04 ± 4.61	984.264	0.008
F	596.483	327.164	224.192		
P	0.000	0.000	0.000		
VAS 评分					
治疗前	7.56 ± 2.34	7.73 ± 2.12	7.69 ± 1.92	2.684	0.536
治疗结束 1 年	5.13 ± 2.19	4.96 ± 2.51	3.56 ± 3.21	165.264	0.005
治疗结束后 3 年	5.27 ± 1.21	4.26 ± 1.38	3.49 ± 2.35	754.799	0.037
治疗结束后 5 年	5.44 ± 2.08	4.39 ± 2.64	3.67 ± 2.51	768.831	0.046
F	592.156	759.168	164.263		
P	0.001	0.000	0.000		
PSQI 评分					
治疗前	16.32 ± 3.71	16.51 ± 2.98	16.47 ± 5.26	7.269	0.058
治疗结束 1 年	11.53 ± 3.62	10.68 ± 2.14	9.41 ± 3.21	425.152	0.012
治疗结束后 3 年	11.31 ± 3.07	10.73 ± 2.09	9.56 ± 2.12	625.318	0.037
治疗结束后 5 年	11.81 ± 2.84	10.77 ± 3.13	9.64 ± 1.39	481.267	0.011
F	165.845	526.354	549.268		
P	0.000	0.001	0.000		

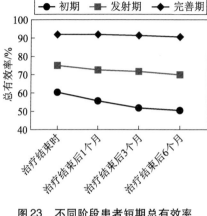

图23 不同阶段患者短期总有效率

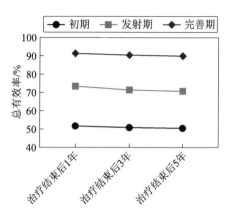

图24 不同阶段患者长期总有效率

55. 以"交流解惑、声治疗和对症疗法"三步疗法为核心内容

耳鸣综合疗法提出前，我们通过在耳鸣专病门诊坐诊20余年，接诊了很多各种类型的耳鸣患者，对10余年的资料积累、分析、总结，才有了这个方案，其发展经历了2个历程，才从"耳鸣综合诊疗"1.0版通过积累、总结、提高发展成为今天具有较为完善理论指导的2.0版，说明对耳鸣的认知是一个需要不断实践和积累经验的过程。

耳鸣综合疗法是由"交流解惑、声治疗和对症疗法"组成的"三步疗法"（图25）。体现了阶段性治疗的思路，也体现了耳鸣患者的接诊过程。"交流解惑"源于临床，我们发现耳鸣患者首先往往非常疑惑耳鸣的病因，甚

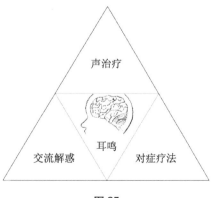

图25

至担心耳鸣预示着严重的器质性疾病。当患者第 1 次就诊时，应该仔细倾听和询问患者耳鸣的相关信息，完善相关听力学和耳鸣心理声学检查，对患者做出相应的诊断后，对其所提出的问题进行详细解答，并对耳鸣发生的可能原因及相关病变情况做出详细解释，降低患者对耳鸣的疑惑和焦虑。"声治疗"是目前公认的治疗耳鸣的主要方法之一，国内众多学者、科学家和企业家一起创造了适合耳鸣声治疗的设备，因此，声治疗的形式也越来越多样化，目前笔者团队的声治疗具有一个规范的模板，适用于任何治疗模式。"对症疗法"包含的内容更为丰富，更适用于个体化方案的选择和设计（详见"耳鸣声治疗和耳鸣对症疗法"章节）。

56. 以"适应耳鸣"为第一目标

2009 年 10 月—2012 年 4 月，笔者团队不断探索新方案，尝试采用联合疗法，即将不同种治疗方案联合起来，力求达到较好的临床疗效。本阶段中，我们借鉴国外习服疗法、认知行为疗法相关内容，结合我国患者对心理治疗接受度不高等实际情况，逐渐重视声治疗，并将其作为基础治疗，积极探寻声治疗的具体诊疗方案。此外，对于耳鸣所伴随的不良心理反应也逐渐加以重视，临床发现消除耳鸣是难以达到的目标，而使患者适应耳鸣、接受耳鸣则更容易。因此，治疗上不再追求耳鸣消失，而是将重心逐渐转移到消除耳鸣患者伴随的失眠、不良心理反应上来。在此阶段共观察 1490 例患者（对照组 B），轻、重耳鸣患者的 TEQ、THI、VAS 及 PSQI 治疗前后差异较第 1 阶段明显，治疗结束 6 个月后，总有效率为 69.23%，较第 1 阶段上升了近 20%，此时虽然在临床疗效上取得了一定的突破，但仍然没有制定出系统的诊疗方案。在联合疗法中面对不同情况的患者，用什么联合、怎么联合、联合多久、如何保证疗效等问题仍旧是亟待解决的难题。此为耳鸣治疗的发展阶段，我们在转变传统治疗观念的基础上，不断对耳鸣治疗方案进行规范化提升及研究配套方案，同时以耳鼻喉科医师为主体的诊疗模式使医师对耳鸣有了更加透彻的了解，针对性更强，期间进行的深入浅出的交流也能较快消除耳鸣患者困惑。

2012 年 4 月由上海中医药大学附属岳阳中西医结合医院耳鸣中心承办的全国耳鸣专家共识会议在上海召开，会议深化了对耳鸣的认识，进一步明确了耳鸣所伴随的不良心理反应对患者的危害。我们以此为契机，转变以往耳鸣治疗以消除耳鸣为首要目的核心思想，演变为"两步走"策略，即首先以解决耳鸣伴随的不良心理反应、让患者尽快接受并与耳鸣和平共处为第 1 阶段目的，只有达到"适应"，才考虑是否将消除耳鸣列入第 2 阶段的治疗思路。2012 年 5 月—2020 年 10 月，在这 8 年多的时间里，我们采用"耳鸣综合诊疗"方案，以实践和时间沉淀为基础，对耳鸣的认知逐渐加深，并向系统化方向发展，使患者真正了解自己耳鸣的发展趋势、有无不良后果、为什么要采用这种方案、需要多长时间、达到什么样的效果等。在接诊耳鸣患者的过程中，在病史采集、检查、睡眠评估及对症治疗的方案选择等方面形成较为清晰的流程，充分利用以耳科医师为主体的治疗优势，详细了解病史，进行耳鸣相关检查，评估严重程度、心理障碍、睡眠状态等内容，了解患者对耳鸣疗效的要求，全面把控患者病情，选取相适应的个性化治疗方案，力求系统化诊疗模式，不仅为患者提供"一站式"服务，同时强化耳科医师的优势，用全方位视角立足于主观性特发性耳鸣患者，以更好地管理病情，形成条理清晰、步骤明确、对象精准、操作便捷的可重复诊疗方案。

57. 分3个阶段进行治疗

耳鸣的治疗是分步进行的，我们将其分为3个阶段。

第1阶段：持续1~2周，是最重要的时期，通过对耳鸣患者的针对性检查来达到排除"危险因素"、耳聋和颅内占位性病变的目的。并与患者进行充分交流、解答患者对病情的疑惑，使其真正了解自己耳鸣的起源及预后，告知根据检查结果选择的诊疗方案、能够解决的问题、需要的时间及能够达到的目的等。

（1）耳鸣交流解惑。①耳鸣交流解惑：对患者最困惑的问题进行耐心细致地解释，并指导患者接受耳鸣、争取与耳鸣和平共处，最终达到适应耳鸣。

（2）声治疗。包括2个要求：①避免处于安静环境，告诫患者在家里必须要有背景声音（如开电视机或收音机等），音量以自己听的舒服为准；②聆听，由患者选择3~4种自己喜欢的声音下载到手机里。必须用耳机聆听，音量大小与耳鸣声一样大或比耳鸣声略小为宜，3次/日（早、中、晚），每次30~60分钟。重要事项：要求在安静环境里聆听，也可以边聆听边干活。提高背景声和戴耳机聆听两者结合分别使用才能缩短适应耳鸣时间。

（3）对症疗法。最重要目的是减轻或消除耳鸣患者的主要痛苦，即消除耳鸣引起的心烦，失眠和焦虑等不良心理反应。①口服药物治疗：氟哌噻吨美利曲辛片（黛力新片）10.5 mg/次，2次口服（早、中饭后）/天，3天后改为1次口服（早饭后）/天，一般需要1~2周；②活力苏口服液1支/晚，一般需要1~2周，疗效不明显时可改用氯硝西泮0.66 mg（1/3 片）/晚，或其他安定类药；③耳后耳迷根穴注射：银杏叶提取物注射液＋利多卡因注射液混合液（0.7∶0.3）1 mL，耳后穴位注射，隔天 1 次，也可 2 次/周，也可用天麻素注射液、丹参注射液等，取药液比例相同。

（4）其他辅助疗法。对于住院的严重患者选用：①静脉用药，丹参注射液、甲钴胺注射液等；②耳后耳迷根穴注射，银杏叶提取物注射液 + 利多卡因注射液混合液（0.7∶0.3）1 mL，耳后穴位注射，隔天 1 次；③重复经颅磁刺激（包括导航 rTMS）、生物反馈、耳电针、中药方口服调理等。静脉用药：利多卡因注射液 0.2 g/d，改善耳鸣。

第 1 阶段的上述治疗同步进行，同等重要，连续治疗 1 ~ 2 周后，进入第 2 阶段治疗。

第 2 阶段：持续 2 ~ 4 周，属于过渡期，患者经过第 1 阶段的治疗，解除了心中恐惧及疑惑，进入快速适应耳鸣的过程，部分治疗可以酌情减少。

（1）对症治疗调整。①口服药物减量：氟哌噻吨美利曲辛片 10.5 mg/次，1 次（早饭后）/天；氯硝西泮、活力苏口服液。②静脉用药：利多卡因注射液 0.2 g/d，部分患者耳鸣短暂消失，增强患者信心。

（2）耳鸣交流解惑和声治疗。①耳鸣交流解惑：经过 3 天的强化治疗，患者基本掌握了耳鸣咨询的内容和意义，对耳鸣的认识发生改变，可以弱化此项治疗。②声治疗：一方面，背景音乐要继续存在；另一方面，选择的声音训练也要继续，逐渐使患者形成对耳鸣的适应。

（3）其他辅助疗法。酌情减少。

第 3 阶段：持续 4 ~ 24 周，属于康复期，经前两阶段的治疗，患者基本形成开始适应耳鸣状态，为避免出现复发加重情况，第 3 阶段的治疗尤为重要，主要目的为使患者从开始适应逐渐达到完全适应，重新回归正常生活。

（1）耳鸣交流解惑。可根据患者实际情况，有针对性解答患者康复过程中遇到的问题；

（2）声治疗。声治疗是本阶段中重要治疗方法，根据患者病程差异，声治疗周期也有不同，我们的经验为急性、亚急性、慢性耳鸣患者的声治疗持续时间分别为 1、3 及 6 个月。此阶段中声治疗方法同前，仍然包括 2 个部分，即避免安静及佩戴耳机聆听声音，一般来说，只要患者做到坚持声治疗，就能形成对耳鸣的完全适应，且免除了复发之虞，是值得追求的目标。

（3）其他辅助疗法：一般而言可停止相关治疗。若患者对预期疗效期望值较高，可选择神经导航 rTMS 精准定位以及针灸、穴位注射等特色疗法，可有效降低耳鸣响度，提升耳鸣完全消失的可能性。

58. 交流解惑是打开耳鸣患者心扉的钥匙，也是使耳鸣患者走出疾病困扰的窗户

生活中每个人都害怕产生用自己的医疗知识解释不了的症状，对于耳鸣患者来说，这种感受可能超过耳鸣本身的影响。耳鸣交流解惑的目的首先是通过医师明确地告知患者各项检查结果无异常，使患者了解了自己的耳鸣没有器质性病变，尤其是明确了不会耳聋和也没有占位性病变这个事实即可达到消除担心和恐惧心理，在被确诊为特发性耳鸣理解的基础上，患者很容易接受耳鸣、适应耳鸣、尝试与耳鸣共处的治疗方法，最终将耳鸣转变成中性刺激而逐渐被患者忽略即达到适应耳鸣的目的。

在这里，我们强调的是"交流解惑"，而不是"咨询"，作为耳科临床医师，我们在向耳鸣患者解释病情的时候，是基于临床听力学、心理声学、影像学等相关检查结果，对患者耳鸣病情做出合理的解释，消除患者疑虑并帮助患者尽快接受和适应耳鸣，偏重于耳鸣，需具备有一定的耳科学、听力学、影像学等专业要求。而"咨询"更侧重于心理层面的内容，类似于心理咨询师，单纯的心理咨询是达不到耳鸣交流解惑的目的的，反而容易使患者走入误区，偏离适应耳鸣的路线，加重心理负担。

中国医学临床百家

59. 声治疗的模式是多样的，个性化声治疗是我们首选的方案，必须贯穿耳鸣治疗全过程

声治疗必须贯穿整个耳鸣治疗阶段是我们的经验，也是耳鸣综合疗法的重要组成部分，其作用为改变和重塑边缘系统和自主神经系统与耳鸣之间的联系，打破耳鸣与不良心理反应之间的恶性循环，从而实现以适应为目的的神经生理学重塑。由于耳鸣患者存在较强的异质性，传统的基本声治疗难以满足所有患者需求，随着现代科技的发展，目前已形成能针对耳鸣患者个体情况的精细匹配声音，我们称其为高级声治疗。相较基本声治疗，高级声治疗更加注重患者的心理声学匹配、听力情况、心理反应等情况，实现了声治疗的"辨声论治""精准管理"（图26）。

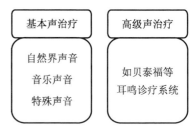

图26　耳鸣的声治疗

60. 对症疗法要点，采用药物、非药物方法快速减轻或消除耳鸣患者的不适、缩短适应耳鸣的时间

对症疗法的目的是要尽快消除患者目前所面临的由耳鸣诱发的最主要的不适，一些由耳鸣所诱发的症状和不良心理反应对患者的影响甚至超过耳鸣本身，消除这些伴发症状对提高患者治疗的信心和依从性及缩短适应耳鸣的时间都有极大的帮助。对症治疗包含许多方面，首先是药物治疗，应用改善耳鸣继发的睡眠障碍、心烦、焦虑或抑郁的中、西药物，如改善睡眠的地西泮，尤其是氯硝西泮、枣仁胶囊等，改善焦虑的氟哌噻吨美利曲辛片（黛力新片）、乌灵胶囊，包括中药饮片及中成药，只有减轻或消除了不良症状才可提高患者的依从性，也能缩短适应耳鸣

的时间，从而取得明确的临床疗效。此外，我们也采用针刺治疗、耳后穴位注射、生物反馈疗法、重复经颅磁刺激等手段干预耳鸣，均对部分患者取得了一定疗效，但遗憾的是，这些方法均不能完全消除耳鸣。

综上，在耳鸣患者治疗初期，三者作用处在同等重要位置，在治疗后1~2周，失眠和心烦、焦虑状态得到明显改善时，交流解惑可以减少或停止，同时对症治疗的药物等也可以逐渐减量直至停药。此时声治疗的重要性逐渐上升，必须要强调，也必须加以督促，只有坚持聆听到1、3、6个月，因为耳鸣患者的源头是"耳鸣"，如果不加以控制耳鸣则很容易前功尽弃。患者会因为一些小刺激而反复加重耳鸣过去所有的症状，而且更难以治疗。综上所述，耳鸣综合疗法的提出，给临床医师治疗耳鸣提供了一个概念清晰、相对简单、疗效明确且易于实施的模式。

参考文献

1. JASTREBOFF P J, HAZELL J W, GRAHAM R L. Neurophysiological model of tinnitus：dependence of the minimal masking level on treatment outcome. Hear Res, 1994, 80 (2)：216 – 232.

2. 李明，张剑宁. 2014 年美国《耳鸣临床应用指南》解读. 听力学及言语疾病杂志，2015，23(2)：112 – 115.

3. 谭君颖，张剑宁，李明. 耳迷根穴位注射治疗特发性耳鸣的疗效观察. 中国中西医结合耳鼻咽喉科杂志，2015，23(1)：16 – 20.

4. 颜肖，张剑宁，李明. 生物反馈疗法干预耳鸣的原理及应用研究进展. 听力学及言语疾病杂志，2018，26(5)：560 – 563.

5. 李明，黄平. 耳鸣综合疗法. 中国中西医结合耳鼻咽喉科杂志，2020，28(5)：322 – 323.

耳鸣交流解惑

61. 交流解惑不是简单的咨询

耳鸣综合疗法中，经过了多年的思索，我们将与耳鸣患者的第1步沟通命名为"交流解惑"。主要考虑以下两方面原因。

一方面，就耳鼻咽喉科医师而言，目前国内还是以耳科医师接诊耳鸣患者为主，大部分医师根据耳鸣检查结果，提供专业的病情解释与分析，解答患者对耳鸣的疑惑，我们称之为"解惑"。同时，与其他内外科疾病诊疗过程不同，耳鸣需要医师用更多的时间与患者进行沟通，使患者初步理解这个疾病的特殊性，降低对耳鸣的思想关注度，我们称之为"交流"。另外，耳鼻喉科医师不同于心理医师的诊疗模式，没有经过心理学学习，更没有心理咨询师执业证书，谈话只是交流的一部分，耳鼻喉科医师还承担着指导耳鸣专业治疗的工作，因此我们耳鼻喉科医师不宜采用"咨询"这个心理师工作中的专用名词。

另一方面，就耳鸣患者而言。基于耳鸣疾病的特殊性，大部分患者不了解耳鸣的病因和机制，受限于目前的诊疗技术及信息，网络查询成了患者了解耳鸣的主要渠道。但是网络信息杂乱，甚至有不少负面信息比如耳鸣没法治、耳鸣治不了、耳鸣治不好、耳鸣不是癌症的"癌症"

等，给患者带来极大的精神负担。患者来门诊就诊时，一方面想明白自己为何会得耳鸣；另一方面很希望消除耳鸣。这个过程患者则需要一个很专业的交流过程，更希望能够得到耐心、详细的解答，因此，我们更人性化地称之为"交流解惑"。

62. 交流解惑的特殊环境要求

基于前面患者对耳鸣交流解惑的诉求，我们要为患者提供一个舒适的环境即一个墙面为冷色调的淡蓝绿色的房间，以及医患间合理的沟通角度。我们选择冷色调环境的目的能使患者在视觉上给予安定、舒适、保持心理平静的感觉，有助于顺利完成接诊工作。蓝色是最具凉爽、清朗的色彩，其与白色混合后能显现柔顺、淡雅的气氛。绿色介于冷暖两种色彩的中间，属中间色，给人和睦、宁静、健全、安息的感觉。采用温和的自然光线，可以使患者放松紧张情绪，自如地与医师进行沟通。另外，值得注意的一个细节是患者与医师座位的摆放，一般医师坐在患者的侧面，而不是"面对面"地交流。面对面的座谈，不利于来访者放松，特别是对于在日常人际交往中存在困难的来访者，医师的存在会造成患者的压力，患者并不希望自己全方位地暴露于他人面前被观察。例如，患者哭泣的时候，头转向左边，或右边，都避不开医师的目光。不面对面，主要是出于对耳鸣患者心理的保护。对于攻击性强的耳鸣患者，如果发生了冲突，面对面的方式也不利于双方控制和平息情绪。如果耳鸣患者与医师互为异性，面对面的精神压力也会增大。图27和图28是我们早期的耳鸣交流室的环境及交流过程。

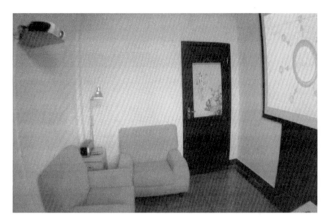

图 27　耳鸣交流室冷色调的环境（彩图见彩插 13）

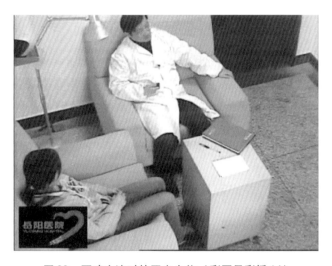

图 28　耳鸣交流时的医患坐位（彩图见彩插 14）

63. 交流解惑的具体内容及流程

交流解惑既有特定的流程，也有不局限的内容。充分体现了人性化的医患沟通过程。主要分为 3 个阶段。

第 1 阶段：耐心且仔细聆听患者诉说耳鸣从发病至就诊的过程，补充询问耳鸣相关的疾病特点及伴随症状。尽量针对每个问题给予现场的解答。

第2阶段：结合患者完善后的耳鸣听力学、心理声学、量表评估、影像学等检查结果，告知患者的耳鸣诊断及解释鉴别诊断。主要目的是消除耳鸣患者对是否患有潜在耳聋或占位性病变的顾虑。

第3阶段：总结性分析并提出可行性治疗方案。告诉患者所患耳鸣的性质，并结合上述分析，针对主观特发性耳鸣提出首先"接受和适应"的方案，提高患者心理上的接受度。

64. 交流解惑可以使患者了解自己的耳鸣，快速减轻心理负担

交流解惑是特殊的医患沟通模式，因为耳鸣患者一旦出现心烦、失眠是均不同程度地伴有焦虑，所以需要用一定时间，循序渐进地交流解惑使耳鸣患者快速减轻心理负担。内容应侧重于在对其患病原因、检查结果、所选治疗方法、治疗目的、所需时间等，达到使患者了解自身耳鸣情况及有无坏的后果，从而消除对耳鸣的畏惧心理，树立对治疗效果可期的信心。这将对提高依从性起到积极作用，尽快获得对耳鸣的适应。

心理疏导是交流解惑的内容之一，是治疗过程中的重要环节，在医院耳鸣门诊为耳鸣患者提供处方时间的交流解惑是今后需要加强的重要工作。

绝大多数特发性耳鸣是可以得到有效控制即适应，但难以被消除。所以特发性耳鸣的治疗应从针对耳鸣本身转向消除因耳鸣引起的失眠、不良心理反应及伴随躯体症状是现阶段很容易达到的目标，否则患者就会碰得头破血流。

耳鸣声治疗

　　耳鸣的声治疗从历史上来说源于耳鸣掩蔽治疗，包括不全掩蔽概念。随着科技发展和对耳鸣研究的深入，逐渐演变称谓"耳鸣声治疗"，其涵盖了掩蔽和不全掩蔽。听觉刺激是最常用于治疗耳鸣的方法之一，也是最简单又有益的方法。利用模拟环境声音、环境混合声和定制的各种符合个性化要求的声音（如各种自然界的声音、古今中外音乐等）进行治疗方法已在临床应用。而声治疗的关键问题为：①必须产生有效的听觉刺激；②必须让耳鸣患者自己选择喜欢的声音；③耳鸣患者确有需要；④需要有配套的声治疗指南。

　　通过利用有声环境（指在生活或工作环境提供有背景声）和戴耳机聆听两种方法来降低中枢皮层对耳鸣不良刺激的感知，逐渐消除或切断耳鸣及继发出现的不良心理反应症状的边缘系统、自主神经等不断强化下形成的"耳鸣—负面情绪—耳鸣声增大—再关注耳鸣"的负面循环。这是人类与生俱来的一种对外界刺激反应消失的"适应功能"的神经生理学基础，是中枢神经可塑性改变的重要体现。

　　近十多来年多国耳鸣诊疗指南也存在少数对声治疗的不同评价或不建议推荐使用等。国内也出现对声治疗的质疑。目前较为流行的CBT/TRT治疗过程都需要声治疗配合。同样笔者团队的经验是耳鸣声治疗很重要，必须贯穿于耳鸣治疗的全过程才能达到完全适应。

65. 基础声治疗的内容

前面提到，作为耳鸣综合疗法"三步疗法"中的关键一步，声治疗广泛地被患者和医师接受。主要包括基础声治疗和高级声治疗。基础声治疗的声音源来源包括自然界声音、音乐声音、特殊声音等。

20世纪90年代，由Jastreboff提出的耳鸣习服治疗是给予比完全掩蔽声小的纯音刺激即不全掩蔽，使治疗过程中耳鸣仍能被听见，这与部分掩蔽法是有重叠的。随后，人们开始选择更多更为舒适的声音及更多样化的给声方式进行声治疗，包括宽频噪声（白噪声、粉红噪声等）、自然声（风声、雨声、鸟鸣声等）、音乐声（古典乐、轻音乐）、与耳鸣频率相关的调制声（以耳鸣频率为中心的声信号或移除耳鸣频率的声信号）及以上声信号的组合。经过随机对照研究证实，以上方式均可不同程度地缓解耳鸣对生活产生的不良影响（表现为量表评分降低），并且在一定程度上减轻耳鸣的客观响度，但大部分研究的样本量较小、治疗效果差别较大，很难通过统计学分析得出最佳的治疗方案。

66. 高级声治疗的方案呈多样化

随着耳鸣声治疗设备技术的提升，我们也会采用一些高级的声治疗。这些声治疗大多具有"个性化""定制"等特点。目前临床上常用的高级声治疗音乐疗法：海德堡神经音乐疗法（Heidelberg neuro-music therapy，HN-MT）、定制缺口音乐训练（tailor-made notched music training，TMNMT）、五行音乐疗法（five-elements Music therapy，FEMT）等。其中HN-MT是运用与耳鸣频率相似的谐波谱声音反复刺激，产生脱敏，结合心理干预技术，形成固定的耳鸣治疗方法；TMNMT则是通过移除耳鸣频率附近一个八度音的能量带，抑制缺口内的频率，产生侧抑制作用；FEMT

是结合音乐和五行理论，以五音应五脏，采用中医相生相克原理进行个体化治疗。长期的音乐训练有助于耳鸣听觉皮层相关神经元超微结构形态或功能重塑，轻松舒缓的音乐可以让患者忽略、接受耳鸣，达到与耳鸣的"和平相处"。考虑到重复的音乐有可能引起患者的记忆与适应，基于分形算法的耳鸣禅音应运而生。其将分形图片处理技术运用到声音合成中，使用算法创建旋律的音调链，声音信号相似而不重复，可明显降低耳鸣患者 THI 功能性的领域（集中、阅读、睡眠等）的分值，被认为是有希望的声音治疗策略。

（1）海德堡神经音乐疗法

海德堡神经音乐疗法（HN-MT）最早于 2004 年提出，这是一种针对慢性耳鸣，将调节心理状态的策略及恢复潜在的边缘系统和边缘系统以外的听觉通路神经重组两者整合起来的方法。聆听电脑处理过的乐声刺激来实施音乐治疗的方式大多是消极的干预，而 HN-MT 是应用与个人耳鸣频率相似的谐波谱的声音对听觉中心通路的反复刺激，干预不同程度的耳鸣神经通路，将被动接收和主动接收两者互补结合起来。通过这种系统化的、有针对性的乐声刺激，确保其对耳鸣患者的听觉过程施加影响，使他们逐渐过滤掉不相关的信息并专注于有意义的声学刺激，从而对耳鸣产生脱敏。此外，将个人的耳鸣声嵌入到轻松舒缓的音乐当中，减轻由耳鸣带来的消极情绪反应，甚至在这种音乐干预中患者能够完全忽视掉耳鸣声。因此，HN-MT 的治疗乐声积极地活动在患者的意识中，而不是消极地被听到。Krick 等研究发现接受 HN-MT 的治疗组中，患者后扣带回皮质的大脑默认模式网络的活动增强，而不予任何治疗的对照组及健康者治疗组中却没有明显的变化，这种后扣带回皮质活动的增强与耳鸣困扰的减少有关，表现为耳鸣造成的痛苦程度轻的大脑默认模式的活动度高。说明 HN-MT 能够改善耳鸣带来的困扰，而耳鸣困扰的改善又使得大脑，尤其是后扣带回皮质的默认模式网络的神经活动增加。

（2）定制缺口音乐训练

定制缺口音乐（TMNM）是将居于耳鸣频率附近一个八度音的能量带移除而制成的音乐。定制缺口音乐训练的理论假设：由于缺少对耳鸣频率的抑制，听觉神经元在读取耳鸣频率时对其过度表达，听觉皮层对这一过度表达适应不良而发生神经重塑，于是导致了耳鸣。如果我们从复杂的听觉刺激中去除这些频率，听觉神经在读取这段已经移除了耳鸣频率的声刺激时，由于没有接收到或接收到的只是少量的感觉输入，邻近的神经被激活，并且抑制处在缺口内的频率，从而产生所谓的侧抑制作用。若听觉皮层适应不良所导致的神经重组是可逆的，那么在这种侧抑制的长期作用下，最终会使得神经发生重塑。Stein 等发现经过 TMNM 训练，耳鸣声在受试者的颞叶中诱发的神经活动减少，而与耳鸣声截然不同的对照声引起的神经活动未受影响。此外，由 TMNM 引发的侧抑制导致的神经重塑，除了发生在颞叶外，额叶和顶叶也有出现，而这些效果是在一个短期的音乐暴露之后出现的，这也在一定程度上反映了耳鸣患者发生神经重塑和行为适应的速度之快。最后，音乐是一种强有力的媒介，可以作为一种神经康复策略来诱导皮质适应，逆转因适应不良产生的神经重组。音乐本身有动态宽波段的听觉刺激，因此必定包含耳鸣频率段在内，并且音乐还能吸引听者的注意力，引发积极的情绪反应。

（3）声治疗包含的两个重要内容

耳鸣综合疗法中声治疗包括两项内容：其一，要主动在有声环境中生活和工作，目的在于弱化耳鸣对大脑皮层的刺激，常用打开的电视机或收音机发出的声音来提高所处环境的背景声；其二，使用耳机进行聆听声音进行治疗，治疗时常采用自然界来源的声音，如水声、鸟叫声、环境声等，以及一些可以使人放松的、节奏较慢的音乐，或是一些患者特殊喜爱的声音，如马蹄声、敲击声等使个体最舒适的声音进行治疗，这些属于基本声治疗。随着耳鸣声治疗设备技术的提升，我们也会推荐采用一些高级的声治疗，如贝泰福、微迪、鸣舒—耳鸣小助手、唯听禅音等，在临床应用中也时有一定疗效。对于医师来说，重要的一点在于引导患者正确地使用声治疗，同时要告知患者尽量在安静环境中进行聆听，可以边聆听边干活。聆听时的音量大小不应该超过耳鸣声，或与耳鸣声相同。每天 3 ~ 4 次，每次 30 ~ 60 分钟。特殊患者遵医嘱。

（4）五行音乐疗法/五音疗法（详见"五音疗法"章节）

笔者团队在进行声治疗时，结合现有相关设备开展耳鸣治疗，也取得了一些疗效。

67. 声治疗在耳鸣不同治疗阶段中的作用

必须要强调的是声治疗贯穿耳鸣综合疗法全过程，但在不同阶段中起到的主次作用不尽相同。第 1 阶段是第 1 ~ 2 周，患者对耳鸣的耐受度低，迫切需要解除耳鸣造成的负面影响，因此，这个阶段以药物治疗患者伴随的失眠、心烦、焦虑等不良反应为主，声治疗为辅，坚持每天戴耳机聆听自己选择喜欢听的声音。第 2 阶段是第 3 ~ 4 周，由于上述的对症治疗后患者可以较快出现接受耳鸣现象，所以此期可根据患者睡眠和焦虑症状的改善程度酌情减量或逐渐停止用药。但声治疗则需加强继续使用。第 3 阶段第 4 周以后，此期声治疗是耳鸣的主要治疗方法，位居主导位置，直至达到完全适应。其他，如药物治疗等完全可以停止使用，而声治疗持续时间视耳鸣患者是急性还是慢性，前者为 3 个月而后者需 6 个月。

68. 常规声治疗模式

经过长期的临床观察和研究，我们已经形成了一套规范的声治疗模式。在听力师的指导下，患者从听尼特耳鸣综合诊断治疗仪中挑选自己喜欢的自然声，接诊医师再次详细告知患者如何使用声治疗。其包括2个部分。

1）避免安静。利用家庭电视机或收音机的开关来提高背景声，即生活或工作一定要在有声音的环境中，但并非很吵闹的环境里，以降低大脑对耳鸣的感知。

2）聆听治疗。必须戴耳机（款式以自己喜欢为主）。①音量大小：针对耳鸣进行治疗时，所选声音的音量大小不能掩盖耳鸣声，与耳鸣音量一样大或比耳鸣音量稍小一点。②时间要求：每天上、下午和晚上共3次坚持聆听，每次30~60分钟/次。③聆听环境要求：只能在安静环境聆听，不能在坐车或马路上进行声治疗，但在家里可边干活边聆听治疗，同时保持全身放松。④若患者有听觉过敏，先治疗听觉过敏后再对耳鸣进行治疗。聆听时将音量从最小音量逐渐调至自己能忍受的最大响度，3~4次/天，10分钟左右/次，大多数听觉过敏患者3~5天就可以消除，重者1~2个月见效（附录8 耳鸣声治疗操作指南）。

69. 掩蔽疗法目前很少使用，但需要了解

耳鸣患者如果留意，就会发现一种普遍现象，即处在嘈杂环境中，耳鸣响度感觉降低甚至完全消失，而在夜深人静时耳鸣则显得非常明显而引起心烦。这是因为嘈杂的环境声对耳鸣起着掩盖作用。谈起耳鸣的掩蔽问题，一般认为是用外界声音来掩盖耳鸣，实际上这仅是一种很古老的经验之谈。在过去很长一段时间里，只是停留在利用掩蔽现象上，

与我们这里要阐述的耳鸣掩蔽疗法有着本质的差别。这是因为随着对耳鸣认识的加深及制作掩蔽声音的技术改进，耳鸣掩蔽已由以前的偶然性及暂时性掩蔽现象（即暂时缓解）发展为针对性较强、较系统的长期缓解，甚至完全抑制耳鸣的治疗方法，即耳鸣掩蔽疗法。现在如果要对耳鸣掩蔽疗法下定义的话，则可描述如下：通过对耳鸣性质的系列测试后，选择与耳鸣音调响度相匹配的特定外界声作为掩蔽声，在医师的指导下聆听掩蔽声以达到抑制耳鸣或缓解耳鸣症状的方法。

早在公元前400年左右，希波克拉底（Hippocrates）就曾论及外界声音可以抑制耳鸣这一现象。大约在1825年"医学听力学之父"Itard首先提出并应用声掩蔽来缓解耳鸣，提出用外界声干扰耳鸣是最有效的缓解耳鸣的方法，且描述掩蔽声是能够被患者容忍的某些类似于耳鸣的声音。

掩蔽的作用机制就是选择活动性增强部分的毛细胞相对应的窄带噪声以兴奋支配这部分毛细胞的传出神经，从而降低毛细胞的自发活动性，使之恢复正常活动。经过一段时期的刺激训练，即可恢复部分或全部传出神经的兴奋性，降低异常自发放电活动或自发放电活动恢复正常。抹掉中枢对耳鸣的记忆及破坏其可塑性，从而使耳鸣缓解，甚至消失。因此，在实施掩蔽疗法时一定要排除影响传出神经系统功能的不利因素，如精神紧张、心理因素等。所以建议掩蔽疗法应和松弛疗法相结合，也就是笔者提倡的掩蔽松弛疗法，即在进行掩蔽疗法时应指导患者如何达到一种较为松弛的状态去聆听掩蔽声并结合一定的松弛操进行。这些其实也决定了掩蔽疗法的适应证。

既往常用的耳鸣掩蔽的仪器：①助听器；②耳鸣掩蔽助听器；③小型掩蔽器；④专门耳鸣掩蔽仪；⑤"随身听""CD唱碟"等。

但是目前，随着对耳鸣治疗的研究深入，掩蔽疗法已经不作为首选的治疗方法。因为相当多的患者在接受掩蔽治疗后，耳鸣不但没有减轻，反而会有加重的趋势。但是，Veron 在门诊调查的病例中，有 19%自称耳鸣经常干扰睡眠，44% 称睡眠干扰是"有时候"，以及 37% 的回答是否定的。也就是说，63% 在某种程度上干扰睡眠，意味着需要特别的掩蔽安排，这时使用掩蔽器可帮助入睡，如有患者在使用掩蔽器时在2 分钟内从 100 往回数数，获得一定效果。由此可见，对某些因耳鸣而无法入睡的患者，还是可以暂时选择耳鸣掩蔽疗法的模式，使患者尽快进入睡眠，降低耳鸣对入睡过程的干扰。

参考文献

1. 宗小芳，胡国华，曾继红，等. 海德堡耳鸣神经音乐疗法. 中华耳科学杂志，2019，17(2)：267 – 271.

2. 李刚，李明，张剑宁. 个性化音乐治疗耳鸣的机制及研究进展. 临床耳鼻咽喉头颈外科杂志，2021，35(1)：91 – 95.

3. 王艺，李明，张剑宁. 酸枣仁汤加减联合声治疗对耳鸣患者认知功能改变的干预研究. 云南中医学院学报，2012，35(5)：37 – 40.

4. 谭君颖，张剑宁，李明. 特发性耳鸣患者的耳鸣心理声学特征与一般环境声掩蔽耳鸣效果的关系. 听力学及言语疾病杂志，2015，23(1)：69 – 72.

5. PATTYN T, VAN DEN EEDE F, VANNESTE S, et al. Tinnitus and anxietydisorders：a review. Hear Res, 2016, 333：255 – 265.

6. HANN D, SEARCHFIELD G D, SANDERS M, et al. Strategies for the selection of music in the short-term management of mild tinnitus. Aust N Z J Audiol, 2008, 30(2)：129 – 140.

7. 徐媛媛，何培宇，陈杰梅. 一种基于 IFS 分形算法和分解和弦的耳鸣康复音合成新方法. 四川大学学报(自然科学版)，2017，54(3)：517 – 522.

8. 蔡丽，何培宇，陈杰梅. 一种基于迭代函数系统的个性化耳鸣康复自然音合成方法. 生物医学工程学杂志，2018，35(4)：631 – 636.

9. SIMONETTI P, VASCONCELOS L G, OITICICA J. Effect of fractal tones on the improvement of tinnitus handicap inventory functional scores among chronic tinnitus patients：an open-label pilot study. Int Arch Otorhinolaryngol, 2018, 22(4)：387 – 394.

耳鸣对症治疗

70. 药物治疗

药物治疗主要有两方面，即治疗原发疾病和治疗耳鸣引起的躯体症状。药物治疗是临床上治疗耳鸣的一种重要处置方式，目前为止，还没有寻找到一种对耳鸣有确切疗效的药物。耳鸣的病因十分复杂，对其病理生理机制正处于探索阶段，因此需要针对不同形式的耳鸣，将采用不同的药物治疗。对于患者而言，我们治疗的目标是缓解耳鸣所引起的睡眠障碍、心烦、恼怒、注意力无法集中、焦虑、抑郁等不良心理反应。因此，如何使用药物来最大限度地降低患者的痛苦是我们耳内科医师的主要任务和亟待解决的问题。

（1）利多卡因

是临床上发现的对耳鸣有显著疗效的药物，用于治疗耳鸣已有70多年历史。早在20世纪30年代就有学者发现局部麻醉药物能够治疗耳鸣。1937年Levy首次利用利多卡因静滴治疗梅尼埃病和其他疾病引起的耳鸣发现有效，之后有不少学者相继报道利多卡因治疗耳鸣有效，有效率为43.7%~85.0%，且大多报道称对低频耳鸣疗效更好。近期国内对突发性聋进行的多中心研究结果推荐对中高频听力下降伴耳鸣的患者使用利多卡因静脉注射。尽管利多卡因治疗耳鸣有效，但维持时间较短，大多数在注射几分钟或几小时后再次复发，这可能与利多卡因在人体内半衰期短、药物代谢速度快有关。以往认为利多卡因是通过中枢抑制作用，降低听觉通路的异常兴奋，从而抑制耳鸣。后来的研究证实利多卡因也能作用于外周末梢神经。归纳其作用机制主要有：①利多卡因是一种膜稳定剂，能够抑制 Na^+ 通道，使细胞膜不易去极化，降低听神经纤维的自发放电，从而降低或消除耳蜗和前庭的病理性刺激，使耳鸣减轻或消失。②与内耳黑素的聚集有关。Lindquist 于 1972 年首次观察到内耳黑素有蓄积药物的能力，此后 Lyttkens 等比较利多卡因和 QX-572（与利多卡因性能相同但不能通过血—脑屏障）的药物作用后，发现两者均能有效治疗耳鸣，提示利多卡因能对外周神经起作用，并推测可能是内耳黑素蓄积利多卡因，继而对第Ⅷ对脑神经或螺旋器产生局部麻醉作用而达到治疗目的。③利多卡因能够引起耳蜗外毛细胞纤毛的扭曲和紊乱，消除耳内的异常兴奋，降低放电活动而抑制耳鸣。利多卡因尚有扩张血管作用，可通过血—迷路屏障直接作用于内耳微循环，改善耳蜗和中枢神系统的血液循环，从而改善螺旋神经节和毛细胞的缺氧状况，缓解耳鸣。目前比较统一的观点是，利多卡因抑制了听觉传导通路反射弧中神经元的过度兴奋，阻滞突触间的传递，从而抑制耳鸣。尽管大多疗效短暂，但利多卡因在耳鸣治疗中的作用不容忽视。笔者认为，在耳鸣咨询和声治疗基础上，利多卡因的应用有助于缩短患者适应耳鸣的时间，缓和不良情绪。尤其是对那些重度、极重度耳鸣患者，短暂的耳鸣抑制有助于增强治疗信心、配合综合治疗的开展。在这方面利多卡因具有较突出的作用。

（2）改善患者睡眠障碍的药物

睡眠障碍是耳鸣带给患者的最常见的一种不良状态。长期的睡眠障碍也会引起患者的焦虑，从而加重耳鸣。苯二氮䓬类药物具有抗焦虑及诱发睡眠的作用，对耳鸣患者有积极的影响。苯二氮䓬类药物是GABAA变构增强剂，而耳鸣被认为是兴奋性和抑制性递质之间失衡的结果，所以增加抑制性递质可能对耳鸣有改善作用。一项前瞻性双盲研究应用阿普唑仑12周，76%受试者耳鸣响度降低，而对照组仅有5%有耳鸣响度降低。而在一项涉及21例耳鸣患者的双盲三中心交叉试验中，发现地西泮对耳鸣响度没有影响。在一项回顾性研究中，纳入超过3000例服用氯硝西泮治疗前庭或耳蜗的前庭障碍的患者，32%服药后耳鸣有所改善。总之，苯二氮䓬类对于耳鸣及伴发的症状有很好的缓解作用，但由于药物依赖性，适合短期使用，另外，有研究发现苯二氮䓬类停用后，会产生持久耳鸣，应谨慎使用。褪黑素是一种神经激素，主要由松果体腺产生，由于可以影响睡眠和生理节律，被广泛用来治疗睡眠障碍，基于这种作用原理，可用于治疗耳鸣所产生的睡眠障碍。

（3）抗焦虑、抑郁药物

一般用于严重的耳鸣，研究较多的是三环类药物如阿米替林、去甲替林等，在一项随访双盲安慰剂对照研究中，包括严重耳鸣、严重抑郁及抑郁状态的受试者，与安慰剂相比，去甲替林显著降低了抑郁分数、耳鸣失用分数和耳鸣响度。虽然此类药物可以改善耳鸣，但是也有研究发现三环类抗抑郁药物可以引发耳鸣。其他，如5-HT再摄取抑制剂帕罗西汀或舍曲林等也对耳鸣有显著改善作用。氟哌噻吨美利曲辛片是常用的一种抗抑郁和焦虑药物，是氟哌噻吨和美利曲辛的复合制剂，可通过提高突触间隙多巴胺、去甲肾上腺素及5-羟色胺等多种神经递质的含量，调节神经系统的功能，美利曲辛还可以对抗大剂量的氟哌噻吨可能产生的锥体外系症状，起到抗抑郁、抗焦虑和改善躯体症状的作用，改善患者的精神状态，从而消除患者对耳鸣的恐惧感，增强对耳鸣治疗的信心。笔者认为对于耳鸣患者急性期伴有烦躁、焦虑、抑郁的情况，可以短期（7～10天）应用氟哌噻吨美利曲辛片口服，使患者快速缓解情绪，控制耳鸣造成的负面作用。

（4）改善微循环药物

银杏提取物是临床上应用较为广泛的改善微循环的药物，在西方国家也普遍受到欢迎。银杏提取物主要包含两种活性成分，即黄酮苷和萜类内酯，有多种生物效应，可以清除体内自由基，改善脑缺血及缺氧状态，有效提升脑血液流变学，增加能量代谢，同时还能使乙酰胆碱周转率加快，对记忆及抑郁情绪均能起到很好的改善作用。其他的一些扩血管药物，如环扁桃酯、伐地那非等可能对于耳鸣有一定改善作用。

（5）其他，如维生素、微量元素（如锌）、利尿剂、他汀类药物等

对耳鸣可能也有一定的作用，但其效果有限。目前对于耳鸣的特殊性，单一的药物治疗方法在临床上往往疗效欠佳，因此笔者等在2011年提出了"耳鸣综合疗法"方案，并在临床上获得较满意疗效。

（6）中药治疗

中药在治疗耳鸣方面有上千年的历史，各家学说、组方用药不尽相同（详见"中医药诊治在耳鸣领域中的地位及价值"部分）。

71. 针刺穴位治疗等物理疗法

详见"中医药诊治在耳鸣领域中的地位及价值"部分。

（1）针刺

常见的针刺手法有针刺"八珍方"穴、腹针、耳周穴等。

（2）电针

可取风市、肾关、风池、听会穴用"泻南补北法""清泻肝火法"等。

（3）穴位注射

选用穴位：耳迷根穴（耳轮脚后沟的耳根处）。

（4）微波

远红外理疗贴穴位敷贴联合声治疗干预特发性耳鸣。远红外线可以起到扩张毛细血管、增加组织血流量、增强代谢修复、调节机体失衡等多种生物学作用。国内医疗领域对远红外的研究应用凤毛麟角。综合近10年文献，吕晓宁等将远红外线的临床应用分为辅助诊断、缓解肌肉痉挛、消炎作用、镇痛作用、促进组织再生、消毒灭菌、抑制肿瘤和低温复温。远红外理疗贴成分为远红外陶瓷粉，陶瓷颗粒吸收人体辐射的红外线后将其转化为远红外线，对人体产生作用。远红外贴无须固定设备即可对患处进行长时间红外线治疗，操作相对于其他治疗方法比较方便。笔者团队前期远红外理疗贴敷贴组、联合组选取人迎穴和扶突穴进行敷贴治疗，取得一定疗效。

72. 生物反馈疗法

生物反馈疗法是受到印度瑜伽术的启发，并在行为医学理论研究基础上发展起来的一门心理治疗技术。瑜伽是一种古老的印度健身修行方法。有些瑜伽行者能够控制某些内脏活动，其机制至今尚不清楚。在20世纪20年代，美国学者雅克布森（Jacobson）用肌电仪监测患者的肌电活动，让患者通过肌电活动的水平变化了解自己肌肉收缩和舒张的程度，训练患者学会控制全身肌肉达到高度的松弛状态。这种把肌电测量与放松训练相结合的方法可说是生物反馈疗法的雏形。

生物反馈治疗的核心技术是让患者通过仪器了解到自己可以对自身的生理指标进行适当的控制和调节，而其中的关键是要掌握放松技术。放松训练（relaxation response）是通过一定的程式训练，学会精神上和躯体上（骨骼肌）放松的一种行为治疗方法。通过放松使肌肉和精神完全松弛，以达到对机体的调节作用。放松可以通过副交感神经支配阻断交感神经支配，从而降低焦虑水平（图29，图30）。

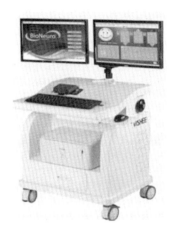

图29　生物反馈治疗仪

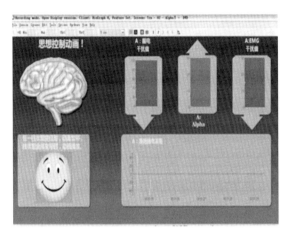

图30　生物反馈仪放置电极时显示界面
（彩图见彩插15）

　　个体可能更容易通过采用生物反馈的方法学会并掌握放松技术。这种治疗对阈下焦虑及应激相关障碍有效。最初的方法被称为渐进性放松（progressive relaxation），训练患者依次放松单个肌群，并调整呼吸。通过对肌肉进行的反复"收缩—放松"的循环对照训练，使患者觉察到什么是紧张，从而更好地体会什么是放松的感觉。这种方法不仅能够影响骨骼肌系统，还可以使大脑处于低唤醒水平。具体步骤如下。

　　1）每次训练20～30分钟。在安静的环境中，患者采取舒适放松的坐位和卧位，做3次深呼吸，每次呼吸持续5～7秒。然后进行肌肉的"收缩—放松"交替的对照训练，每次肌肉收缩5～10秒，然后放松30～40秒。

　　2）"紧握你的右手，慢慢地从1数到5，然后很快地放松右手，特别要注意放松时的感觉。再重复 1 次，注意放松后的温暖感觉。"

3）某一肌群放松后，再转换到另一块肌肉群。全身肌肉放松顺序依次为上肢、下肢、躯干（腹部、腰部、肩背部）、颈部、面部肌肉。

4）经过反复训练，患者能在对放松感觉进行回忆后就能自动放松全身时，训练就可以逐步停止。以后，患者凭着对放松感觉的把握，反射性地使自己放松。

使用生物反馈疗法应注意：①治疗的主要目的是让躯体肌肉及精神状态放松，即顺其自然，解除焦虑患者习以为常的警觉过度与反应过度。②在心理上，要求此时此地既不对过去念念不忘，也不对未来忧心忡忡，不要把思维集中在解决任何现实性问题上，而应无意志地自由飘浮。③松弛状态下可能出现一些暂时性的躯体感觉，如四肢沉重感、刺痛感、各种分泌的增加、精神不振、飘浮感等，应事先告知患者，以免引起不必要的恐慌和焦虑。

笔者团队前期对 195 例耳鸣患者进行生物反馈治疗，以第 1、第 4、第 7、第 10 次治疗作为观察节点，比较影响单次治疗前后 α 波波幅变化的因素。研究发现生物反馈疗法联合基础治疗对耳鸣具有较好的临床疗效。性别、病程、耳鸣严重程度与 α 波值提高具有相关性，也就是生物反馈疗法联合治疗对急性起病、女性、THI 评分较高的耳鸣患者有更好疗效。α 波波幅变化可能反映在治疗初次的疗效更为显著。

附 案例

女性，48 岁，会计师。耳鸣 1 年余，入睡时尤甚。失眠 6 个月。不能坚持工作 2 个月。

基线评估：①采用标尺评定，以 10 点记分作为耳鸣症状的严重程度，自评结果为 8 分；②采用匹兹堡睡眠质量指数量表评定睡眠质量，自评结果总分为 12 分。

　　具体治疗步骤如下。

　　（1）治疗前准备

　　1）建立信任的治疗关系。

　　2）健康教育：与患者共同探讨耳鸣与失眠的关系，澄清焦虑症状的存在，以及对耳鸣的影响。

　　3）确定治疗目标：改善睡眠，提高对耳鸣的适应性，恢复社会功能。

　　4）制定治疗计划。

　　（2）认知矫正

　　要点：①请患者回忆最近的一个具体事例，提问"出现耳鸣时你在想什么"，以识别负性自动思维；②请患者用想象再现情绪体验，让患者意识到负性自动思维与焦虑、抑郁的因果关系；③检验不合理信念："耳鸣不消除我什么也做不成"；④以合理信念置换不合理信念，"顺其自然，为所当为"，提高对耳鸣的适应性。

　　（3）生物反馈治疗

　　在非常安静、光线柔和、温度26℃左右的治疗室内，患者坐在一张有扶手的沙发或呈45°角的躺椅上，解松紧束的领扣、腰带，穿拖鞋或便鞋，坐时双腿不要交叉，以免受压，头部最好有依托物。

　　治疗者给予渐进性想象放松的指导语，语调应该舒缓而轻柔。指导语内容如下：

　　"请你躺好或坐好，调整一下姿势，尽量让自己感到舒适一点。请你轻轻地闭上眼睛，深深地吸一口气，再慢慢地呼出来。深深地吸一口气，再慢慢地呼出来。随着你的呼吸，将疲劳和紧张全都呼出去；深呼吸，把注意力慢慢地从周围环境中收回来，将注意力集中到自己的鼻尖上，感受一下气流通过鼻尖所带来的感觉，关注你的鼻尖，深深地吸一口气，再慢慢地呼出来；深呼吸，想象一下你眼前有一枝玫瑰花，鲜艳的花朵，绿色的叶子，鲜艳的花朵，绿色的叶子，慢慢地接近它，深深地闻一闻，感受一下芬芳的气息，好，慢慢地把气呼出来，深深地闻一闻，再慢慢地把气呼出来，就像这样深而慢地呼吸，在整个放松过程中请尽量保持这种深而慢的呼吸。

想象一下你眼前有一个光圈，用它扫描一下你的身体，慢慢地移动光圈到你的头顶部，感觉一下头面部的肌肉是紧张的，还是放松的，请向上抬起你的眉头，尽量上抬，保持住，再保持一会儿，感觉一下前额肌肉紧张的状态，好，放松，彻底的放松。再来一次，向上抬起你的眉头，保持住，感觉前额肌肉紧张的状态，放松，彻底的放松；现在向上提起你的双肩，尽量用力，保持一会儿，感受一下紧张的感觉，放松。再做一次，向上提起你的双肩，尽量用力，保持一会儿，放松，彻底的放松，请记住这种放松的感觉；现在尽可能使劲地把双肩往前屈，一直感觉到后背肌肉被拉得很紧，特别是肩胛骨之间的地方。拉紧肌肉，保持姿势。好，放松……再重复一次，双肩向前屈，绷紧背部，同时把腹部也尽可能往里收，收紧腹部肌肉，感到整个躯干都被拉紧，保持一会儿……好，放松……彻底地放松；好，再来一次，双肩前驱，收紧背部、腹部肌肉，保持住，放松，再放松，体会一下放松的感觉。

好，请收紧你的臀部和大腿肌肉，绷紧，保持住，保持住，好，慢慢地放松，放松；再来一次，收紧臀部和大腿肌肉，保持一会儿，放松，完全地放松。请用你的双脚脚掌和脚趾抓紧地面，同时绷紧小腿肌肉，保持一会儿，放松，再来一次，用脚掌和脚趾抓紧地面，绷紧小腿肌肉，保持住，好，放松，彻底地放松。

现在，从下到上移动光圈扫描一下身体的各个部位，看看是不是都已经放松了，移动光圈到小腿，放松小腿肌肉，移动光圈到大腿和臀部，感受一下放松的感觉，移动光圈到胸腹部，肩背部，头面部。好，现在我已经很放松了，我的两臂很松弛，两条腿发沉，我感到全身都很松弛，不想动了，我觉得很放松、很平静。

想象一下，你现在躺在厚厚的、松软的草地上，阳光照耀着我的全身，你感到很温暖、很舒适，这里的空气很清新，能够闻到青草的芳香，远处还有小鸟在歌唱，阳光照在你的身上，暖洋洋的，舒服极了，你在享受放松时温暖、愉快的感觉，并将这种感觉尽量保持一会儿，多保持一会儿……当我从 10 数到 1 时，请你慢慢地睁开眼睛。10，9，8，……1，好，现在你可以睁开眼睛了，今后要经常练习这种放松的方法，它可以帮助你消除紧张疲劳，帮助你保持一个良好的状态。"

　　治疗者在治疗过程中应注意调节反馈信号，使阈值调整适当，患者获得自控生物指标的阳性信号占 70%，阴性信号占 30% 左右。当阳性信号达 90%~100% 时，即提高阈值的标准要求；当阳性信号只在 50% 左右时，则降减低阈值标准的要求，使训练循序渐进。

　　每周 2 次由医师指导练习，其余时间通过发放便携式放松枕（内置心理医师指导语）在病房每天练习 1~2 次，出院后通过发放音频资料在家中每天练习 1~2 次。总治疗时间为 8 周，每次治疗结束后提出下次治疗的训练目标。治疗者要填写治疗记录单，记录单包括患者身份信息、病史、诊断，以及每次治疗的时间、基线数据、阈值和反馈指标数据和患者在家中练习的情况。要求患者每周评定症状的变化，采用标尺根据患者的主观感受对症状程度从 1~10 打分。

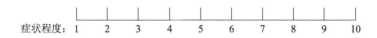

症状程度：1　2　3　4　5　6　7　8　9　10

　　共治疗 8 周，结束后评定：①采用标尺评定，以 10 点记分作为耳鸣症状的严重程度，自评结果为 2 分；②采用匹兹堡睡眠质量指数量表评定睡眠质量，自评结果总分为 5 分。恢复正常工作。

73. 重复经颅磁刺激

　　重复经颅磁刺激（rTMS）是在一段时间内连续发放多个脉冲从而对神经结构产生持续性刺激作用的技术，从而调节大脑神经突触可塑性，具有安全、无创、无痛等优势。近年来，中枢重塑与耳鸣关系密切，中枢神经活动异常是耳鸣产生的重要原因，而 rTMS 可以使中枢神经活动发生改变，通过双向调节大脑兴奋与抑制功能之间的平衡来治疗疾病，故有不少学者运用该疗法治疗耳鸣并取得了一定的疗效。然而，目前关于 rTMS 刺激频率、重复刺激时间、刺激靶点、刺激侧别以及作用机制等问题仍未得到解决，因此临床上应用 rTMS 治疗耳鸣尚未形成统一的诊疗方案。根据最近的循证指南，由于缺乏高质量相关文献，rTMS 在治疗耳鸣方面仅表现为可能有效（C 级推荐），所以这一领域似乎还需要更多的研究。在耳鸣患者中应用 rTMS 的关键之处在于明确最佳的刺激靶点（图 31）。

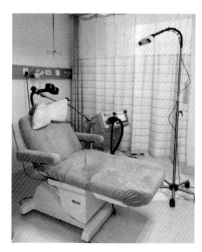

图 31　配有导航的经颅磁刺激设备
（彩图见彩插 16）

神经导航的 rTMS 精准定位治疗是将 rTMS 与现代神经影像学技术相结合的方法，可以明确耳鸣患者的病变脑区，并以此为刺激靶点实现精准化治疗。既往 rTMS 治疗耳鸣多通过正电子发射型计算机断层显像（PET）技术，定位于听觉皮层，通过精准调节 rTMS 的频率、强度、时间等数据参数进行治疗。近年来，功能性磁共振成像（fMRI）成为神经系统疾病常用的方法，具有无创伤、安全性高、较高的时间分辨率及空间分辨率等优势，广泛运用于耳鸣的中枢机制研究中，为实现 rTMS 的精准化定位治疗提供了良好的技术支持，然而目前关于 fMRI 扫描技术下的 rTMS 治疗耳鸣的报道很少。

笔者团队前期结合 fMRI 研究发现，神经导航 rTMS 精准治疗疗效明显，尤其是在降低耳鸣响度、改善患者睡眠质量方面较常规治疗具有较大的优势。治疗前后耳鸣患者多个脑区活动发生变化，具体为治疗后右侧颞中回、右侧海马旁回、右侧中央沟盖、左侧枕下回、右侧颞下回、右侧额下回的 ALFF 值降低，为神经导航 rTMS 治疗耳鸣提供了客观化依据。

（1）神经导航 rTMS 操作方法（图 32）

1）设备参数选择：脉冲频率 1 Hz、刺激强度为 110% 运动阈值、2 个序列（每序列 700 次刺激）。刺激时间为设备根据参数设置自动生成的 23.19 分。

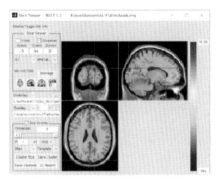
A: fMRI数据分析

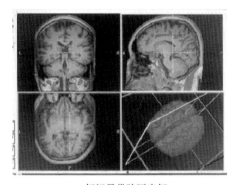
B: 标记异常脑区坐标

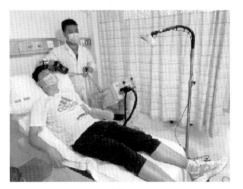
C: 精准定位

图 32　神经导航 rTMS 治疗耳鸣（彩图见彩插 17）

2）fMRI 数据分析：采集患者静息态 fMRI 数据进行分析，计算出异常脑区坐标作为刺激靶点。

3）标记异常脑区坐标：确定基于传感器坐标系空间下线圈的坐标，将线圈的实时位置坐标转换到基于脑模型构建的解剖图像坐标系空间中，并标记异常脑区坐标。

4）精准定位：通过微调线圈位置，使得在同一坐标系下刺激靶点与线圈的刺激作用点吻合。

（2）神经导航 rTMS 治疗前后耳鸣患者脑功能活动变化

以低频振幅（ALFF）为分析方法，与健康志愿者相比，耳鸣患者治疗前的右侧颞中回、左侧颞中回、左侧海马回、右侧海马回、右侧壳核 ALFF 值增加；治疗后的右侧颞中回、右侧丘脑、左侧海马回、右侧海马回、右侧壳核、右侧岛叶的 ALFF 值增加。耳鸣患者治疗前后相比，治疗后的右侧颞中回、右侧海马旁回、右侧中央沟盖、左侧枕下回、右侧颞下回、右侧额下回的 ALFF 值低于治疗前（图 33）。由此可以看出，神经导航 rTMS 可以对耳鸣患者异常脑区进行调控，从而达到治疗目的。

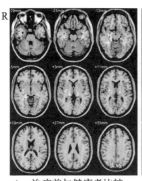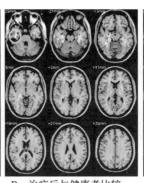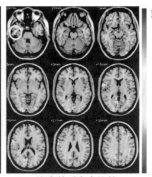

A：治疗前与健康者比较。红圈示以右侧颞中回为治疗靶点

B：治疗后与健康者比较。蓝圈示治疗后右侧颞中回脑区ALFF值改变情况

C：治疗前后自身比较。黄圈示治疗后右侧颞中回ALFF值明显降低

图 33　耳鸣患者治疗前后脑功能活动变化（彩图见彩插 18）

74. 电刺激

电刺激疗法（electrical stimulation therapy），是指利用电流直接刺激听觉系统达到抑制耳鸣的目的。根据电极部位不同，将电刺激疗法分为外刺激（颅或外耳）和内刺激（中耳及内耳）两类。治疗对象主要为耳蜗性耳鸣患者，仪器为耳鸣电刺激器或抑制器。所有患者在治疗前，均要进行耳鸣病因检查、确定病变部位及评定耳鸣。包括外刺激和内刺激。外刺激适用于耳蜗型耳鸣，刺激电极可用针灸针或盘状电极，刺激部位在耳周，另一电极置于头颅中线任何部位，深度应达帽状筋膜下，个体间治疗效果差异较大，有效率达55%。个别人可出现耳鸣加剧、头部感觉异常、耳闭塞感等不良反应；内刺激刺激电极根据位置的不同分为3种情况：①鼓岬电极或圆窗电极；②鼓膜电极；③外耳道深部电极。少数患者有轻微痛感，耳鸣立即消失，但可再次出现耳鸣，效果欠佳。临床上电刺激由于其疗效不显著、操作难度大、具有不适感，已经很少应用。

75. 手术治疗

听觉系统中任何部位的病变均可引起耳鸣，多数客观性耳鸣可以通过手术治疗，我们将其分为耳源性和非耳源性手术。

（1）耳源性手术

传导性听力下降伴有的耳鸣可通过外科手术治疗来恢复或改善。外耳道疾病，如外耳道外生骨疣等可通过手术切除来恢复正常听力，手术后耳鸣一般均可缓解或消失。中耳病变，如中耳炎、耳硬化症等，其主要的手术方式包括鼓膜置管术、鼓室成形术、镫骨手术等。国外的一项研究报道，30%的患者接受鼓室成形术后不再感受到耳鸣，超过40%的患者部分缓解，而 4%~8% 的患者耳鸣加重。传导性听力下降和耳鸣是耳硬化症的主要症状。随着镫骨手术的发展，很多患者的听力得到改善，但对于手术对耳鸣影响的研究甚少，国外的一项科学研究报道显示约有一半的患者接受镫骨手术后耳鸣缓解，30% 患者部分缓解，剩下大多数没有变化，少于 5% 的患者耳鸣恶化。因此，目前的研究认为听力改善与耳鸣之间存在相关性。但是那些获得足够的听力改善的患者，仍存在持续的耳鸣，目前需要对这种现象进行进一步研究，并寻找可能的原因。

耳硬化症患者接受人工镫骨植入手术的首要目的是提高实用听力，临床观察约 2/3 伴耳鸣的耳硬化症患者术后耳鸣减轻或消失。耳鸣减轻可能由于听力提高，当听力提高后，传入中枢的听觉冲动恢复，耳鸣被抑制。另一部分患者术后听力改善，但耳鸣未缓解，原因不清。也没有文献详细述及哪些因素与耳硬化患者术后耳鸣改善有关。另一个可能的原因是在镫骨打孔后，耳蜗内环境发生了改变，但没有可靠的证据。并不是所有耳硬化症患者都适合手术治疗，但如果患者伴有较严重的耳鸣，则手术适应证可能会被谨慎地放宽。影响人工镫骨手术对耳鸣疗效判断的另一个问题是，除非患者主动描述耳鸣情况，否则通常不鼓励手术医师询问耳鸣状况，以防引起患者对耳鸣的额外关注。

慢性化脓性中耳炎伴耳鸣是较常见的临床现象。持续流脓、中耳肉芽和胆脂瘤等病变，往往是手术指征。恢复听力和缓解耳鸣不是重要指征。慢性化脓性中耳炎伴耳鸣的患者，手术治疗后约 1/3 耳鸣减轻，1/3 耳鸣无变化，1/3 加重。有研究采用骨或软骨片修复上鼓室外侧壁，治疗粘连性中耳炎（以耳鸣、耳聋为主诉）8 例，术后平均随访 26.5 个月，患者耳鸣消失、听力恢复良好。然而很多患者中耳炎已处于静止期，没有耳流脓症状，但听力下降伴随耳鸣上升为困扰患者的首要问题。这些患者中，如果助听器既能改善听力又能缓解耳鸣（助听试验阳性），助听器可能是较好的选择。而助听试验结果、患者是否愿接受助听器、哪些耳鸣患者可能受益于鼓室成形术等并不清楚。如果鼓膜贴补试验（假鼓膜试验）能减轻耳鸣，或许提示患者应接受鼓膜修补。

内淋巴囊减压术是治疗梅尼埃病的常见手术方式，梅尼埃病行内淋巴囊减压术后，约半数患者耳鸣减轻。据文献报道，迷路切除术后的耳鸣改善率最小，研究发现仅 8%～16% 的患者耳鸣改善。Jannetta 在 1975 年提出血管压迫神经可能是引起难治性耳蜗前庭症状的原因，他倡导使用小脑脑桥角显微血管减压术（Jannetta 手术）治疗难治性耳鸣。此后，国内外学者做了大量的工作，并取得了一定的疗效。Okamura 等报道 19 例因血管压迫第Ⅷ脑神经引发的耳鸣患者，血管减压术后 8 例耳鸣消失，9 例耳鸣减轻，2 例无改善。马兆鑫等对 2 例三叉神经痛伴同侧严重耳鸣患者行乙状窦后入路耳蜗神经血管减压术，术后患者耳鸣消失，随访 3 年以上均未复发。

人工耳蜗（cochlear implant，CI）是一种帮助重度、极重度感音神经性聋患者恢复或获得听力的电子装置。CI 能把声音信号变为电信号直接刺激听神经纤维，从而产生听觉。在 CI 用于治疗耳聋的过程中，发现其具有高效的抑制和消除耳鸣的作用。到目前为止，以治疗耳鸣为目的的 CI 植入尚处于探讨阶段，CI 对耳鸣的影响也多为回顾性研究，对患者植入前后耳鸣变化的详细对比资料也相对较少。CI 能否成为一个治疗耳鸣的有效方法还值得深入研究。人工耳蜗植入可缓解、抑制大部分患者的耳鸣。Ruckenstein 报道的 38 例患者中，人工耳蜗植入术后 92% 的患者耳鸣改善，无耳鸣加重者。Miyamoto 报道的 78 例患者中，人工耳蜗植入术前 44 例患者有耳鸣，植入术后有 4 例耳鸣完全消失、15 例耳鸣减轻、20 例耳鸣无变化、5 例耳鸣加重。笔者团队运用人工耳蜗植入术治疗 1 例术前耳鸣者，其术后开机后耳鸣停止。有学者报道耳蜗埋植电极后86%~92%的患者耳鸣减轻，仅有10%的患者在耳蜗埋植电极后感觉耳鸣加重。有学者通过正电子发射计算机断层显像（PET）研究证实了CI抑制耳鸣的部分神经机制：开机时，耳鸣被抑制，PET上可以看到右侧前中回及顶回（Brodmann 21、38）有激活反应区，而关机时，耳鸣抑制消失，患者可感受到耳鸣，此时PET显示的激活反应区为右侧小脑。CI对耳鸣的影响程度与患者术前和术后的烦恼情绪也有一定相关性，有耳鸣烦扰经历的患者，30%以上CI术后效果较其他有耳鸣但无烦扰感的患者差，但就整体而言，74%的患者认为CI在抑制耳鸣方面有帮助，以植入耳的效果最显著。龚树生等对最近10年国外有关CI与耳鸣的文章进行统计，数据显示有33%~65.8%的患者耳鸣完全消失，25%~39%的患者耳鸣减轻或缓解，5%的患者耳鸣症状加重。

部分重度、极重度聋患者伴有严重耳鸣，人工耳蜗植入技术对重度、极重度感音神经性聋患者是一种有效的听力重建方法，但对听神经缺失或严重损伤的患者不适用。为给听神经缺失或严重损伤的患者重建听觉，1979年House耳研所提出听觉脑干电极植入（auditory brainstem implant，ABI）这一概念并用于临床，其工作原理与人工耳蜗类似，不同的是，人工耳蜗通过电极刺激耳蜗内的听神经纤维而获得听觉，而ABI是将电极越过耳蜗和听神经直接刺激脑干耳蜗核复合体的听神经元产生听觉。听觉脑干植入适用于由听神经病变、畸形、缺失或损伤，耳蜗破坏及硬化等导致的极重度感音神经性聋的患者，国内外尚未见将其用于耳鸣治疗的文献报道。

（2）非耳源性手术

客观性耳鸣按病因可分为肌源性耳鸣、血管源性耳鸣、关节源性耳鸣、咽鼓管异常开放性耳鸣等。

中国医学临床百家

　　肌源性耳鸣是由镫骨肌、鼓膜张肌、腭帆张肌和腭帆提肌等异常运动所致，睡眠和麻醉状态下耳鸣常不能停止，但在发声、张嘴和吞咽时可暂时停止。咽鼓管周围的肌肉阵挛尤其是腭部肌肉阵挛可导致客观性耳鸣，其发病率非常低。手术治疗如腭肌切断、放置通气管、咽鼓管切断等，可能用于上述耳鸣。中耳肌阵挛可试用中耳肌腱切断术。联带运动性耳鸣属罕见的面瘫恢复期后遗症，是部分面肌瘫痪时发生的他觉性耳鸣，系变性的面神经再生后出现的错向生长与支配所致。王建明等采用镫骨肌切断术治疗2例此类患者，均治愈，随访1.5~2年未复发。

　　搏动性耳鸣表现为与脉搏一致的耳鸣，临床上并不少见，常常给患者带来不小的困扰，对患者的睡眠和注意力造成的影响尤为突出。搏动性耳鸣的病因复杂，较常见的是颞骨内听觉外周器官附近的颈动脉、静脉及其分支畸形。部分静脉源性搏动性耳鸣可经手术治疗治愈或缓解，术式依据病因而异，没有统一标准。搏动性耳鸣的远期疗效仍有待观察。国外报道1例由硬膜外积气引起的搏动性耳鸣，经乳突手术治疗后耳鸣完全消失。李正贤等对4例颈内静脉源性耳鸣患者的诊断方法及经颈内静脉及其属支结扎、切断术治疗后的结果进行报道，患者中有3例耳鸣完全消失，1例明显减轻。Jun等报道1例由动静脉瘘引起的搏动性耳鸣患者，行动脉血管栓塞术后耳鸣缓解。搏动性耳鸣应注意检查外耳道和鼓膜，注意鼓膜颜色是否正常。颈部触诊是必需的，通过压迫耳鸣同侧和对侧颈部，询问耳鸣是否减轻或消失，来初步判断耳鸣是否来自颈动脉或静脉系统。应仔细听诊耳周和颈部有无异常杂音，如有，则进一步判断杂音的性质。为明确诊断，大多数搏动性耳鸣需要接受中耳颞骨CT和经颅多普勒脑血流图的检查，复杂病例还需要进行脑血管造影和成像检查。听神经瘤切除术是直接治疗患者神经病变的手术，

Andersson 报道经迷路切除听神经瘤 141 例，其中，70% 患者术前有耳鸣，术后 60% 的患者耳鸣稍减轻。卢永德等报道经迷路听神经瘤切除术 3 例，平均随访 3 年，结果显示耳鸣消失 2 例，加重 1 例。丘脑内侧核团显微切术临床应用极少，Jeanmonod 使用丘脑内侧核团显微切除技术治疗耳鸣，结果 6 例耳鸣患者中有 3 例得到了不同程度的改善。Paget 骨病是慢性进行性局灶性骨代谢异常疾病，以骨痛、骨畸形、骨折及局部皮肤发热等为特点，可出现搏动性耳鸣，注意鉴别诊断。其他，如咽鼓管异常开放性耳鸣，以及高动力循环状态（贫血、甲亢、妊娠、高血压）等需要注意。

下颌关节及咀嚼器官的手术如下颌关节矫正术、下颌关节镜检查及其他下颌关节手术可以间接地改善耳鸣。Morgan 对其病理生理机制进行了研究分析，证明下颌关节与锤骨前突之间存在一种韧带样的联系，切断这个韧带能够减轻耳鸣。已有报道使用人工关节纠正下颌小头的位置也能使耳鸣发生变化，但是这种治疗的适应证有很大的限制，并不能被广泛应用。

目前，笔者团队能够围绕耳鸣独立开展系列耳鸣治疗手术，包括经中耳、内耳及经颅手术等不同层次、多种类型的手术。如鼓室成形术、耳硬化镫骨手术、镫骨肌切断术、乙状窦憩室修补术、内淋巴囊减压术、位听神经微血管减压术和人工耳蜗植入手术等，已取得良好的临床疗效。

总之，对于可以找到具体病因的耳鸣，如耳硬化症、静脉畸形、肌肉痉挛等可针对病因进行手术，使耳鸣缓解或消失；而对于时间较长、病因不明的主观特发性耳鸣，尤其对欲通过手术治疗达到消除耳鸣期望值很高的耳鸣患者，一定不能推荐将手术作为首选的治疗方法。

参考文献

1. 崔红，王洪田. 耳鸣心理学问题的诊断与治疗. 听力学及言语疾病杂志，2010，18（4）：312－319.

2. 贺璐，王国鹏，彭哲，等. 耳鸣临床应用指南. 听力学及言语疾病杂志，2015，23（2）：116－139.

3. 孔维佳，王洪田，余力生，等. 耳鸣的诊断与治疗. 临床耳鼻咽喉头颈外科杂志，2010，24（3）：132－134

4. 李辉，李明. 国内耳鸣临床研究文献的质量评价. 听力学及言语疾病杂志，2008，16（3）：232－234.

5. 李明，黄娟. 耳鸣诊治的再认识. 中华耳鼻咽喉头颈外科杂志，2009，44（8）：701－704.

6. 李欣，龚树生. 耳鸣研究进展. 中国听力语言康复科学杂志，2006，2（1）：32－35.

7. 李心天. 医学心理学. 北京：北京医科大学、中国协和医科大学联合出版社，1998.

8. 钱铭怡. 心理咨询与心理治疗. 北京：北京大学出版社，1994.

9. 覃玉抓. 耳鸣诊疗的最新进展. 中国医药指南，2012，10（8）：377－379.

10. 任大伟，杜波. 耳鸣的研究现状与治疗. 吉林医学，2009，30（4）：291－293.

11. 肖洪万，佟丽娟. 耳鸣的电刺激疗法. 日本医学介绍，1994，15（8）：371.

12. 王更慧，余力生. 助听器对耳鸣的治疗作用. 听力学及言语疾病杂志，2006，14（4）：298－299.

13. 王洪田，黄治物，李明，等. 耳鸣诊治基本原则与耳鸣习服疗法. 听力学及言语疾病杂志，2007，15（5）：346－347.

14. 王洪田，姜泗长，杨伟炎，等. 耳鸣习服疗法治疗耳鸣患者117例临床分析. 中华医学杂志，2002，82（21）：1464－1467.

15. 王庭槐，耿艺介. 混沌动力学非线性分析方法在生物反馈研究中的应用. 自然杂志，2004，26（4）：223－226.

16. 文雅，冯永，梅凌云，等. 不同掩蔽方式治疗耳鸣的疗效观察. 听力学及言语疾病杂志，2010，18（6）：562－565.

17. 徐俊冕，季建林. 认知心理治疗. 贵阳：贵州教育出版社，1999.

18. 徐万红，向阳红，邓安春，等. 配戴助听器治疗伴有感音神经性听力减退的耳鸣患者的临床初探. 中国听力语言康复科学杂志，2013，11（2）：104－107.

中国医学临床百家

19. 银力, 曹永茂, 徐威. 耳鸣训练疗法治疗耳鸣. 听力学及言语疾病杂志, 1998, 6 (3): 152 – 154.

20. 张敏敏, 周慧芳, 张静, 等. 助听器结合心理咨询改善耳聋患者耳鸣的疗效观察. 临床耳鼻咽喉头颈外科杂志, 2013, 27(10): 461 – 464.

21. ALMEIDA T A, SAMELLI A G, MECCA F N, et al. Tinnitus sensation pre and post nutritional intervention in metabolic disorders. Pro Fono, 2009, 21(4): 291 – 297.

22. BAGULEY D M, HUMPHRISS R L, AXON P R, et al. Change in tinnitus handicap after translabyrinthine vestibular schwannoma excision. Otol Neurotol, 2005, 26(5): 1061 – 1063.

23. BASUT O, OZDILEK T, COŞKUN H, et al. The incidence of hyperinsulinemia in patients with tinnitus and the effect of a diabetic diet on tinnitus. Kulak Burun Bogaz Ihtis Derg, 2003, 10(5): 183 – 187.

24. BOVO R, CIORBA A, MARTINI A. Tinnitus and cochlear implants. Auris Nasus Larynx, 2011, 38(1): 14 – 20.

25. BUDD R J, PUGH R. Tinnitus coping style and its relationship to tinnitus severity and emotional distress. J Psychosom Res, 1996, 41(4): 327 – 335.

26. CLAIRE L S, STOTHART G, MCKENNA L, et al. Caffeine abstinence: an ineffective and potentially distressing tinnitus therapy. Int J Audiol, 2010, 49(1): 24 – 29.

27. CRITCHLEY H D, MELMED R N, FEATHERSTONE E, et al. Brain activity during biofeedback relaxation: a functional neuroimaging investigation. Brain, 2001, 124(5): 1003 – 1012.

28. DAVIS P B. A neurophysiologically-based weekend workshop for tinnitus sufferers// Hazell J W P. Proceedings of the Sixth International Tinnitus Seminar. Cambridge UK: Oxford University Press, 1999: 465 – 467.

29. DEMAJUMDAR R, STODDART R, DONALDSON I, et al. Tinnitus, cochlear implants and how they affect patients. J Laryngol Otol Suppl, 1999, 24: 24 – 26.

30. DI NARDO W, CANTORE I, CIANFRONE F, et al. Tinnitus modifications after cochlear implantation. Eur Arch Otorhinolaryngol, 2007, 264(10): 1145 – 1149.

31. DINEEN R, DOYLE J, BENCH J. Audiological and psychological characteristics of a group of tinnitus sufferers, prior to tinnitus management training. Br J Audiol, 1997, 31(1): 27 – 38.

32. DOROSZEWSKA G, KAŹMIERCZAK H, DOROSZEWSKI W. Risk factors for inner ear diseases. Pol Merkur Lekarski, 2000, 9(53): 751 – 754.

33. EAST C A, COOPER H R. Extra-cochlear implants: the patient's viewpoint. Br J Audiol, 1986, 20(1): 55 – 59.

34. HEGEL M T, MARTIN J B. Behavioral treatment of pulsatile tinnitus and headache following traumatic head injury. Objective polygraphic assessment of change. Behav Modif, 1998, 22(4): 563 – 572.

35. HENRY J L, WILSON P H. Cognitive-behavioural therapy for tinnitus-related distress: An experimental evaluation of initial treatment and relapse prevention//Hazell J W P. Proceedings of the Sixth International Tinnitus Seminar. Cambridge UK: Oxford University Press, 1999: 118 – 124.

36. HOLGERS K M, HAKANSSON B E. Sound stimulation via bone conduction for tinnitus relief: a pilot study. Int J Audiol, 2002, 41(5): 293 – 300.

37. HOUSE J W, BRACKMANN D E. Tinnitus: surgical treatment. Ciba Found Symp, 1981, 85: 204 – 216.

38. JASTREBOFF P J. Phantom auditory perception(tinnitus): mechanisms of generation and perception. Neurosci Res, 1990, 8(4): 221 – 254.

39. JASTREBOFF P J. Tinnitus retraining therapy. Br J Audiol, 1999, 33(1): 68 – 70.

40. JASTREBOFF P J, HAZELL J W. A neurophysiological approach to tinnitus: clinical implications. Br J Audiol, 1993, 27(1): 7 – 17.

41. JASTREBOFF P J, JASTREBOFF M M. Tinnitus Retraining Therapy(TRT)as a method for treatment of tinnitus and hyperacusis patients. J Am Acad Audiol, 2000, 11(3): 162 – 177.

42. JASTREBOFF P J, GRAY W C, GOLD S L. Neurophysiological approach to tinnitus patients. Am J Otol, 1996, 17(2): 236 – 240.

43. JOHNSON R M, BRUMMETT R, SCHLEUNING A. Use of alprazolam for relief of tinnitus. A double-blind study. Arch Otolaryngol Head Neck Surg, 1993, 119(8): 842 – 845.

44. KAŹMIERCZAK H, DOROSZEWSKA G. Metabolic disorders in vertigo, tinnitus, and hearing loss. Int Tinnitus J, 2001, 7(1): 54 – 58.

45. KROENER-HERWIG B, BIESINGER E, GERHARDS F, et al. Retraining therapy for chronic tinnitus. A critical analysis of its status. Scand Audiol, 2000, 29(2): 67 – 78.

46. KONOPKA W, ZALEWSKI P, OLSZEWSKI J, et al. Tinnitus suppression by electrical promontory stimulation(EPS)in patients with sensorineural hearing loss. Auris Nasus Larynx, 2001, 28(1): 35 – 40.

中国医学临床百家

47. LAURIKAINEN E, JOHANSSON R, AKAAN-PENTTILÄ E, et al. Treatment of severe tinnitus. Acta Otolaryngol Suppl, 2000, 543: 77 – 78.

48. LEBISCH H, PILGRAMM M. A new tinnitus-counseling tool: tinnitus perception explained by "BoE" (Barometer of Emotion). Hazell J W P//Proceedings of the Sixth International Tinnitus Seminar. Cambridge UK: Oxford University Press, 1999: 472 – 474.

49. MANSON J D, ROGERSON D R, BUTLER J D. Client centred hypnotherapy in the management of tinnitus-is it better than counselling? J Laryngol Otol, 1996, 110(2): 117 – 120.

50. MICHAELIDES E M, SISMANIS A, SUGERMAN H J, et al. Pulsatile tinnitus in patients with morbid obesity: the effectiveness of weight reduction surgery. Am J Otol, 2000, 21(5): 682 – 685.

51. MIYAMOTO R T, BICHEY B G. Cochlear implantation for tinnitus suppression. Otolaryngol Clin North Am, 2003, 36(2): 345 – 352.

52. PAN T, TYLER R S, JI H H, et al. Changes in the tinnitus handicap questionnaire after cochlear implantation. Am J Audiol, 2009, 18(2): 144 – 151.

53. PASCHOAL C P, AZEVEDO M F. Cigarette smoking as a risk factor for auditory problems. Braz J Otorhinolaryngol, 2009, 75(6): 893 – 902.

54. PULEC J L, PULEC M B, MENDOZA I. Progressive sensorineural hearing loss, subjective tinnitus and vertigo caused by elevated blood lipids. Ear Nose Throat J, 1998, 77 (2): 145.

55. RUCKENSTEIN M J, HEDGEPETH C, RAFTER K O, et al. Tinnitus suppression in patients with cochlear implants. Otol Neurotol, 2001, 22(2): 200 – 204.

56. SMITH J A, MENNEMEIER M, BARTEL T, et al. Repetitive transcranial magnetic stimulation for tinnitus: a pilot study. Laryngoscope, 2007, 117(3): 529 – 534.

57. SUTBAS A, YETISER S, SATAR B, et al. Low-cholesterol diet and antilipid therapy in managing tinnitus and hearing loss in patients with noise-induced hearing loss and hyperlipidemia. Int Tinnitus J, 2007, 13(2): 143 – 149.

58. VERMEIRE K, VAN DE HEYNING P. Binaural hearing after cochlear implantation in subjects with unilateral sensorineural deafness and tinnitus. Audiol Neurootol, 2009, 14 (3): 163 – 171.

59. VERNON J, SCHLEUNING A. Tinnitus: a new management. Laryngoscope, 1978, 88(3): 413 – 419.

60. WILSON P H, HENRY J L, ANDERSSON G, et al. A critical analysis of directive counselling as a component of tinnitus retraining therapy. Br J Audiol, 1998, 32(5): 273 – 286.

61. WISE K, RIEF W, GOEBEL G. Meeting the expectations of chronic tinnitus patients: comparison of a structured group therapy program for tinnitus management with a problem-solving group. J Psychosom Res, 1998, 44(6): 681 – 685.

62. YONEHARA E, MEZZALIRA R, PORTO P R, et al. Can cochlear implants decrease tinnitus? Int Tinnitus J, 2006, 12(2): 172 – 174.

63. 姜泗长, 顾瑞, 王正敏. 耳科学. 2 版. 上海：上海科学技术出版社, 2002: 915.

64. 刘军, 王洪田, 韩冰, 等. 应用肉毒毒素 A 治疗腭肌阵挛性耳鸣临床分析. 听力学及言语疾病杂志, 2006, 14(3): 190 – 192.

65. 刘军, 韩冰, 韩东一. 腭肌阵挛性客观性耳鸣. 中华耳科学杂志, 2007, 5(3): 266 – 268.

66. 马兆鑫, 李明, 曹奕, 等. 耳蜗神经血管减压术治愈重度耳鸣. 中华耳科学杂志, 2007, 5(1): 120 – 121.

67. 李明, 李辉, 曹奕. 一种非药物非行为学治疗耳鸣的新方法：经颅磁刺激. 听力学及言语疾病杂志, 2007, 15(5): 341 – 342.

68. 王艺, 张剑宁, 李明. 人工耳蜗与耳鸣. 中华耳鼻咽喉头颈外科杂志, 2012, 47(9): 785 – 787.

69. 李刚, 张剑宁, 李明. 耳迷走神经刺激治疗耳鸣临床研究现状. 中国听力语言康复科学杂志, 2020, 18(6): 427 – 431.

体觉性耳鸣

76. 体觉性耳鸣可能的机制

多年来，异常神经元在听觉通路上的活动几乎被认为是耳鸣产生的唯一原因，越来越多的证据显示耳鸣相关的神经活动比之前预期的更加复杂多样。某些个体的耳鸣能够通过躯体感觉系统、躯体运动系统和视觉运动系统输入的信号产生，耳鸣的心理声学特性能够被不同的刺激暂时改变，此类耳鸣称为体觉性耳鸣。头颈部和四肢肌肉的强力收缩，眼睛水平或垂直方向的运动，肌筋膜触发点的压力，手、指尖和面部的皮肤的刺激，手和正中神经的电刺激，手指运动，口面部的运动，颞下颌关节或翼外肌受压，以上这种短暂的改变被称为耳鸣的调制。因此，非听觉通路在诱发或调制耳鸣方面的作用越来越明显。尽管这种现象还没有被完全理解，这似乎为证实体觉和听力系统之间存在神经联系提供了临床证据，它们的"激活"可能在耳鸣产生中起着重要作用。众所周知，脑组织损伤后中枢神经会重塑。然而，这种重塑像一把双刃剑，是否在短期内或因交叉知觉模式影响而结束是不可预知的，也可能导致代偿性或病理性影响。耳鸣的神经可塑性理论非常复杂，近年来，在因体觉激活而诱发耳鸣的病例中，"交感知觉可塑性"似乎起到很重要的作用。这就表明神经认知和神经运动网络系统的异常联系可诱导某一类型的耳鸣。耳鸣调制表明在某些刺激下，耳鸣心理声学特性能够发生短暂性改变，这些调制模式包括凝视诱发性耳鸣、手指诱发性耳鸣、皮肤诱发性耳鸣等。其中最早发现的症状是急性的单侧耳传导性听力下降，通常由于切除颅底或颅后窝肿瘤造成。部分学者猜测这种调制形式在传入神经阻滞后的中枢神经系统发生重要的可塑性变化。然而临床经验表明，其他调制方式的发生与外科手术或听力损失严重程度无关。传入到听觉通路中的异常可能是一系列复杂的过程，是最终导致耳鸣在听觉神经系统中枢产生的原因。神经可塑性的影响根据发病时间可以发生早期和晚期的变化。静止突触的暴露、（周围）抑制的减弱、通过轴突产生的新的连接等都是神经可塑性的早期表现，可导致单侧神经活动范围的扩大和中枢神经系统过度兴奋。听觉结构（蜗神经背侧核、下丘和听觉皮层）的音质接受区域的重构似乎是神经可塑性的晚期表现。刺激躯体感觉系统诱发的耳鸣调制可能通过激活听觉区域并经过非经典路径来解释。

有时耳鸣患者头部和颈部肌肉收缩时可能会产生耳鸣响度和音调的改变。然而，最近研究结果表明很多耳鸣患者在接受专科检测时会自主调制耳鸣。Levine 最初发现当发生肌肉收缩时，有 68% 的耳鸣患者经历了某种调制过程。不管病因或听力测定模式如何，71% 的耳鸣患者在头颈部等距活动或肌肉过度收缩时能够调制他们的耳鸣。相对于肢体的肌肉收缩，头颈部肌肉的等距运动调制耳鸣的效果会更加明显。Sanchez等指出 65.3% 的患者在肌肉收缩时耳鸣的响度或音调发生了调制，然而 14% 的无耳鸣受试者在发生同样的运动时可唤起耳鸣感知。之后，其他研究证实大部分的耳鸣患者通过刺激躯体感觉系统就能调制耳鸣声。

听觉通路的结构是由几个明确的中心组成的，但是它们之间交互作用的精确信息依然不得而知。耳蜗核是听觉通路的第一个中央核，接受来自耳蜗毛细胞的信息。在听觉通路的更高部分，丘系系统发送可接收的信息到初级听皮层区域，然而上升通路的丘外部分也可将听觉信息传递到关联脑区。许多丘外系统的神经元接收来自其他感觉神经束的信息，如躯体感觉系统。

髓核是由楔束核和薄束核共同构成的，在躯体感觉系统中的地位类似于听觉系统中的耳蜗核。它直接从背根接受信息，而背根依次从体表的本体觉、触觉及振动觉感受器获取信息。外侧楔束核来自颈部、耳部及枕下骨肌传入神经纤维的终点，需要携带信息到头和耳部以处理声学信息。由于听觉系统和躯体感觉系统之间的相互连接，这些研究者们推测从楔束核到耳蜗核的投射作用可能导致耳蜗核的激发。然而，一些脑电生理学的研究表明楔束核激活的最终效应却是抑制了背侧耳蜗核。当前，耳鸣躯体调制的确切机制尚不清楚。如果认为耳鸣是由听觉传导通路上的异常神经活动所引起的，那么这可能意味着头颈部肌肉收缩所产生的躯体感觉刺激，通过一个多突触通路，将同侧的耳蜗核脱抑制，在听觉传导通路上产生一种兴奋性神经活动，从而产生耳鸣。

由于肌肉收缩代表了躯体感觉系统的一种激活，两个系统之间的这些解剖连接可能解释自发的肌肉收缩对一些类型耳鸣的影响，而刺激或抑制这种症状，在临床上则表现为一种调制因子。事实上，我们已经看到一些伴有典型声损伤的患者，也可能由几种不同的刺激因素引起明显耳鸣，其中包括腹部收缩。

Rocha 等调查了心肌筋膜触发点能否调节耳鸣，并检查了耳鸣与 MTP 之间的关联。他们对 94 例患有耳鸣的研究对象，以及 94 名没有耳鸣的研究对象进行了评估。他们对这些研究对象的头部、颈部及肩带部位的 9 块肌肉施加了压力，这些部位一般是肌筋膜疼痛综合征测试的部位（冈下肌、肩胛提肌、斜方肌上部、头夹肌、中斜角肌、胸锁乳突肌、二腹肌后腹、表层咀嚼肌及颞肌前束）。在施加数字压力的过程中发现 56% 的研究对象出现暂时性耳鸣调节，而且施压主要集中在咀嚼肌、头夹肌、胸锁乳突肌和颞肌前束上。此外，观察发现其耳鸣调节率明显高于患有 MTP 耳鸣的研究对象（在 9 块肌肉中的 6 块进行检测）。结果表明，耳鸣与 MTP 存在关联，而且耳鸣与身体一侧 MTP 之间存在重要关联。他们最初假设只有 AMTP（相关疼痛）能够调节耳鸣。然而，LMTP 的压迫最终也可能调节耳鸣。一个可能的解释是，积极的和潜在的 MTP 刺激都会引起牵涉性疼痛。该研究的另一个有趣发现是，头部与颈部肌肉的 MTP 与肩胛带相比，能够产生更多的耳鸣调节效果，以前的研究中也发现头部和颈部肌肉收缩动作相比于其他部分将引起更多的调节作用。这些结果可通过神经解剖学来解释，因为躯体和听觉通路之间的连接在头部更为丰富。

有学者认为牵涉痛是通过自主途径传播的。除了 MTP 部位，其他部位的自主牵涉痛现象也可以用 MTP 部位的感觉神经末梢（细小的轴突末梢）增加及由此引发的扩散牵涉痛的神经机制进行解释。如果 LMTP 在某个研究对象中存在较长时期，那么由于交感神经活性增加，它们将引发与血管收缩相关的神经纤维的敏化作用。Hubbard 和 Berkoff 认为交感神经活性解释了与 MTP 相关的自主症状，并提供了一个局部损伤和痛觉引发局部紧张的机制。现在被认可的一个观点是肌梭的梭内纤维内存在直接的交感神经分布。在一些耳鸣患者中，交感神经系统起着显而易见的作用。研究发现，阻断耳朵的交感输入或进行交感神经切除术能减轻一些患者的耳鸣症状。因此，自主神经（交感）系统可能解释一些关于 MTP 对耳鸣刺激效果的发现。由此可见，耳鸣和 MTP 之间的关系不仅是体感—听觉系统的相互作用，还有交感神经系统的影响。

77. 躯体感觉对耳鸣的调控

躯体感觉对耳鸣的调制可表现为耳鸣的音调、响度，或耳鸣定位的变化。这种调节可发生于听觉性耳鸣或体觉性耳鸣患者。躯体感觉的刺激可诱发或调节许多患者的耳鸣。故所有就诊的耳鸣患者都应进行躯体感觉调节的测试。若患者的耳鸣在颌面或颈部常见的日常活动（张口、咬紧牙关或转动头部），或用指尖按压鬓角、下颌骨、脸颊、乳突或颈部等情况下发生变化，则可认为该患者存在体觉性耳鸣。其他一些情况，如当专业人员对耳鸣患者进行体格检查，或有目的地对患者身体不同部位进行刺激时，患者可能同时出现耳鸣的音调（耳鸣的缓解或加重通过 VAS 来评估）、响度，或耳鸣定位的改变。若引起以上耳鸣变化发生的动作中，至少有一个动作涉及躯体感觉、躯体运动或视觉运动系统，则表明被检查者的耳鸣属于体觉性耳鸣。以上动作引起的体觉性耳鸣的变化时间较为短暂，无法用问卷来评估该动作前后的耳鸣变化，然而相对简易的 VAS 可快速评估该耳鸣变化的程度。

不同的刺激可以用来检测本体感觉对患者的耳鸣调节，如下颌的主动运动（有或没有检查者的对抗）、张口和闭口、向前和向后移动颈部或固定颈部向左和向右。对头部肌肉如咬肌、颞肌、翼内（外）肌的肌筋膜触痛点或压痛点进行按摩。疲劳试验（用牙齿咬着压舌板分别于前、右、左的位置维持 1 分钟）可用来检查体觉性耳鸣。以上动作可增加三叉神经感觉支所支配区域的肌肉紧张，这是体觉性耳鸣在解剖和生理上的联系。

颈部主动运动（有或没有检查者的对抗），如颈部向前后移动、左右扭转、偏向左右侧都可用于检查患者的体觉性耳鸣是否与自颈部肌肉运动相关。对颈部如斜方肌（上缘）、胸锁乳突肌（胸部）、头夹肌

（近乳突）及颈夹肌的肌筋膜触痛点或压痛点进行按摩也可用于检查体觉性耳鸣。

颌骨和上颈椎一直被认为是一个整体的运动体系。不恰当的姿势改变可诱发或加重耳鸣，故对耳鸣患者姿势进行观察对疾病的诊断与治疗也很重要。例如，若患者的颈部和（或）下颌向前突出，这个姿势可能是为了弥补患者牙齿不恰当的咬合。

78. 凝视诱发耳鸣或凝视调节耳鸣

眼球的运动可诱发和调节耳鸣（凝视诱发耳鸣或凝视调节耳鸣）。检测凝视对耳鸣的影响时，应让患者处于安静环境中，首先向前看（中立），后先后向右、左侧凝视，之后向上、向下看。每个位置应保持 5 ~ 10 秒。耳鸣的变化可发生在眼球的每次运动中。目前并无标准的评估耳鸣变化的手段，有些中心仅用"有""无"来表述，而另一些中心则用视觉模拟量表（VAS）来评估（从 0 到 10 或从 0 到 100）。为了让耳鸣变化的评估更为标准，我们建议使用这样的标尺来衡量耳鸣变化程度：以 0 为中点（表示静息状态下的耳鸣），范围从 − 5（耳鸣消失）到 5（可以想象的最大增大程度）。

79. 压痛点对耳鸣的调制

压痛点是接触身体表面时离散的疼痛反应的区域，很多学者认同这一说法，那些患有慢性疼痛疾病的人往往更受影响。肌激痛点和压痛点的区别在于疼痛部位和该点产生疼痛症状时的最大压力。肌激痛点指疼痛与施压处有距离，而压痛点疼痛就在施压处。曾有研究人员讨论触发点是否是压痛点的一个证据，即便有这样的相似之处，尚没有压痛点可以调节耳鸣的相关报道。然而，有文献报道 11 例有耳鸣且至少有 3 个月时间频繁头痛、颈痛、肩胛痛（其中 10 例有肌筋膜疼痛综合征，1 例仅有压痛点）患者的体检时发现，有 5 例患者手指压在某些疼痛点时可调制耳鸣，除外与触发点有关的调节。此外，另有 2 例患者仅有压痛点能调制耳鸣，包括没有肌筋膜疼痛综合征的患者。这一发现偶然出现在一个集中研究触发点的进展中，为了解释压痛点与耳鸣直接可能的关系，全新的大样本临床研究是必要的，以进一步证明与肌筋膜触发点是否存在关联。

80. 颈椎过度屈伸与耳鸣的关系

由于颈椎过度屈伸，颈椎关节、韧带和椎间盘产生广泛损伤。这些骨和软组织损伤可能导致各种各样的临床表现。颈痛是最常见的症状，占报道病例的 88%~100%。令人惊讶的是，患者中耳鸣和其他耳科症状占 10%~15%。然而，有研究评估 109 例在急性期后颈椎过度屈伸损伤患者，其中没有人产生耳科症状。考虑到之前描述的耳鸣调制和肌张力、肌筋膜触发及压痛点间的关系，颈椎过度屈伸损伤后的患者出现耳鸣是次要发现。颈椎过度屈伸和耳鸣间的关系是有争议的，建议无论何时都要谨慎把这些症状归因于此类损伤。一些研究也指出颈椎屈伸过度可能和颞下颌关节功能紊乱有关。颈椎屈伸过度可能诱发关节损伤和创伤后咬合不正，这会导致咀嚼肌功能障碍，从而导致耳鸣。然而，其他研究人员声称颞下颌关节功能紊乱与颈椎过度屈伸无关。

简而言之，尽管过度屈伸被认为是颈椎和脊柱疾病，它与耳鸣的关系是有争议的。此外，这类患者耳鸣的体觉性调制的证据文献尚不支持。

81. 肌筋膜触发点对耳鸣的调制

肌筋膜触发点（MTP）是位于骨骼肌纤维痉挛带内的高度过敏点。在自发或机械性刺激下，都可能会引起局部或牵涉痛。当那些刺激引起类似于患者之前抱怨的那种牵涉痛时，MTP 可能是活动的（即 AMTP），或也可能加重其痛苦。这些触发点经常出现在颈部、肩胛、骨盆和咀嚼肌等由触发点所引发的自发性疼痛或运动相关性疼痛的部位。MTP 也可是潜在的（此时称为 LMTP），这些触发点位于无症状区域，只有受到刺激才能引起局部或牵涉痛。

MTP 是肌筋膜疼痛综合患者的典型特征，但肌筋膜触发点也可以在无痛受试者中检测到，这些人通常抱怨伴有耳鸣。Travell 和 Simons 首次报道进行胸锁乳突肌胸骨部触发点触诊时，无耳鸣患者会引起声音感知。随后，Eriksson 报道了 1 例患者触诊胸锁乳突肌上的 MTP 时耳鸣感知方面的差异。对这部分耳鸣患者 MTP 进行局部麻醉，患者自身情况明显好转。

肌肉手法触诊是检查患者体觉性耳鸣的最简单的方法。然而，更客观的测量是用带有橡皮尖的手持式测力计测量引发 MTP 活性所需的压力（pressure algometry，PA）。PA 已经可以用来记述 MTP 的触痛，也可以测量牵拉痛阈和耐痛力。PA 测量有一定的可靠性和有效性。正确地诊断体觉性耳鸣及其调节机制主要依靠患者病史和全面的查体。然而，最近才对这类形式的耳鸣进行详细研究。因此，对于此类耳鸣的征象了解较少。医护人员需要在治疗耳鸣患者的过程中了解如何诊断这些类型的耳鸣。

笔者团队从 2019 年 6 月至 2021 年 12 月共 1093 例患者中筛选出有体觉性耳鸣的患者 109 例，占 9.97%，其中只有 2 例是转头后减轻，其余均是转头或张嘴、咬牙后声音变大。体觉性耳鸣在紧张、痉挛的肌肉得到缓解之后，耳鸣也随之减轻或消失。耳鸣主要影响患者的精神状况，使人烦躁不安，影响睡眠，甚至对某些特定动作，如快速转头、张口、咬牙有较大的心理压力。其治疗是松弛紧张肌肉，解除肌肉痉挛，用灭活触痛点、按摩正骨、针灸、经皮电神经刺激等综合整体治疗。

参考文献

1. Møller A R, Langguth B, Ridder D D, et al. Textbook of Tinnitus. Springer, New York: Dordrecht Heidelberg London, 2011.

2. 李明，王洪田. 耳鸣诊疗新进展. 2 版. 北京：人民卫生出版社，2017.

儿童耳鸣

在临床工作中我们发现近年来儿童耳鸣有增多趋势，由于引起耳鸣的疾病与因素极多，儿童的表述能力又较差，所以诊断与治疗起来更加困难，诊治不当造成的影响较成人更严重。但是根据国内儿科医师对耳鸣的认知和诊疗水平不高的情况下，笔者不建议做所谓的儿童耳鸣流调，原因是好多有耳鸣患儿不知道耳鸣是何物，以为我有你有大家都有的事。其次当家长知道了自己孩子有耳鸣后会相当紧张，势必会影响儿童的身心健康，加重耳鸣症状。

82. 儿童耳鸣与听力水平

有问卷调查显示耳鸣（包括一过性耳鸣）在听力正常儿童中发生率达15%～29%，听力损失儿童中达59%，但以耳鸣为主诉就诊的儿童较成人少。Nodar是最早研究儿童耳鸣的学者，他于1972年对美国乡村学校5～12年级、11～18岁的2000名学生进行了为期3年的调查，通过听力测试的儿童有13.3%报告耳内曾经有过"噪声"，未通过听力测试的儿童有58.6%报告耳内曾经有过"噪声"。在给出3个选择（铃响、蜜蜂嗡嗡声、滴答声）后，52%的孩子选择铃响，耳鸣最常见于13～15岁的孩子。也有研究报道93例5～16岁的英国儿童中有29%的人曾经感受到耳鸣，55%的人将耳鸣描述为蜜蜂的嗡嗡声。另外，研究发现7~10岁的加拿大儿童耳鸣发生率为36%，美国为32%，英国为17%。对于听力正常的儿童耳鸣，要完善检查，积极排除中耳疾病及其他相关疾病，而对于听力下降的儿童耳鸣，应注意鉴别以下疾病。

（1）传导性聋与耳鸣

国外文献报道66例5~15岁的分泌性中耳炎患儿中3%有耳鸣，与没有听力损失的儿童的耳鸣发生率相似。患有分泌性中耳炎的成年人中有10%伴有耳鸣，这提示虽然分泌性中耳炎在儿童的发病率较高，但耳鸣的发生率却不高，而且复发性中耳炎也不增加耳鸣的发生。在有耳鸣与无耳鸣、有中耳炎与无中耳炎的儿童之间没有显著的统计学相关性。4~6岁儿童耳鸣主要病因为分泌性中耳炎，10岁以上儿童则以内耳病变为主。在中国医科大学附属盛京医院2010—2011年经治的耳病儿童中，半数以上的分泌性中耳炎患者伴有耳鸣症状，而且12%以耳鸣为主诉；39%的化脓性中耳炎患者伴有耳鸣症状；有表述能力的外伤性鼓膜穿孔的儿童有90%感觉耳鸣；先天性中耳或内耳畸形伴有耳鸣者达33%；大前庭水管综合征出现听力波动时66%伴有耳鸣症状；87%的药物性聋和感染性聋伴有耳鸣症状。

（2）中重度感音神经性聋儿童的耳鸣

资料显示与听力正常或全聋者相比，耳鸣更容易发生于听力下降的儿童。Graham等调查74例12~18岁的感音神经性聋患者，250、500、1000及2000 Hz 4个频率的平均纯音听阈是52.5 dB HL，66%的患者耳内曾经有过"噪声"，但仅13%的患者当时有耳鸣。为避免儿童取悦调查者而"同意"自己有耳鸣，有学者设计了能够对照、一致性良好和去除假阳性的问卷，结果表明原来76%的人有耳鸣，现在仅24%的人有5分钟以上的耳鸣，97.5%的耳鸣是间断性的，55%伴有眩晕，20%

伴有头痛。多数情况下，耳鸣常发生于听力损失耳。但有学者报道89%的单侧感音神经性聋患者的耳鸣发生在听力较好耳；因重度感音神经性聋而配戴助听器的患者，70%的耳鸣常发生于戴助听器的一侧。出现这种情况的原因尚不清楚。

（3）重度和极重度感音神经性聋患儿的耳鸣

有趣的是，极重度聋的患者很少有耳鸣。Hazell 认为患者的听力极差，以至于将耳鸣"解码"为环境噪声。331 例 6～18 岁的患儿，当未戴助听器时，有 30% 被报告有耳鸣。Graham 报道的耳鸣发生率是 29%，Viani 报道的发生率是 23%（患儿的 250、500、1000 及 2000 Hz 4 个频率的平均听阈为 95 dB HL）。另外的研究发现平均听阈在 70～110 dB 的患儿中有 35% 有耳鸣。

尽管在被调查之前，仅有 3% 的深度感音神经性聋儿童患有耳鸣，这与听力正常儿童的耳鸣发生率相似，但当专门问及有无耳鸣时，有 61%～82% 的患儿有不同程度的耳鸣。当耳鸣出现时，有 47% 的患儿语言理解力下降。与部分听力损失的儿童一样，深度感音神经性聋的患儿，其耳鸣 80% 属间断性的，48%～62% 持续数秒到数分钟，32% 伴有眩晕，26% 头痛，30% 报告耳鸣非常响，37% 认为耳鸣非常烦人。

83. 儿童耳鸣与成人耳鸣的差异

与成年人不同的是，儿童很少单独主诉耳鸣，一般是先主诉耳聋。儿童可能认为耳鸣是先天的、与生俱来的，每个人都有耳鸣，就像环境噪声一样是正常的。成年人的耳鸣是后天获得的，常在噪声暴露后出现，或因年龄增大高频听力下降后而出现。

另外一个主要差别是耳鸣的持续时间。有听力损失的儿童经常间断耳鸣，有听力损失的成年人经常持续耳鸣，听力正常的儿童经常有持续的耳鸣。先天性聋哑儿童一般无持续的耳鸣，这是因为异常的传入神经活动尚不能达到听觉阈值，成年人这种异常传入神经活动已经超过其听觉阈值而成为耳鸣。儿童间断性耳鸣的另一个解释是，间断性耳鸣比持续耳鸣更容易分散注意力。

中耳炎是儿童最常见的耳部疾病，约 2/3 的儿童在 2 岁前患中耳炎，其中 40% 的患儿耳朵持续溢液。传导性聋不能掩蔽耳内噪声，从而使儿童开始注意耳鸣。但总体来说，耳鸣更常伴发于感音神经性聋，较少伴发于传导性聋。51% 的有中耳疾病的成年人发生耳鸣，有分泌性中耳炎的儿童耳鸣发生率是 44%。成年人配戴助听器后耳鸣往往减轻，甚至在去掉助听器之后的一段时间，耳鸣消失或减弱（残留抑制）。儿童的耳鸣不同于此，配戴助听器并不能使耳鸣减轻，这似乎提示儿童的耳鸣不能被外界噪声掩蔽，可能的解释是儿童的听力损失比成年人的重，一旦儿童的听力提高，外界噪声也随之掩蔽耳鸣，进而出现残留抑制现象。

84. 感音神经性听力损失与儿童耳鸣

（1）耳毒性药物

新生儿容易受细菌感染（如大肠埃希菌），常需要用庆大霉素、卡那霉素等药物，许多研究已经阐明耳毒性药物与耳蜗、前庭系统的关系，但尚未见与耳鸣的相关性报道。一般来说，用药后 5 年内可以没有任何耳蜗前庭的症状。因为常规纯音测听可能发现不了高频听力损失，所以，儿童常说的高调耳鸣可能提示存在高于 8000 Hz 的高频感音神经性聋。

国外文献报道肌内注射庆大霉素或妥布霉素，5 ~ 7.5 mg/（kg·d），分 2 次注射，与年龄相同的对照组相比，这些新生儿的 ABR Ⅴ波潜伏期明显延长，提示这类药物确实具有耳毒性。用药后第 5 天即可见 ABR Ⅴ波潜伏期延长，8.7 天时达到最长。用庆大霉素处理新生小猫，

10 天后可见 ABR V 波潜伏期延长，病理研究发现耳蜗基底转的毛细胞有损害。但是经相同处理后，所测试的成年猫的潜伏期不延长。提示新生猫在听觉发育期对氨基糖苷类抗生素存在易感性。人类的听觉发育直到出生后 1 年才完成，因此，对耳毒性药物非常敏感。有家族史的儿童可能与线粒体小核糖体 RNA（12S RNA）基因突变有关（1555A-G 替换），这种母系遗传的点突变使得线粒体 rRNA 的结构更像细菌的副本，转而使线粒体丰富的毛细胞对耳毒性药物更敏感。

（2）儿童的梅尼埃病

梅尼埃病的典型症状是波动性感音神经性聋、耳鸣，持续 20 分钟到数小时的间歇性眩晕，常见于 40 ~ 50 岁的成年人，但梅尼埃于 1861 年第 1 次描述的患者却是一位青年。尽管儿童的患病率仅为 1% ~ 3%，但症状却与成年人相似，较常见于 10 ~ 19 岁，但也可见于 4 岁以前。1/3 的梅尼埃病患儿发病前 5 ~ 11 年有过腮腺炎、脑膜炎、颞骨骨折、遗传性高胆红素血症等病史。

（3）外淋巴瘘

发生于蜗窗或前庭窗的外淋巴瘘常与 Mondini 畸形、内耳的微小损伤、气压伤、头部外伤有关，因症状易与其他内耳疾病混淆，在手术探查后外淋巴瘘的诊断才能确立。Parnes 报道 16 例经手术证实外淋巴瘘的患儿中，9 例术前有耳鸣，4 例经修补漏孔后耳鸣减轻。

（4）噪声暴露

长期或反复噪声暴露可导致双侧高频听力下降，2000 ~ 8000 Hz 较明显，但 8000 Hz 频率以上更敏感，因此，8000 Hz 以上的高频测听或半倍频测听更能发现噪声引起的耳蜗损伤。据测定，摇滚乐队和迪斯科舞厅发出的最大噪声大于 100 dB SPL，随身听可产生 120 dB SPL 的噪声。国家标准规定，连续暴露在 85 dB（A）的噪声中不能超过 8 小时，噪声每增加 5 dB，暴露时间应该减半。噪声停止暴露后 2 分钟 4000 Hz 处的阈移不超过 20 dB，此为暂时性阈移。如 100 dB（A）的噪声暴露时间不能超过 1 小时，这个时间往往超过摇滚音乐会和迪斯科舞厅的时间。有学者研究发现 3 小时的音乐会或迪斯科舞后，超过 80% 的参加者其 4000 Hz 有 10 ~ 20 dB 的阈移。40% 的人有暂时性阈移，离开音乐会后 60% 的人发生耳鸣，44% 的人感觉到听力下降。由此可见，平时看起来无害的娱乐活动也会引起严重后果。如随身听的音量以 100 dB SPL 超过 3 小时，则会在 4000 Hz 处产生 30 dB 的暂时性阈移，这明显超过了安全界限。如果音量降到 90 dB SPL，3 小时则不会产生任何阈移，因此，应该提醒儿童不要长期大音量用随身听。140 dB SPL 的噪声可造成不可恢复的永久性阈移，如果暂时性阈移累积后也可造成永久性阈移，可继发产生持续性耳鸣。

（5）其他药物

引起耳鸣的药物除氨基糖苷类抗生素外，还有水杨酸及其制剂、非类固醇抗炎药、奎宁、奎尼丁、呋塞米、卡铂等。

85. 儿童耳鸣的罕见病因

当然，临床中我们也会见到不少罕见病因的儿童耳鸣，虽然不多见，但是精准的诊疗是正确有效治疗的关键。

（1）听神经瘤

儿童非常少见，至今国内外报道的儿童听神经瘤不到 20 例。虽然成年人往往有耳鸣及听力损失，但儿童很少主诉耳鸣，一般是偶然发现，儿童的听神经瘤体积较大，手术时很难保存听力。

（2）先天性神经梅毒

1/3 的患者首发症状是耳鸣，80% 的人病程中出现耳鸣及双侧对称的感音神经性聋。已报道的本病最小患者 12 岁。

（3）血液病

贫血、镰状细胞贫血、白血病、高脂血症等都可引起耳鸣。

（4）中耳疾病

有学者报道 1/4 的听力损失儿童有搏动性耳鸣，其中仅 23% 有中耳疾病，如胶耳和血管畸形。儿童搏动性中耳耳鸣的常见原因：静脉杂音，中耳附近传递来的血管搏动杂音，血管球体瘤，脑积水，血管畸形（如硬脑膜动静脉瘘、异常颈动脉、镫骨动脉）等。

1）静脉杂音。儿童时期的血管杂音比较多见，常由于第 2 颈椎水平颈静脉的血流异常湍急，冲击血管壁而产生杂音，或由于颅内压增高引起杂音。轻压颈内静脉或将头转向健侧，耳鸣减轻。此种现象支持静脉杂音的诊断。颈静脉高位结扎或切除横窦可治疗难治性静脉耳鸣。磁共振血管造影可诊断动静脉瘘。

2）中耳附近传递来的血管搏动杂音。中耳附近血管异常可造成搏动性耳鸣，颈动脉及椎动脉的血管发育异常、颅内或颅外动脉切断后颈动脉高度狭窄、心脏回声通过血管壁传递到中耳均可造成搏动性耳鸣。贫血、甲状腺功能亢进症及佩吉特骨病引起的心输出量增加也可造成搏动性耳鸣。

3）血管球体瘤。又称化学感受器瘤、嗜咯细胞瘤等，是较常见的中耳原发肿瘤，多见于 40 岁左右的成年女性。搏动性耳鸣、鼓膜后方可见红色肿块、用鼓气耳镜加压后变成白色（Brown 征）、颞骨 CT 证实中耳肿块即可诊断本病。来自Ⅸ或Ⅹ脑神经的嗜咯细胞瘤，如不侵蚀下鼓室与颈静脉窝之间的骨质则称为鼓室嗜咯细胞瘤，侵蚀骨质者则被称为颈静脉球体瘤。本病极少见于儿童，至今仅报道 6 例，其中最小的一例年龄为 6 月龄。尽管病理学上与成年人相似，但儿童的嗜铬细胞瘤更具侵蚀性，恶性程度高，死亡率大约为 50%，而成年人的死亡率为 5%~13%。50% 的本病患者被认为有家族史，系常染色体显性遗传（仅从父亲遗传），突变基因位于 *11q23*。

4）脑积水。搏动性耳鸣可以是颅内压增高的首发症状，良性颅内高压见于脑假瘤，年轻肥胖女性多发，脑脊液中的血管搏动，压迫硬脑膜静脉窦，引起血液湍流，成为血管搏动性耳鸣。降低颅内压后耳鸣症状减轻。

5）血管畸形。①硬脑膜动静脉瘘：是搏动性耳鸣较为多见的原因，枕动脉与横窦或乙状窦异常交通发生动静脉瘘，常于颞骨手术或头部外伤后发生。在形成动静脉瘘之前，静脉窦内常发生血栓，部分血栓可在瘘管内，如血栓逐渐增大导致瘘管逐渐狭窄，血管内压力也逐渐增高，血流通过时即产生与脉搏一致的搏动性耳鸣，在乳突部听诊时可听到。儿童动静脉瘘的症状包括活动后或某些头位时发生的耳内搏动性耳鸣、头痛和视觉改变。压迫同侧颈动脉后耳鸣消失或明显减轻，如果枕动脉发生动静脉瘘，在乳突表面压迫枕动脉，耳鸣则会消失。选择性动脉造影或磁共振血管造影会明确诊断。Ⅰ度和Ⅱ度动静脉瘘不会发生颅内出血，Ⅲ度或Ⅳ度发生颅内出血的可能性分别为 31% 和 100%。Ⅰ度或Ⅱ度动静脉瘘患者可间断压迫枕动脉，每次 30 分钟，1 天数次，1/4 的患者耳鸣可以缓解。Ⅲ度或Ⅳ度动静脉瘘则需要高选择性动脉栓塞，或外科手术切断瘘管。如儿童的轻度血管搏动性耳鸣一旦响度增大，说明血栓增大，则需要及时决定是否需介入或手术治疗。文献报道的 14 例动静脉瘘儿童，年龄从 1 天到 23 个月，其中一半患儿死亡。儿童的寄生虫感染很容易在动静脉瘘管内形成血栓。②叉状颈静脉球：是搏动性耳鸣的常见原因。Overton 曾进行尸体解剖，发现 6% 的人颈静脉球延伸到颞骨骨孔的下缘，7% 的人颈静脉球分叉。有学者研究发现小于 6 岁的儿童，6% 颈静脉球位置升高接近内耳道。又状颈静脉球一般无任何症状，如果有症状，则为搏动性耳鸣，或由于蜗窗龛被堵塞而引起传导性听力损失。由于右侧横窦和乙状窦较大，故颈静脉球分叉常发生于右侧。颅面部畸形的儿童比普通儿童颈静脉球更易分叉。③颈内动脉异常：大部分存在遗传因素，由于颈内动脉过度卷曲引起。动脉造影可见血管呈数字"7"的形状，又称"7"征。④镫骨动脉：尽管早在 1836 年 Hyrtl 就发现第 1 例未退化的镫骨动脉，但直到 1992 年 Pahor 才证实镫骨动脉可引起搏动性耳鸣。往往在鼓室探查时才偶尔发现镫骨动脉的存在。残留镫骨动脉的儿童可能伴有其他畸形如无脑畸形、三（染色体）体细胞征、镇静药后遗症等，但大部分不伴其他任何颅面部畸形。

86. 非血管源性搏动性儿童耳鸣

（1）腭肌阵挛

软腭肌肉有节律的阵挛，10～200 次/分，咽鼓管口突然开放引起耳鸣。用鼻咽镜或鼻内镜可以看到肌阵挛的情况，通过软管听到患者耳内"啪啪"响声，即可确诊。通常将口张大可抑制肌阵挛。鼓室图可见锯齿波，提示中耳阻抗随咽鼓管开闭而变化。腭肌阵挛分继发性和原发性，分别占 73% 和 27%。中枢神经系统疾病，如脑血管疾病、多发性硬化、脑干肿瘤、脑炎、创伤、脑积水，或造成位于红核、齿状核与下橄榄核之间区域的脑损伤则引起下橄榄核过度增大，进而继发腭肌阵挛。耳科医师常可见到原发性的腭肌阵挛，神经系统无异常发现，脑 MRI 正常。原发性腭肌阵挛患者 90% 以耳鸣为主诉，而继发性腭肌阵挛患者仅有 7.6% 以耳鸣为主诉，大部分有神经系统症状。本病可用抗癫痫药物（苯妥英钠、丙戊酸钠、卡马西平、苯二氮卓类等）和抗胆碱药物治疗，也可手术切断腭帆张肌腱及腱环骨折。用肉毒素使软腭麻痹也可使腭肌阵挛停止。

（2）中耳肌阵挛

在无腭肌阵挛的情况下出现客观耳鸣，可能是由中耳肌阵挛引起，包括鼓膜张肌和镫骨肌的节律性收缩。切断这两条肌腱后耳鸣停止。向角膜吹凉空气或冰水可暂时或完全缓解此类耳鸣。面神经麻痹后常有镫骨肌痉挛，同时有眼睑跳动。这种耳鸣类似蜜蜂的嗡嗡声，用高倍耳科显微镜可看到鼓膜随耳鸣振动。有报道称鼓膜置管可加重此类耳鸣。我们在临床中对这部分儿童用冰水刺激眼睛上的角膜部位，抑制迷走神经兴奋性，取得一定的疗效。

（3）咽鼓管异常开放

在儿童少见，但可发生于腺样体切除之后。用耳科显微镜观察可见，鼓膜随呼吸而活动。向咽鼓管内注射聚四氟乙烯或用硝酸银腐蚀使管腔变窄，耳鸣可缓解。

（4）颞颌关节疾病

25% 的患者有听觉症状，在儿童少见。

（5）家族性耳鸣

有研究发现 1 位父亲和他的 3 个孩子都有客观性耳鸣，在 1.22 m（4 英尺）外就可听到耳鸣，测试的响度为 50 dB SPL，左耳耳鸣频率 5650 Hz，右耳频率 7650 Hz。切断镫骨肌无效，静脉注射琥珀酰胆碱可使耳鸣停止，头位改变也可使耳鸣暂时停止。推测耳鸣是由血管因素引起的。

87. 儿童耳鸣的咨询及诊疗

儿童耳鸣是否就诊，首先取决于患儿是否向家长诉说。2020 年波兰华沙 43 064 例儿童耳鸣患病率调查结果表明，3.1% 的儿童患有耳鸣，但在听力受损的儿童中，耳鸣更为常见（9%），而只有 1.4% 的家长意识到他们的孩子有耳鸣的存在。对于没有主诉能力的儿童，当其没有因耳鸣导致的任何异常表现时，耳鸣便是一种"沉默"着的病态，调查时才得知其耳鸣经历。曾祥丽的一项对儿童诉说耳鸣的情形及就诊动机的调查表明 82%（27/33）的患儿不因耳鸣的发生而痛苦或恐惧，他们不认为耳鸣是一种病理状态，诉说的动机为好奇，这可能是导致儿童耳鸣就诊率远低于发病率的主要原因，与 Savastano 等对此现象的分析一致。少数（3/33）学龄期及更大儿童，当其感受到耳鸣带来的干扰或不快时，诉说的动机为求助；另 3 例 13 岁以上儿童，受家长耳鸣经历的影响对耳鸣的"烦人"属性有所认识，其动机是希望得到医治。其次，儿童耳鸣是否就诊取决于家长的态度及重视程度。如家长曾患耳鸣但对此不以为然，则会告知患儿，耳鸣是很多人都会遇到的一种现象，不需治疗；如家长曾被耳鸣所困扰，则有可能把对耳鸣的焦虑和恐惧传递给患儿，患儿有可能因耳鸣反复求医；大多数不曾体验过耳鸣的家长，会立即带患儿就医，当医师对耳鸣病因做出诊断并给予合理的解释和有效治疗后，一旦原发病治愈，无论耳鸣是否消失，多不再为此反复求医。再次，听力损失的程度影响儿童的第一主诉。Aksoy 等报道与重度以上听力损失儿童比较，耳鸣在轻度或中度听力损失患儿中更多见，但未对此做出解释。对于听力或正常，或为单耳轻度听力损失，或为高频听力损失，未对儿童的听声和交流造成明显影响者，耳鸣即成为主要矛盾，因耳鸣而主动就医的儿童多属此类。与耳鸣相比，严重的听力损失更易被家长察觉，因听力损失而就医时，伴随的耳鸣症状可能被主动提及也可能被忽略。当听力损失的治疗结束后，部分患儿耳鸣随之消失，但部分遗留耳鸣仍被忽略。当遗留的耳鸣令其烦恼时，才可能引起关注，故因耳鸣主动就医的儿童中，严重听力损失者较轻中度听力损失者少。

我们在临床观察中发现大多数儿童耳鸣往往是有明确原因的，如中耳炎、听力下降及软腭、咽鼓管周围肌肉异常活动等，后者咽部查体可见到由腭肌阵挛性运动导致的相应软腭运动。因此儿童耳鸣需要详细的病史询问、完善相关听力学、影像学检查。

（1）详细询问病史

对儿童的询问或问卷问题应该是开放性的，不应带有引导性。早期区分感音神经性耳鸣与中耳耳鸣非常重要，因后者的病因可能有胶耳、硬脑膜动静脉瘘、中枢神经系统疾病等。搏动性耳鸣的病史应包括是否有传导性听力损失，如近期中耳炎、中耳胆脂瘤等。外耳道溢血、耳痛、发作性高血压、出汗等症状提示血管瘤。如果耳鸣明显与脉搏有关而且能被儿童及其家长听到，则提示可能有腭肌阵挛。偶尔可见到软腭收缩引起耳内咔嗒声。

（2）物理检查

用显微镜检查耳部，鼓膜动度有无下降以及鼓室有无积液，鼓膜后红色肿块提示血管瘤，下鼓室蓝色肿块提示颈静脉球瘤。当外耳道内气压增加，红色肿块变白，称为 Brown 征。颈部和乳突触诊和听诊有助于搏动性耳鸣的客观评估，还可以评估软腭活动情况及张大嘴后是否能抑制腭肌阵挛，鼻咽部检查可看到咽鼓管咽口是否有节律性的开闭。脑神经检查特别是软腭抬举、声带运动、肩/颈活动对鉴别诊断有重要价值。

（3）听力学检查

纯音测听和声导抗是必查项目。如果有高调耳鸣，或有耳毒性药物接触史，则最好进行高频测听，以发现高频听力损失。声导抗可记录到由咽鼓管不断开闭引起的鼓室压力变化导致的压力波动曲线。耳声发射可以测试外毛细胞的完整性，听性脑干反应可确定听神经以及低位脑干听觉通路的病变。

（4）影像学检查

即使耳镜检查和听力学检查均正常，搏动性耳鸣的儿童也应该进行放射学检查。非搏动性耳鸣伴双侧或单侧听力损失，有可能是由耳蜗前庭先天发育不全引起的，因此需要进行颞骨 CT 检查。如果无耳蜗前庭发育畸形，则需进一步行颅脑 MRI 检查，以排除单侧和（或）双侧的小听神经瘤。纯音听力和耳镜检查结果正常的搏动性耳鸣患者需要行颞骨 CT 扫描，以排除脑积水和硬脑膜动静脉瘘，后者还需行动脉造影或 MRI 血管造影。

该耳鸣常可自发消失，如存在神经系统疾病，以治疗原发病为主；病因不明者可给予对症药物治疗，如采用小剂量镇静药（如地西泮）、抗癫痫药（如小剂量卡马西平），心理治疗，放松疗法，催眠疗法，噪声掩蔽，针灸，利多卡因腭肌局部封闭等。

儿童耳鸣的影响比成人小得多，但也必须重视耳鸣的原因。病因明确者用药物治疗和外科手术治疗，病因不明确者需要对症处理。学龄期儿童如果常诉耳鸣，需要排除厌学的可能。许多儿童称在取下助听器之后耳鸣才显现出来，因此，单纯用助听器治疗耳鸣也是有效的。需要对儿童及其家长反复讲解耳鸣的机制，耳鸣本身不会有明显的后遗症。对于儿童耳鸣，重在多与儿童进行沟通，了解儿童真实具体的感受，对于暂时不能消除的儿童耳鸣，家长不应经常询问患儿耳鸣情况，应注意合理引导，减少患儿对耳鸣的关注。

参考文献

1. RAJ-KOZIAK D, GOS E, SWIERNIAK W, et al. Prevalence of tinnitus in a sample of 43,064 children in Warsaw, Poland. Int J Audiol, 2021, 60(8): 614-620.

2. 马秀岚, 宋岩. 儿童耳鸣诊疗分析. 中华耳科学杂志, 2012, 10(3): 397-399.

3. 曾祥丽，王树芳，岑锦添，等. 儿童耳鸣特点的初步分析. 听力学及言语疾病杂志，2009，17(6)：554 – 556.

4. BRADLEY R，FORTNUM H，COLES R. Patterns of exposure of school children to amplified music. Br J Audiol，1987，21(2)：119 – 125.

5. DRUKIER G S. The prevalence and characteristics of tinnitus with profound sensorineural hearing impairment. Am Ann Deaf，1989，134(4)：260 – 264.

6. FOX G N，BAER M T. Palatal myoclonus and tinnitus in children. West J Med，1991，154(1)：98 – 102.

7. 李明，王洪田. 耳鸣诊治新进展. 2 版. 北京：人民卫生出版社，2017 年.

耳鸣相关社会因素

88. 耳鸣与饮食及肥胖

耳鸣与心血管疾病之间可能是通过供血障碍彼此联系的。与急性耳鸣相关的疾病有高血压危象、低血压和心绞痛等；动脉硬化可能与慢性耳鸣有关。血液黏度的改变、微循环障碍、高脂血症、高尿酸血症、糖尿病、吸烟与酗酒也是危险因素，但这些因素对耳蜗功能的直接影响不明了。与食物过敏相关的变态反应与听力障碍之间已知有确定的关系，发病机制可能有以下几种：①鼻腔黏膜变态反应可以引起咽鼓管功能障碍，产生传导性聋和低调的耳鸣。②耳蜗的免疫反应出现内淋巴膜功能障碍引起内外淋巴之间离子浓度的改变。③内淋巴囊的变态反应使内淋巴液的吸收减少，膜迷路积水，出现梅尼埃病的表现。④局部突然的变态反应可以引起内耳血管痉挛，继发性引起耳蜗功能下降，出现耳鸣。这些症状与变态反应的敏感度有关。听觉中枢的变态反应变化尚不明了。

国外研究认为约有 10% 的耳鸣与饮食不规律、不健康等因素有关。食物过敏引起的变态反应可以直接或间接对外耳、中耳、内耳产生影响，而且可能对听觉中枢也有影响。咖啡、茶、红酒、奶酪、巧克力及一些酒精饮料均可能引起耳鸣。他建议一旦怀疑食物引起变态反应，就要控制饮食减少影响因素。在梅尼埃病的治疗方案中低盐饮食是其中一项治疗措施，梅尼埃病伴耳鸣的患者吃不含致敏原的食物可能会有所帮助。超重者减少富含脂肪的食品摄入不仅能够降低体重，降低胆固醇水平，个别患者还能减轻耳鸣。

关于咖啡、酒精、尼古丁和奎宁对耳鸣的作用有许多相互矛盾的报道。但是大量的经验告诉我们，过度摄入这些物质会使耳鸣加重。这些因素还可以是个别患者引起耳鸣的重要病因。对补牙材料如汞或金过敏也可出现耳鸣症状。

血脂水平的升高可能是内耳功能障碍的一个生化学基础。Pulec 对4251 人进行了 8 年的长期观察，发现 2332 例患有内耳疾病。在对患者进行彻底精确的神经功能、听力、前庭和血脂测试后发现，120 例患者血脂高，大部分患者超重并伴有糖尿病等其他疾病。采用血管扩张药和每天 2092 J（500 Cal）高蛋白、低碳水化合物饮食，83% 的患者在治疗5 个月后症状可明显减轻。

微量元素对于维持内耳正常的功能也有一定作用。可以通过饮食改善细胞的微环境，有助于耳鸣的改善。测试表明耳蜗和前庭的锌的水平明显高于其他软组织（过去认为眼睛是锌含量最高的组织）。血浆锌含量测试表明锌缺乏会引起耳鸣和感音神经性聋。锌缺乏可能是老年性聋患者的一个病因，补充锌可以使听力获得一定程度的提高。但目前为止，没有任何证据表明任何饮食治疗能够达到消除耳鸣的目的。也有研究对1115 例耳鸣患者进行随机双盲实验，发现银杏对耳鸣的作用和安慰剂无差别。饮食因素中的锌元素曾受到特别的关注，有些文献显示对耳鸣无效，而有些在使用耳鸣问卷作为效果研究时则显示有效，最近土耳其的一项研究也指出耳鸣和患者锌水平偏低有关，但是这些结果能否在大宗病例研究中被重复值得商榷。还有研究针对咖啡对耳鸣的影响进行研究，表明咖啡因戒除对耳鸣的严重程度没有影响，但是戒除的急性不良反应可能会加重耳鸣的负担。如果将吸烟列入饮食部分的话，也有研究表明吸烟组耳蜗损害和耳鸣的患者更多，尤其是对于超高频听力的损害更大。

因为太多的耳鸣患者没有明确的病因，所以很多研究将注意力放在一些代谢性疾病，包括血糖、血脂及高血压等对耳鸣的影响上。这类研究主要采取两种形式：一种是将研究对象分为耳鸣组和正常组，比较这些基础疾病在两组中的发生率，如有研究对不明原因的眩晕、耳鸣及听力下降患者48例和31名对照组比较胰岛素、糖尿病及高血脂的水平，发现糖尿病、高胰岛素血症和高血压在耳鸣患者中发生率明显较正常组高。

另一种研究形式是对伴有这些基础疾病的耳鸣患者进行饮食和药物控制，观察对耳鸣的影响。Pulec统计8年间就诊的4251例患者，2332例患者有内耳疾病的主诉，120例患者有高脂蛋白血症，大部分患者伴有超重和糖尿病。通过血管扩张药和高蛋白、低碳水化合物饮食5个月，83%的患者症状有所改善。Basut对52例特发性耳鸣患者进行糖耐量及血清胰岛素测试，对高胰岛素血症的患者给予4个月的糖尿病饮食，同时和15例对照组对比。耳鸣组和对照组高胰岛素血症的发生率分别为76%和27%，饮食控制后，高胰岛素血症的耳鸣患者耳鸣明显减轻。噪声暴露被认为是耳鸣的一个诱发因素，研究表明在噪声引起耳鸣的患者中，高血脂的发生率比较高，而经过降脂治疗，耳鸣的强度会下降，同时高频听力会有所好转。Almeida对21例40~82岁有耳鸣伴有明确代谢疾病的男女患者进行营养饮食治疗，71.5%的患者主诉日常活动中耳鸣减轻。

这些研究都表明血糖、血脂、血压等对于耳鸣的严重程度都有一定的影响，而针对这些代谢疾病的饮食治疗也有一定的效果。但是病例普遍偏少，研究中考虑的其他可能有关因素不多，这些也都可能对研究结果造成一定的影响，期待以后更大规模、设计更加严密的研究能得出进一步的结果。

值得提出的是，搏动性耳鸣的病因中，肥胖是继大脑假瘤的第 2 位原因，患者进行减轻体重的手术后，耳鸣会明显减轻。病态肥胖的两个主要表现是脑假瘤综合征（pseudotumor cerebri syndrome）和搏动性耳鸣，研究中对 16 例伴有搏动性耳鸣的病态肥胖患者进行减肥手术，术后体重指数和脑脊液压力下降，13 例患者（81%）搏动性耳鸣完全消失，证实肥胖和搏动性耳鸣之间确实有一定的关系。

单纯针对肥胖和耳鸣的研究非常少，多是将肥胖和一些基础病，包括糖尿病、高血脂和高血压对耳鸣的影响一起作为研究对象，结果表明不明原因的眩晕、耳鸣以及听力下降患者和正常组相比明显超重（根据体重指数比较），但是仅在男性患者中明显。

关于这方面的研究众多，这里做一个小结，为关注耳鸣研究的医师提供一些信息，有助于以后研究方向的确立。

89. 耳鸣与情绪

焦虑、抑郁障碍是多种不良情绪的综合表现，主要表现为情绪低落，主要包含忧虑、悲观、易怒、焦躁、烦闷等负性情绪。当抑郁倾向于或呈现为病态情绪时，耳鸣患者不能很好地调节耳鸣带来的影响，因此，耳鸣会对患者造成更大的困扰。勒杜认为丘脑—杏仁核这一通道与恐惧的迅速唤起有关。其为危险的听觉信号（如异常声音）的接收提供了一个快捷的警示系统。丘脑—听皮层—杏仁核则是一个较慢的通道，在恐惧反应中执行对听觉信息认知加工的任务，对异常声音做出更细致的知觉，如果进一步的加工证实危险确实存在，那么由快捷路线产生的恐惧就会加强，但若信号被解释为良性的，则会抑制杏仁核激起的恐惧反应。即在听觉信息传导中，认知加工增强或抑制杏仁核与情绪反应相关联。由于听觉与情绪记忆具有相关性，因此，已有焦虑的患者警觉水平增高，对耳鸣的声音更加敏感，而耳鸣患者在负性认知的调节下更容易产生焦虑（图34）。

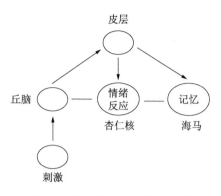

图34　丘脑—听皮层—杏仁核通路

在耳鸣患者中，耳鸣所伴随的认知加工过程包括负性思维活动、慢性的过度唤醒、失控感及对声源线索的高度警觉。首先患者以灾难性的方式对耳鸣进行解释，形成对耳鸣的恐惧性认知，从而使生理唤醒程度增高，个体对耳鸣的感受性增强，持续存在则导致高水平的负性情绪，情绪障碍进一步维持了高警觉水平，这样一个恶性循环导致两者互为因果，最终加重并维持了耳鸣症状。耳鸣伴发焦虑、抑郁障碍患者的认知模式包括：①负性言语性思维，即对耳鸣病因的灾难性认知，对耳鸣后果的夸大等；②选择性注意与监控，关注与耳鸣同时存在的环境因素和内脏感觉。由于认知活动的参与，耳鸣易于诱发焦虑、抑郁等情绪障碍，而情绪障碍又增强了耳鸣的主观感受性，心理治疗主要是针对这两种认知模式进行认知矫正与重构，以达到消除情绪障碍和提高耳鸣适应性的目的。

国外研究发现如果个体表现较少的抑郁症状倾向，其发生耳鸣的概率就明显减少，抑郁症状越轻，耳鸣对患者造成的负面影响也越小。焦虑是一种恐惧、烦躁、紧张或其他伴随的不良身体症状使患者过度担忧未来的表现，是人在不良情境中采用负面、消极应对的一种表现，是复杂情绪综合的体现。耳鸣患者焦虑症状明显高于健康对照组，这是因为耳鸣患者缺乏对耳鸣的认识，担心和惧怕耳鸣预后不良，缺乏治愈耳鸣

中国医学临床百家

的信心。而且耳鸣患者往往很难控制对耳鸣症状不去关心和注意，这些患者常常反复就医，虽然医师明确告知耳鸣不会对其身体带来严重的、不可逆的后果，但耳鸣患者仍对其忧心忡忡。依据 Jastreboff 提出的耳鸣心理模式图，主要是非听觉系统（边缘系统和自主神经系统）神经电活动的过度兴奋对耳鸣患者的情绪和心理造成了负面影响，使患者形成了负性情绪和不良心理反应等症状，而并不是听觉通路相关神经元的电活动引起的。非听觉系统神经元长期的过度兴奋常常使患者出现精神、心理症状。根据应激理论，生活中不良事件的发生对许多疾病的发生起着"扳机作用"，生活中发生的不良突发事件（如婚姻关系突变）及个体产生的心理压力是某些疾病的产生的重要诱因。

2020 年英国一项对 174 例连续就诊于英国耳鸣/听力诊所的患者进行研究，探讨儿童时期父母分离和父母心理健康是否与耳鸣发病及患者的失眠严重程度相关。结果发现 16% 的患者（27/174）在 18 岁前，他们的父母分居或离婚，41%（72/174）的患者父母患有精神疾病。父母分居或离婚对耳鸣患者失眠症严重程度指数（ISI）平均分无显著影响。然而，父母有精神疾病的耳鸣患者的平均 ISI 得分明显较差。

笔者团队对 1240 例以耳鸣为第一主诉到医院就诊的患者进行统计分析，发现耳鸣患者占门诊就诊总人数的 7.5%。而随着环境噪声的增加和社会工作压力的不断增加，耳鸣在年轻人群中的发病率也在不断上升。其中因耳鸣对患者的睡眠、听觉、情绪、工作等日常生活造成影响，并导致患者抑郁、焦虑、烦躁等心理障碍的症状而求医的比例也在快速上升。不同的耳鸣患者有不同的耳鸣声音类型、耳鸣频率和响度，甚至同一患者在不同时期，耳鸣声音类型、耳鸣频率、耳鸣响度和持续时间也有差异。但在多数情况下都是一些简单的声音，如蝉鸣、铃声、嗡嗡声或呼呼声。一般情况下，耳鸣完全是一种主观的感觉，即使对于患者本人来说听觉感知是真实的，它也可以被看作是一个假想的感知，因为没有相应的外部声音。

同时，值得一提的是，笔者团队创建了国内首个、也是唯一的中国式耳鸣团体治疗模式——"听健驿站耳鸣耳聋俱乐部"。其成立于 2013 年 2 月 18 日，由岳阳医院专家、社会公益工作者及上海耳鸣耳聋患者一同发起成立，为耳鸣耳聋患者提供一系列优质服务的公益机构。从 2013 年发展至今，听健驿站组织从原来的个人团队发展为理事会、志愿者团队和工作团队的三元结构，开展 13 期活动，共计 78 次小组交流会，服务耳鸣患者 200 余人，服务患者的模型仍在不断优化，为国内耳鸣疾病的医疗发展转向多元化提供了支持力。让耳鸣患者找到彼此的依靠，从心理情绪上找到有共鸣的倾诉窗口，起到了长期、有效的作用。

90. 耳鸣与睡眠障碍

睡眠障碍是耳鸣患者产生焦虑、抑郁症状的危险因素，这是因为患者由于睡眠状态差导致白天在工作时很难集中注意力、容易烦躁、发怒、记忆力减退等症状，导致患者工作效率低、生活质量下降，久而久之患者可能出现不同程度的焦虑、抑郁等心理问题。有研究发现持续性耳鸣与焦虑、抑郁症状之间具有相关性，其具体机制尚不清楚，持续耳鸣可能与中枢神经系统的重塑相关，而间歇性耳鸣与外周听觉系统的病损有关。患者的婚姻状态与焦虑、抑郁症状也有一定的关系。研究显示家庭、社会支持水平和生活中不良事件与耳鸣患者是否伴有焦虑、抑郁症状有明显的相关性。根据应激理论，生活中不良事件的发生会加强个体的负性情绪，并且对许多疾病的发生起着"扳机作用"，生活中发生的不良突发事件及个体产生的心理压力是某些疾病的产生的重要诱因。而家庭支持系统对这些不良反应可以发挥调节作用，从而减少焦虑、抑郁症状的发生。有研究者发现生活中出现的负性事件可以导致焦虑、抑郁等不良情绪的产生。可见焦虑、抑郁等负性情绪不仅与患者的耳鸣自身症状有关，可能还与患者生活中负性事件密切相关。另外，持续性耳鸣与焦虑、抑郁症状的发生有相关性。所以，临床医师应了解患者生活中出现的负性事件，提高耳鸣心理咨询及康复的效果，有效地改善患者的生活质量。有研究显示耳鸣患者的其他特征，如耳鸣响度、频率、听力情况等与患者的焦虑、抑郁症状无关，这与以往研究一致，表明耳鸣的一些特征与耳鸣患者不良心理反应之间无明显的联系。

多数耳鸣与睡眠相关性的研究借助量表评估，罗马的一项研究显示耳鸣患者的浅睡眠延长、深睡眠缩短、睡眠中觉醒次数较多、睡眠效率更低，并且浅睡眠延长时耳鸣严重程度可能更高。睡眠客观测量的研究进一步为耳鸣与睡眠紊乱之间存在相关性提供了佐证。对于耳鸣和失眠之间的神经生理机制仍在探讨之中。在既往的动物实验中发现，耳鸣与失眠在大脑激活区域的模式非常相似，特别是大脑皮质中的中央核/终纹床核与耳鸣和睡眠紊乱密切相关。研究发现，杏仁核在与耳鸣和失眠有关的感觉区域、额叶皮层、自主下丘脑和脑干区域之间的联系中发挥着关键作用。有证据显示令人困扰的耳鸣和原发性失眠都是以生理性过度觉醒为特征的表现。令人困扰的耳鸣通常伴有失眠，两者单独存在时也与类似的并发症如焦虑和抑郁有关。研究发现失眠期间自主神经系统活动亢进，这种活动亢进可能与耳鸣有关。神经生理学耳鸣模型以及耳鸣和失眠的基础研究提出，在有令人困扰的耳鸣和失眠情况下，调节情绪的大脑区域和包括 HPA 和 SAM 轴的自主神经系统活动会被激活。综上所述，中央核/终纹床核、杏仁核及自主神经系统等活动的激活所导致的觉醒过度，可能是令人困扰的耳鸣与失眠同时出现的共同机制。国内一项研究结果显示焦虑和抑郁对耳鸣患者的睡眠质量有影响，有焦虑或抑郁状态的耳鸣患者睡眠质量更差，与既往多个研究结果一致。其中焦虑对睡眠质量的 7 个成分均有影响，而抑郁对其中的 4 个成分有影响，提示焦虑可能是影响耳鸣患者睡眠更重要的因素。一项来自德国耳鸣协会 4705 例受访者的横断面调查研究显示严重的耳鸣相关痛苦以及严重的抑郁和焦虑情绪与睡眠障碍有重要联系，而与耳鸣感知有关的因素，如耳鸣响度，则起着次要作用。耳鸣患者夜间醒来后，由于外部噪声水平低导致环境声音的掩蔽减少可能会增加对耳鸣感知的注意，重新睡眠时可能入睡时间延长，这与失眠特定症状，如睡眠相关担忧和焦虑增加有关，而这种灾难性的想法和焦虑反刍的倾向可能在失眠和耳鸣之间起到中介作用。此时导致夜间觉醒和非恢复性睡眠是耳鸣和失眠症中的常见机制，而非耳鸣干扰本身，是中枢唤醒构成了这样一种机制，研究中观察到中枢唤醒与焦虑和抑郁程度增加有关。

有研究发现耳鸣患者中有睡眠障碍者比无睡眠障碍者在第 1 次就诊时具有显著更高的焦虑评分，针对耳鸣进行治疗后随访发现，睡眠评分亦有显著改善，而睡眠的改善与状态焦虑的改善相关，从诊断性治疗角度进一步提示耳鸣患者的睡眠障碍可能与焦虑有重要关联。耳鸣与睡眠障碍的共同伴随症是焦虑或抑郁，它们同时存在时可能有着相应的神经生理机制。如前所述，杏仁核在令人困扰的耳鸣与失眠同时出现的共同机制中起着关键作用，而杏仁核与情绪的产生和变化有关。由此可见，杏仁核可能是耳鸣、睡眠障碍以及焦虑或抑郁共同存在的重要神经中枢相关区域。

有研究报道耳鸣患者睡眠障碍的发生率为 25%～60%，明显高于普通人。伴有睡眠障碍的耳鸣患者常常出现注意力不易集中、经常忘记事情、很难对重要决定做出决策、在日常生活中容易犯困等问题。睡眠障碍程度越高，其发生交通事故的风险就越高，在工作和学习中也常常出现困境。研究发现在睡眠障碍患者和耳鸣动物模型的大脑边缘系统中有类似激活反应存在，表明在生理学机制上，睡眠障碍患者和耳鸣有相似之处。其原理可能为两者都加强了交感神经反应。

笔者团队在临床诊疗中要明确的重点是，耳鸣是因为由睡眠障碍诱发，还是先出现耳鸣，进而影响睡眠、导致睡眠障碍。两种情况的治疗方式相差甚多。前者可以通过给予药物改善睡眠，耳鸣多可减轻甚至消除；而后者则应先治疗耳鸣，降低耳鸣产生的包括睡眠障碍在内的辐射性不良反应。

91. 耳鸣与职业

结合目前临床观察及国内外流行病学研究结果，我们不难发现，耳鸣具有一定的职业特征聚集性。

(1) 职业性噪声暴露

职业性噪声暴露相关的耳鸣往往与听力下降有关，具有以下特征：噪声性听力损失特征为 4000 ~ 6000 Hz 切迹，听力损失与噪声暴露存在剂量—效应—时间关系，噪声暴露初期自觉听力正常，随时间延长，听力损失不可逆转，出现明显噪声性聋的平均噪声暴露时间多在 10 ~ 15 年。1988 年多伦多大学一项对 3466 例噪声性听力损失患者的研究中耳鸣者占 50%。美国疾病控制与预防中心（CDC）报道，从未接触过职业噪声的工人耳鸣患病率为 5%，长期职业噪声暴露者为 23%。职业性噪声暴露的最高风险行业是采矿和制造业（27%）。也有研究发现噪声暴露时间长、年龄大、男性人群更易耳鸣，职业性噪声暴露患者的耳鸣主要为轻度，且耳鸣可能先于听力损伤，持续的噪声暴露可能产生耳鸣的适应和习服。

(2) 高收入、高精尖职业

在很多地区，多数专家认为耳鸣是一种中枢性听觉症状。然而，超过 10% 的专家认为耳鸣无论在听觉上还是心理上都属于复杂因素疾病。一项欧洲的区域性耳鸣发病情况研究发现较高收入地区和较低收入地区之间的差异往往受情感状态的感知水平调节。在初次耳鸣诊断和咨询时，绝大多数较高收入人群（41.7%）需要花费 30 ~ 60 分钟，相比之下，较低收入地区人群（43.9% 南部地区和 56% 东部地区）仅需要 15 ~ 30 分钟。因此，在北欧地区，较高收入人群耳鸣感知度更高，对咨询及心理帮助的需求更大。由此可见，收入水平高的人群，往往对环境及机体感知敏感，耳鸣症状也就相对严重。

另一方面，高精尖人才的工作环境往往有竞争激烈、节奏快、压力大的特点，压力工作环境的定义主要基于 3 种理论模型：①工作压力模型（高工作需求与低工作控制相结合）；②努力与回报不平衡模型（工作中付出的努力与回报之间失衡）；③组织不公平模型（程序和社会互动方面的不公平）。

在一项关于工作与耳鸣关系的研究中发现高工作压力的从业人员有更高的耳鸣风险，耳鸣可能是由压力生活事件和听力创伤引起的。工作相关的压力，如工作需求冲突、努力与回报的不成比等，都可能是耳鸣的危险因素，耳鸣与心理健康和幸福感相关，这些因素本身可能与职业有关，从而调节了职业与耳鸣之间的关系。2012 年瑞典流行病学研究发现工作不安全感和工作倦怠感与耳鸣的患病率显著相关，2016 年德国一项研究发现工作不公与耳鸣有显著的关联，2017 年来自亚洲的研究数据也表明压力大的工作环境和耳鸣之间有明显的关联。也有研究提出组织公平感与耳鸣呈负相关，这种关系可以通过倦怠症状的个体差异来解释。纵向研究有助于提供通过促进组织公平感和预防倦怠来预防耳鸣的证据基础。

笔者团队对 2017—2022 年的 442 例耳鸣患者进行职业分析，其中

中国医学临床百家

包括退休人员 142 例、普通职员 62 例、自由职业 38 例、工程师 28 例、老师 27 例、金融师 24 例、公务员 23 例、经理 19 例、学生 18 例、财会 12 例、销售 12 例、文员 11 例、IT 人员 8 例、家庭主妇 6 例、医护人员 5 例、司机 4 例、军人 3 例（图 35）。排除多由听力下降导致的耳鸣的退休人员、职业性质不明的普通职员和自由职业，可以发现工程师（14%）、老师（13.5%）、金融师（12%）及公务员（11.5%）所占比例较高，体现了耳鸣在这类高技术行业发病率较高（图 36）。

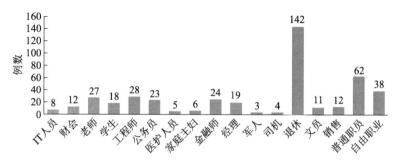

图 35 耳鸣患者社会面貌分布

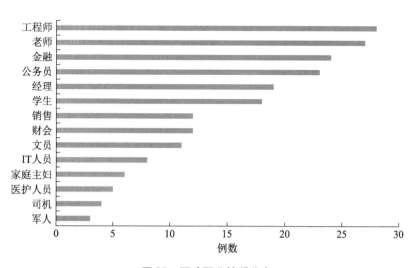

图 36 耳鸣职业性质分布

92. 耳鸣与眩晕

部分患者耳鸣可能与眩晕同时或先后出现，应该尽快明确病因，积极治疗原发病。眩晕可由内耳疾病、中枢性疾病和许多全身性疾病所引起。内耳疾病中如迷路炎、梅尼埃病等；中枢性疾病中如听神经瘤、颞叶肿瘤等；全身性疾病，如高血压、低血压、动脉硬化、自主神经功能紊乱等。前庭功能检查对鉴别这些疾病有重要价值，但绝不是根据一种前庭功能检查就能确定诊断，需要 2 种或 2 种以上前庭功能检查，综合分析其结果，再结合病史、全身检查、神经系统检查及各种化验才能做出准确的诊断。

每个半规管的壶腹嵴和两套眼外肌之间有功能上的联系，前半规管壶腹嵴和同侧的上直肌及对侧的下斜肌相连，后半规管壶腹嵴和同侧的上斜肌及对侧的下直肌相连，外半规管的壶腹嵴与同侧的内直肌和对侧的外直肌相连。同时，前庭上核、下核和内侧核发出纤维至内侧纵束，通过内侧纵束和眼肌之诸神经核相联系，这样就建立了一个反射弧。此反射弧能使眼肌对于起自前庭及半规管的输入冲动产生反射性反应即出现眼球震颤。因此，前庭迷路有病变时（如梅尼埃病）或做冷热水试验时，半规管受到刺激，就产生眼球震颤。

检查眼震时，嘱受检者注视检查者向各个方向缓慢移动的示指，手指距患者眼球约 50 cm，受检者的注视角度（视线与中线相交之角）不宜超过 45°，超过 45°时可诱发生理性终位性眼震而影响检查的准确性。手指移动的方向是向左、向右、向上和向下 4 个方向。必要时，还要向右上左下和左上右下斜向移动。主要观察 3 个方面的眼震情况。

1）眼球震颤。两眼球的一种不随意的、节律性的往返运动，由慢相和快相组成。慢相是眼球向某一个方向缓慢的转动，快相则为继慢相之后眼球迅速返回原位的运动。通常将快相定为眼震的方向。

2）眼震类型。分为水平型、旋转型、垂直型、斜动型及混合型。

3）眼震强度。①Ⅰ级眼震：仅向一个方向（向左或向右，通常是眼震的快相）注视时出现眼震。②Ⅱ级眼震：向一个方向和向前直视时均出现眼震。③Ⅲ级眼震：向各个方向（包括眼震的慢相方向）注视时均出现眼震。

前庭功能主要的检查方法如下。

（1）平衡功能检查

平衡障碍的主要症状是偏倒、错指物位、行走或书写障碍。常用的有以下检查方法：①昂白试验。又称闭目直立检查法。受检者闭目，双脚并拢直立，两手臂向两侧伸直平举与肩平。迷路有病变时，将向患侧偏倒；头部转动时，偏倒的方向随之改变。小脑有病变时，将向患侧或后方偏倒，不随头位的转动而改变偏倒的方向。②错指物位试验。检查者与受检者对坐，各伸出一手臂，示指伸出，其他四指握拳。检查者手背向下，受检者手臂向上。嘱受检者将手臂举起再向下移动，以示指接触检查者的示指。先睁眼试之，然后闭目检查。迷路有病变者，闭眼时不能正确指向预定目标，双手示指均向患侧偏斜。小脑有病变时，患侧示指向患侧偏斜，而健侧示指则能正确地接触检查者的示指。③进退步行试验。嘱受检者闭目由起始点向前走5步，然后向后退5步，反复5次。观察最后一次行走的方向与起始方向之间的偏斜角度，以判断两侧前庭功能状况。若向右偏斜角度大于90°，则为右侧前庭功能减弱；向左偏斜大于90°，则为左侧前庭功能减弱。④动态位置电图。不少国家用动态位置电图检查眩晕患者，其方法是嘱受检者站在平衡机能计上，两眼周围接上电极连接在描记器上。根据描记图以区别外围或中枢性疾病。

（2）旋转试验

最常用的方法是巴拉尼法。受检者坐于琼斯转椅中，头前倾30°，将头固定于头托上，使外半规管保持水平位置。令受检者闭眼，先顺时针方向旋动转椅，在 20 秒内旋转 10 次，满 10 转时立即停止。令受检者向远处凝视，计算眼震时间。10 分钟后再逆时针方向旋转 10 次，计算眼震时间。中国有学者统计运用巴拉尼法后，顺时针方向旋转的眼震时间正常值平均为 23 秒，逆时针方向旋转的眼震时间正常值平均为 22 秒。

（3）冷热水试验

方法很多，如巴拉尼法、科布拉克法和哈尔皮克法等，中国各医院多采用哈尔皮克法。用这种方法操作时，令受检者仰卧于一榻上，将头部抬高 30°（外眦与外耳道顶点的连线与床面垂直）。水桶悬于头上部相距 60 cm，出水管的直径为 4 mm。每侧耳分别用 30 ℃冷水和 44 ℃热水刺激 40 秒，每次相隔 5 ~ 10 分钟。受检者两眼凝视屋顶一点。以水平眼震为观察目标并记录。用秒表记录灌水开始至眼震出现到消失的时间。国内有学者报道哈尔皮克法冷热水试验结果，冷水刺激检查的结果是正常人平均值为 24 秒，热水刺激检查的结果是正常人平均值为 143 秒，潜伏期（灌水开始至眼震出现的时间）正常人平均值为 29 秒。本方法可为鉴别外周或中枢前庭病提供参考。

近年来，国内已将双耳同时冷热水试验应用于临床患者，认为此法较双耳交替冷热水试验敏感。

（4）冷热空气试验

以空气代替水作为刺激来诱发眼震，是一种较新的前庭功能检查方法。此法具有操作简便、受检者较舒适、可应用于鼓膜穿孔患者和不需收集流出的水等优点。冷热空气试验的结果分析和冷热水试验相同。

（5）直流电试验

一般采用双极法。受检者正坐于椅中，两眼向前直视。将包有纱布的电极用生理盐水浸湿，分别放在两侧的耳屏上，接通电流，在毫安培计指示下逐渐增加电流，观察出现眼震时的电流强度。阴极为刺激侧。眼震为旋转型，朝向阴极。应缓慢地加大或减少电流，以防刺激过强，产生剧烈反应。据50名正常人的统计，眼震在1~6毫安时出现，正常平均值为3毫安。若眼震在4毫安以上才出现，则是功能减弱。若超过10毫安仍无眼震出现者则前庭功能消失。直流电试验直接作用于第Ⅷ脑神经。因此在外周性疾病如梅尼埃病的病例中，直流电试验正常，而在中枢性前庭病变的病例中如听神经瘤，直流电试验超过4毫安方才出现眼震，甚至反应消失。所以在怀疑前庭神经有病变时应作直流电试验，在鉴别诊断上有一定的帮助。

(6) 头位性眼震检查

头处于某一或几个位置时出现眼震，而在其他位置上则不出现眼震。发病机理尚未完全清楚。根据耳病理和临床方面的研究，多由椭圆囊斑病变和后半规管壶腹嵴病变引起。检查前向受检者详细解释检查过程中可能出现的眩晕和恶心，切勿闭目，以取得受检者的合作，保证检查结果准确无误。受检查者取头正位直坐于一矮榻上，检查者以双手扶持其头部，推使仰卧，头悬于榻边，观察有无眼震出现。10秒后，扶使直坐，再观察10秒。将受检者头转向右侧，推使仰卧，头悬榻边，面向右方，观察10秒。重使直坐，头仍处右转位，观察10秒。同样方法，在受检者头转向左侧仰卧位和直坐位时各观察10秒，共检查6个头位，每次变动新头位时的动作均须在3秒内完成。若有眼震出现，需注意其方向、振幅和类型，并用秒表计算眼震的潜伏期和眼震时间。此外，还须注意眼震是否为疲劳型。用上法重复检查，每次间隔数分钟观察在该特定位置上是否每次均有眼震出现。若重复检查，无眼震出现，称为疲劳型（外周性头位性）眼震。再次检查，出现较弱的眼震，连续检查数次后不再出现者，称为渐疲劳型。反复检查，每次都出现强度不变的眼震者，称为不疲劳型（中枢性头位性）眼震。头位性眼震是一病理体征，可由许多中枢性和外周性疾病引起，如脑部血循环的改变、颅内肿瘤、颅脑外伤、梅尼埃病等。

（7）眼震电描记术

用眼震电描记仪记录眼球震颤。其生理基础是利用电子仪器记录角膜和视网膜之间的电位改变。眼球后部和视网膜带负电，而眼球前部及角膜带正电，因此眼球运动就产生电位改变，此称为莫勒原理。眼震电图（ENG）是眼震的客观记录，较肉眼观察更为准确。根据记录可测出快慢相时间及眼震频率。测量眼震的强度以慢相角速度最为可靠。取反应高潮期 10 秒时间内眼震的平均频率、幅度和慢相角速度来衡量其强度，也称为极顶期价值。

（8）耳石器功能检查

尚无单独检查耳石器的可靠方法。平行秋千架试验是一种使耳石器受最大刺激而半规管受最小刺激的一种试验，但设备复杂而价贵，检查方法烦琐，不能广泛应用。弧尺检查法虽在理论和实际应用上存在缺点，但简便易行，可以粗略估计耳石器的功能状态。分部位进行复位的方法包括椭圆囊检查法和球囊检查法。

综上所述，眩晕与耳鸣关系密切，在诊治合并眩晕的耳鸣患者时，应首先明确眩晕的来源，以免出现误诊误治。

93. 耳鸣与基因

耳鸣的基因研究一直是非常难以攻破的方向。国内以王秋菊教授团队的研究为主。2004 年文献报道与听力下降相关联的耳鸣提示可能为家族性耳鸣。2007 年对 1147 例比利时耳鸣患者的研究发现家族性耳鸣与平坦型听力图相关。Hendrickx 等在一项涉及 7 个欧洲国家、198 个家

中国医学临床百家

庭的多中心研究中报道，来自有耳鸣家庭的个体的耳鸣发生率是来自于无耳鸣家庭个体的 1.7 倍。但 Kvestad 等在 2010 年对一个挪威大家庭的研究显示耳鸣只有 0.11 的遗传率。2017 年比利时的研究小组利用复杂性状遗传分析（Genetic Analysis of Complex Traits，GACT）软件，估计全基因组关联分析（Genome Wide Association Study，GWAS）中所有单核苷酸多态性（single-nucleotide polymorphisms，SNPs），可解释 3.2% 的变异。这项 GWAS 研究还发现了一些可能与耳鸣有关的通路（如氧化应激、内质网应激和 5-羟色胺受体介导的信号传递）。2017 年瑞典一项多中心研究对 10 000 对双胞胎的登记数据进行研究，发现耳鸣在同卵双胞胎中发生率高于异卵，说明了遗传基因可能在耳鸣中起着重要作用，尤其强调了双侧（0.56）耳鸣的遗传性。近些年与耳鸣相关的基因研究，参照王秋菊教授团队的检索结果（表6）。

表 6　耳鸣遗传基因相关的研究

类型	基因名称	年份	作者
Receptor gene	GRA β 3	2018	CHAN Y C, et al.
Neurotrophic factors	GDNF, BDNF	2017	COSKUNOGLU A, et al.
Tumor necrosis factor	TNFR1, TNFR2	2017	HWANG J H, et al.
Receptor gene	GRM7	2017	HAEDER H F
Receptor gene	DR1A, CR1	2016	HWANG J H, et al.
Potassium cycle	KCNE1	2012	RAJKOWSKA
Potassium cycle	SLC12A2	2012	RAJKOWSKA
Neurotrophic factors	GDNF, BDNF	2012	PG S, et al.
Early growth response gene	Egr-1	2012	HU S S, et al.
Growth associated protein gene	GAP-43	2011	WEI T T, et al.
Receptor gene	COX-2, NR	2011	HWANG J H, et al.
Growth associated protein gene	GAP-43	2010	SU W L, et al.
Immediate early genes	Arc/Arg3.1	2010	WEI T T, et al.

（续表）

类型	基因名称	年份	作者
Neurotrophic factors	*GDNF*，*BDNF*	2009	KLEINJUNG T, et al.
Immediate early genes	*Arc/Arg3. 1*	2008	PANFORD-WALSH R
Early growth response gene	*Egr-1*	2011	WEI T T, et al.
Early growth response gene	*Egr-1*	2007	SHUN F W, et al.
Immediate early genes	*c-fos*	2006	JIA M H
Immediate early genes	*c-fos*	2006	JIA M H, et al.
Immediate early genes	*Arc/Arg3. 1*	2006	TZINGOUNIS A V, et al.
Neurotrophic factors	*GDNF*，*BDNF*	2006	SAND P, et al.
Receptor gene	*NR2A*	2006	JIA M H, et al.
Receptor gene	*NR2A/NR2B*	2005	SUN W, et al.
Early growth response gene	*Egr-1*	2005	KO S W, et al.

（1）生长相关蛋白基因

检测神经元功能可塑性基因 *GAP-43* 属于生长相关蛋白（growth associated protein，GAP-43）中的一种，广泛分布于大脑、小脑、海马及脊髓、背根神经节和自主神经系统。在对水杨酸钠致耳鸣的大鼠研究中显示，耳鸣大鼠听皮层中 GAP-43 蛋白阳性神经元的表达明显高于非耳鸣大鼠，说明水杨酸钠组大鼠听皮层产生了新的连接，在大鼠耳鸣的维持中起到重要作用。

（2）即刻早期基因

即刻早期基因（immediate early genes，IEGs）c-fos，能在静止细胞受到各种刺激时迅速表达。研究显示耳鸣大鼠的 *c-fos* 基因表达增多，且 FOS 蛋白在耳鸣模型大鼠听皮层中的表达显著增高，说明耳鸣大鼠出现神经元的异常电活动及神经元功能活动增加。从研究结果看来，FOS 蛋白不仅参与了耳鸣的发生，也反映了耳鸣动物听皮层中神经电活动的异常和功能可塑性的改变。

（3）细胞骨架活性调节基因

细胞骨架活性调节（activity regulated cyto-skeleton，ARC）基因是一种可被不同形式的神经活性迅速诱导的即刻早期基因，ARC 基因的动态表达对于听觉神经元持续产生并精确调控突触强度和细胞兴奋性有着重要的作用，因此，ARC 表达水平的降低对于听觉脑干神经元突触可塑性具有不利影响。研究显示耳鸣大鼠下丘神经元中 ARC 的 mRNA 表达水平显著上升，说明 ARC 蛋白参与了耳鸣大鼠听皮层的重塑。

（4）受体基因

耳鸣最常见的是源于脑干水平、皮质下区域（包括边缘系统）和皮层区域的中枢神经系统功能障碍。研究显示很多神经递质和受体也都与耳鸣相关。有学者对水杨酸诱导耳鸣的大鼠行多巴胺受体（dopamine receptor，DR）和大麻素受体（cannabinoid receptor，CR）的研究，结果显示水杨酸诱导耳鸣可能与耳蜗和许多耳鸣相关脑区 *DR1A* 基因 mRNA 表达增加有关，但与 *CR1* 基因 mRNA 表达减少有关。研究表明 N-甲基-D-天冬氨酸受体（N-methyl-D-aspartate receptor，NM-DAR）的活化在控制或影响突触可塑性中起重要作用。关于环氧合酶（COX）和 NMDAR 的基因表达，Hwang 等研究表明耳鸣小鼠在耳蜗和中脑中，COX-2 的 mRNA 表达略有下降，但 NR2B 的 mRNA 表达增加。贾明辉等报道大鼠听皮层的正常发育与 NMDAR 的亚型 NR2A 的表达升高有关，而耳鸣大鼠听皮层中 NR2A 的表达无论在数量上还是在染色体强度上都显著提高。谷氨酸代谢受体 7（glutamate metabotropic receptor 7，GRM7）可能与耳鸣严重程度有关。γ-氨基丁酸（GABA）受体的功能与耳鸣有关，Chan 等研究结果显示钝顶螺旋藻（spirulina platensis，SP）可以增加 *GRAβ3* 的基因表达来减轻水杨酸盐导致的耳鸣。螺旋藻可降低水杨酸诱导耳鸣中 *KCC2* 基因的表达。

（5） 钾循环途径相关基因

关于钾循环途径与耳鸣的相关性，Rajkowska 等对 128 例耳鸣患者和 498 例正常人的研究显示钾循环途径中的相关基因是引起耳鸣的潜在性因素，其中 *KCNE1* 和 *SLC12A2* 基因的 2 个变体存在显著关联：*KCNE1* 与独立于听力损失的耳鸣相关，*SLC12A2* 与噪声诱发的听力损失有关。水杨酸诱导耳鸣可能与 *KCC2* 基因 mRNA 表达增加有关，但与耳蜗及部分耳鸣相关脑区 *NKCC1* 基因 mRNA 表达无关。

（6） 神经营养因子和肿瘤坏死因子

胶质细胞源性神经营养因子（glial cell line-derived neurotrophic factor，GDNF）和脑源性神经营养因子（brain derived neurotrophic factor，BDNF）在中枢听觉通路和内耳的早期发展中起着关键作用。研究显示 GDNF 和 BDNF 与耳鸣存在正相关，在 BDNF 发生错义突变的携带者中，与听力损失关联的耳鸣发生风险显著降低。神经营养因子与皮质和海马的神经再生缺陷有关系。在耳鸣病因学中，BDNF 等神经营养因子扮演着重要角色。但据 Coskunoglu 等报道 BDNF 基因多态性与耳鸣无相关性。

王秋菊教授在研究耳鸣基因方面做出了非常多的贡献，同时综述列举了近些年与耳鸣相关的基因研究，研究主要涉及耳鸣与生长相关蛋白、即刻早期基因、细胞骨架活性调节基因、受体基因、钾循环途径相关基因和神经营养因子等。然而，尽管近几年的数据强调了遗传因素在耳鸣中的重要作用，但缺乏与任何特定遗传位点的强相关性，并且缺少具有统计学意义的遗传学研究。有些基因被认为是耳鸣的候选基因，但后续研究没有发现或未能证实先前报道的相关性，缺乏可重复性的主要原因可能是群体分层或病例与对照之间的差异。研究对象的选择可能产生选择偏倚、假阳性或无意义的结果。

综上，耳鸣易受多种因素影响，且致病机制并未形成完善统一的认识，相关基因导致耳鸣的证据还不足，耳鸣的致病基因和遗传模式需进一步研究和探讨，人类耳鸣相关基因的研究目前仍处于起步阶段。

参考文献

1. AAZH H, PURI B K, MOORE B C J. Parental separation and parental mental health in childhood and risk of insomnia in adulthood among patients with tinnitus. J Am Acad Audiol, 2020, 31(3): 217 – 223.

2. BASUT O, OZDILEK T, COŞKUN H, et al. The incidence of hyperinsulinemia in patients with tinnitus and the effect of a diabetic diet on tinnitus. Kulak Burun Bogaz Ihtis Derg, 2003, 10(5): 183 – 187.

3. PULEC J L, PULEC M B, MENDOZA I. Progressive sensorineural hearing loss, subjective tinnitus and vertigo caused by elevated blood lipids. Ear Nose Throat J, 1997, 76 (10): 716 – 720, 725 – 726, 728.

4. PASCHOAL C P, AZEVEDO M F. Cigarette smoking as a risk factor for auditory problems. Braz J Otorhinolaryngol, 2009, 75(6): 893 – 902.

5. 邵茵, 黄娟, 李明. 1240 例耳鸣患者的临床表现分析. 中华耳鼻咽喉头颈外科杂志, 2009, 44(8): 641 – 644.

6. HEBERT S, CANLON B, HASSON D, et al. Tinnitus severity is reduced with reduction of depressive mood: a prospective population study in Sweden. PloS One, 2012, 7 (5): e37733.

7. 贾若, 刘博, 成雷, 等. 耳鸣患者睡眠质量的临床分析. 临床耳鼻咽喉头颈外科杂志, 2019, 33(10): 961 – 965.

8. GILLES A, VAN CAMP G, VAN DE HEYNING P, et al. A pilot genome-wide association study identifies potential metabolic pathways involved in tinnitus. Front Neurosci, 2017, 11: 71.

9. SU W L, ZHAO D A, GAO X Q, et al. Expression of growth-related protein-43 and cytoskeletal activity regulatory protein in auditory cortex of tinnitus model rats. J Audiol Speech Dis, 2010, 18(4): 320 – 323.

10. 魏婷婷, 赵德安, 高兴强, 等. 早期耳鸣和持续耳鸣对大鼠听觉中枢 GAP43 和

Egr-1 基因表达的影响及变化. 中国中西医结合耳鼻咽喉科杂志, 2011, 19(3): 141 – 145.

11. 胡守森, 黄治物, 吴皓, 等. 水杨酸盐诱发大鼠听皮层中 Egr-1 基因表达的改变. 听力学及言语疾病杂志, 2012, 20(6): 561 – 565.

12. HWANG J H, CHAN Y C. Expression of dopamine receptor 1a and cannabinoid receptor 1 genes in the cochlea and brain after salicylate-induced tinnitus. ORL, 2016, 78(5): 268 – 275.

13. HAEDER H F, FLOOK M, APARICIO M, et al. Biomarkers of presbycusis and tinnitus in a portuguese older population. Front Aging Neurosci, 2017, 9: 346.

14. CHAN Y C, WANG M F, HWANG J H. Effects of Spirulina on GABA receptor gene expression in salicylate-induced tinnitus. Int Tinnitus J, 2018, 22(1): 84 – 88.

15. HWANG J H, CHAN Y C. Expressions of ion co-transporter genes in salicylate-induced tinnitus and treatment effects of Spirulina. BMC Neurol, 2016, 16(1): 159.

16. COSKUNOGLU A, ORENAY-BOYACIOGLU S, DEVECI A, et al. Evidence of associations between brain-derived neurotrophic factor (BDNF) serum levels and gene polymorphisms with tinnitus. Noise Health, 2017, 19(88): 140 – 148.

17. HWANG J H, HUANG D C, LU Y C, et al. Effects of tumor necrosis factor blocker on salicylate-induced tinnitus in mice. Int Tinnitus J, 2017, 21(1): 24 – 29.

18. VONA B, NANDA I, SHEHATA-DIELER W, et al. Genetics of tinnitus: still in its infancy. Front Neurosci, 2017, 11: 236.

19. LOPEZ-ESCAMEZ J A, AMANAT S. Heritability and genetics contribution to tinnitus. Otolaryngol Clin North Am, 2020, 53(4): 501 – 513.

20. 于澜, 王秋菊. 耳鸣相关基因研究进展. 中华耳科学杂志, 2020, 18(4): 763 – 767.

中医药诊治在耳鸣领域中的地位及价值

94. 中医治疗耳鸣已经有很久的历史

中医治疗耳鸣具有以下特点：一是强调个体化治疗，病可能相同，但患者不同，就要用不同的方法治疗，不能千篇一律；二是注重整体调节，强调包括饮食、心理疏导在内的整体综合调节，而不是单纯针对耳鸣本身进行对症治疗；三是治疗方法简单、方便、价廉，不良反应小，易为患者所接受，尤其是容易为中国的患者所接受。在我们"耳鸣综合诊疗方案"诊疗体系里，其属于对症治疗的内容之一。

中医治疗耳鸣的方法主要有中药治疗、针、灸治疗等，这些方法既可单独使用，也可联合使用，在临床有一定疗效，但也不能将其视作包治百病，因为从最早提到耳鸣的《黄帝内经》到后来将耳鸣、耳聋记为疾病的《诸病源候论·二十九卷（公元610年）》，亦无推荐明确有效的主要方剂。后世医家对耳鸣、耳聋的认识多沿袭《黄帝内经》中病机理论，随后均将耳鸣、耳聋视为同一疾病。清代《杂病犀烛》中明言："耳鸣者，聋之渐也，惟气闭而聋者，则不鸣，其余诸般耳聋，未有不先耳鸣者。"此论述中，将耳鸣、耳聋的关系绝对化，认为耳鸣乃耳聋的早期症状。由于历史的局限性，此见解同现代耳鼻咽喉科研究成果有相左之处。不难发现，医学文献中多有错误之处，我们需仔细甄别。

而中医医学文献中关于耳鸣、耳聋的文献记载虽浩繁，却不够系统全面，因此需要从各历史时期的背景下了解，并结合耳鸣、耳聋文献进行简单梳理，期望加深对各个年代中医关于耳鸣、耳聋不同论述的形成及演变过程的认识，进而更好地古为今用。

医学的发展经历了理论与实践医学统一时期（秦至西汉，前246—24年）、内外诸科医学发展时期（东汉至西晋，25—316年）、门阀与山林医家分掌医权的医学成熟时期（南北朝，317—581年）、医学充实时期（隋朝至两宋，581—1278年）、医学衰变时期（1115—1367年），以及医学屡守时期（明至清鸦片战争，1368—1840年）。现存明清两朝关于耳鸣、耳聋的论述记载最为丰富，但这并不代表此时期对耳鸣、耳聋的认识取得了突飞猛进的进步。出现此情况原因有二：一是印刷术发展，使得文化传播形式更加多样化；二是明清两代距离现代并非异常久远，而数量的庞大意味着其中阙误之处更多。

在中医的发展历史中，对耳鸣、耳聋的重视不及内伤杂病，此原因有二：一为疾病重视程度与社会发展息息相关，古代人民生活水平较低，所重视的疾病多是对日常生活影响极大的疾病，如伤寒传染类疾病；二为古代人民生活较为质朴，思想较为单纯，其发病率远低于今日。现代社会由于环境噪声污染、生活节奏过快、压力过大、用脑用眼过度等各种复杂因素，以及饮食多元化、食醇甘厚腻、过量饮酒、进食夜宵等，耳鸣、耳聋的发病率不断提高，同样也越发被重视。

耳鸣，首次记载于春秋战国（前707—前221年）《黄帝内经》中，如"所谓耳鸣者，阳气万物盛上而跃"。提出的"肾主耳"，是从肾论治耳鸣的思想启蒙。《灵枢·口问》中也提到："耳者，宗脉之所聚也，胃中空则宗脉虚，虚则下……故耳鸣。"提出脾胃虚损与耳鸣相关。汉代张仲景（前707—前221年）的《伤寒杂病论》中对耳鸣的论述较少。秦汉时期是耳鸣理论的发展奠基时期。

晋代皇甫谧（282年）《针灸甲乙经》最早记载"蝉鸣"；延承、补充《黄帝内经》理论，以针刺治疗为主"耳聋鸣，头颔痛，耳门主之"。在隋代巢元方（610年）的《诸病源候论》中，耳鸣首次作为病名出现；仍以"肾虚"为主病机，提出"导引法"；认为"肾气通于耳，足少阴，肾之经，宗脉之所聚。劳动经血，而血气不足，宗脉虚……故为耳鸣"。唐代孙思邈（625—682年）在《千金备急要方》和《千金翼方》中提出病机皆源于肾虚，"治耳聋鸣汁出，皆由肾寒"的观点。唐代王焘（625—682年）的《外台秘要》载耳鸣方6首，多用外治法。晋唐时期是耳鸣证治理论的发展时期。

宋代政府编纂（992年）《太平圣惠方》，描述了肾虚风邪入耳的病机，用药具有补中有散（肾虚者）、清中有泻（肾实热者）的特点。金代李东垣（1249年）的《脾胃论》认为内伤脾胃，百病由生。延续了《黄帝内经》之"头痛耳鸣，九窍不利，肠胃之所生也"的理论。元代朱丹溪（1347年）在《丹溪心法》中提出"阳常有余""阴常不足"理论，认为"阴虚少阳厥阴热多，属于热，病发耳鸣"。宋金元时期是耳鸣病因病机理论发展时期。

明代张景岳（1640年）在《景岳全书》中认为耳鸣当辨虚实，注意顾护人体阳气；灸法选用阳经穴位。明代楼英（1565年）在《医学纲目》中提出风火致鸣，张璐（1695年）在《张氏医通》中提出耳鸣发病具有多重因素，如年高肾虚、饮酒过度、中气虚弱、肝胆气实、肾虚火动、血虚有火、阴血不足等。明清时期是多元化、创新发展的时期。

由此可见，直至宋代，耳鸣病机大多以肾虚为主，后期随着理论思想的进步，出现了多元化的发展，耳鸣疾病的复杂性逐渐被历代医家发现。

95. 耳鸣中医内治法丰富，健脾益肾通窍是内治法学术思想的创新

（1）虚实辨证论治

1）明代张景岳（1640 年）在《景岳全书》中提出："耳鸣当辨虚实。"凡暴鸣而声大者多实，渐鸣而声细者多虚；少壮热盛者多实，中衰无火者多虚；饮酒厚味素多痰火者多实，质清脉细素多劳倦者多虚；实闭者少，而虚闭者多。

2）清代林佩琴（1839 年）在《类证治裁》中提出："由痰火者其鸣甚，由肾虚者其鸣微。"

3）清代唐宗海（1873 年）在《医学见能》中云："耳虽肾窍辨声音，绕耳游行是胆经，时辈不知清木火，漫将滋肾诩高明。"提出了清肝胆火（实火）治疗耳鸣。

（2）脉诊辨证论治

隋代巢元方（610 年）在《诸病源候论》中介绍了耳鸣的诊脉辨证方法：

左手气口脉浮沉俱虚，"此为血气虚损，宗脉不足，病若耳鸣嘈嘈，眼时妄见光，此是肺与大肠俱虚也"。——寸脉

左手神门脉虚，"为膀胱虚也，肾与膀胱合病，苦耳鸣，忽然不闻，时恶风"。——关脉

（3）脏腑辨证论治

目前关于耳鸣证型的研究呈多样性，笔者团队前期结合中医有关耳鸣论述文献整理、临床研究论著报道及专家辨证，将耳鸣证型按照临床总结排序为七大类：外邪侵袭、痰火郁结、气滞血瘀、肝火上扰、脾胃虚弱、肾精亏损、气血亏虚。

1）外邪侵袭

主证：耳鸣骤起，病程较短，可伴耳内堵塞感或听力下降，或伴有鼻塞、流涕、头痛、咳嗽等。舌质淡红，苔薄白，脉浮。

证候分析：风邪侵袭，肺失宣降，风邪循经上犯清窍，与气相击，故骤起耳鸣；风邪阻络，经气痞塞，则耳内堵塞，甚至听力下降；风邪导致肺的宣降功能失调，故鼻塞、流涕、头痛、咳嗽；舌质淡红、苔薄白、脉浮均为风邪袭表之象。

治法：疏风散邪，宣肺通窍。

方药：芎芷散加减。方中川芎、白芷、细辛善散头面之风邪；桂枝、生姜、葱白、苏叶诸辛温之药疏散风寒；陈皮、制半夏、苍术、厚朴、木通化痰祛湿；石菖蒲芳香通窍；炙甘草调和诸药。本方适用于风邪夹寒湿侵袭所致的耳鸣。若湿邪不明显，可去半夏、苍术、厚朴、木通；若偏于风热，可选用桑菊饮加减。

2）痰火郁结

主证：耳鸣如蝉，中耳胀闷，头重如裹，胸脘满闷，咳嗽痰多，口苦或淡而无味，大便秘结，小便黄，舌质红，苔黄腻，脉弦数。

证候分析：痰湿困结中焦，升降失调，湿浊之气上蒙清窍，故耳鸣、耳中胀闷、头重如裹；痰湿中阻，气机不利，则胸脘满闷；痰湿阻肺，宣降失职，则咳嗽痰多；痰湿困脾，运化失司，则口淡无味、大便不爽；痰湿郁久化火，舌苔黄腻、脉弦滑为内有痰火之象。

治法：祛湿化痰，清热宣通。

方药：涤痰汤加减。方中半夏、胆南星、竹茹化痰降浊；人参、茯苓、甘草健脾祛湿；橘红、枳实化痰理气；石菖蒲芳香化湿通窍，黄芩清热宣通。诸药合用，共收祛湿化痰、理气健脾、升清降浊、清热宣通之功。若口淡、纳呆明显，可加砂仁以醒脾开胃，兼芳香化湿；若失眠，可加远志、合欢皮以安神。

3）气滞血瘀

主证：病程可长可短，耳鸣或耳聋如塞，或伴有耳流陈血，或见耵聍与陈血胶结，或有爆震史，面色黧黑，舌质紫暗或有瘀斑、瘀点，苔薄，脉涩。

证候分析：肝郁气滞或脾失运化，气机运化不畅，痰浊内生阻滞气机，可见耳鸣或耳聋如塞；气滞则血运不行，久则气滞血瘀、耳窍不通，瘀血外溢脉络，可见耳流陈血，或见耵聍与陈血胶结、面色黧黑；瘀血阻滞，可见舌质紫暗或有瘀斑、瘀点，苔薄，脉涩。

治法：疏肝理气，通窍活血。

方药：通窍活血汤加减。方中麝香为君，芳香走窜，通行十二经，开通诸窍，和血通络；桃仁、红花、赤芍、川芎为臣，活血消瘀，推陈致新，疏通耳窍；姜、枣为佐，调和营卫，通利血脉；老葱为使，通阳入络。诸药合用，共奏活血通窍之功。若耳痛，可加延胡索行气止痛。

4）肝火上扰

主证：耳鸣的起病或加重与情志抑郁或恼怒有关，胸胁胀痛，夜寐不宁，头痛或眩晕，口咽干苦，舌红，苔黄，脉弦。

证候分析：情志抑郁或恼怒则肝气郁结、气机阻滞、升降失调，浊气上干清窍，故耳鸣、头痛、眩晕；肝郁气滞、气机不利，则胸胁胀痛；肝郁化火、内扰心神，则夜寐不宁、口咽干苦；脉弦主肝病。

治法：疏肝解郁，清热泻火。

方药：丹栀逍遥散加减。方中柴胡疏肝解郁；白芍、当归养血柔肝；茯苓、白术、甘草健脾；生姜、薄荷助柴胡疏肝，丹皮、栀子清肝降火；失眠严重者，可加酸枣仁、远志以安神；大便秘结者，可加大黄以泄热。

5）脾胃虚弱

主证：耳鸣的起病或加重与劳累或思虑过度有关，或在下蹲站起时加重，倦怠乏力，少气懒言，面色无华，纳呆，腹胀，便溏。舌质淡红，苔薄白，脉弱。

证候分析：劳倦、思虑伤脾，脾胃虚弱，清阳不升，浊阴不降，宗脉空虚，故耳鸣；脾虚则气血生化不足，故倦怠乏力、少气懒言、面色无华；脾胃虚弱，运化失职，则纳呆、腹胀、便溏；舌质淡红、苔薄白、脉弱为气虚之象。

治法：健脾益气，升阳通窍。

方药：益气聪明汤加减。方中人参、黄芪、甘草健脾益气；升麻、葛根、蔓荆子升阳通窍；白芍敛肝以防升散太过；黄檗反佐以防参、芪之温燥。若兼湿浊而苔腻者，可加茯苓、白术、砂仁以健脾祛湿；若手足不温者，可加干姜、桂枝以温中通阳；若夜不能寐者，可加酸枣仁以安神。

6）肾精亏虚

主证：耳鸣日久，耳鸣如蝉，昼夜不息，安静时尤甚，听力逐渐下降，或见腰膝酸软、虚烦失眠、头晕眼花、发脱或齿摇、夜尿频多、性功能减退、畏寒肢冷。舌质淡胖，舌红少苔，脉细弱或细数。

证候分析：肾精亏虚，精不化气，肾气不足，无力鼓动阳气上腾温煦清窍，故耳鸣、头晕眼花；腰为肾之府，肾精不足，府失所养，则腰膝酸软；肾主骨，发为肾之余，肾虚则发脱齿摇；肾主水及生殖，肾气不足，则夜尿频多、性功能减退；元阳不足，不能温煦肌肤，则畏寒肢冷；舌质淡胖、舌红少苔、脉沉细弱或细数为肾精不足之象。

治法：补肾填精，滋阴补肾。

方药：六味地黄丸加减。方中熟地补肾填精；因肝肾同源，故用山萸肉、丹皮补肝清肝；山药、茯苓健脾，补后天以滋先天；泽泻引药入肾经。肢冷体寒可加附子、桂枝温阳化气。夜尿频多者，可加益智仁、桑螵蛸以固肾气；虚阳上浮而致口苦、咽干者，可加磁石、五味子以潜阳、纳气归肾。

7）气血亏虚

主证：耳鸣的起病或加重与精神压力过大有关，或见倦怠乏力，声低气怯，心烦失眠，惊悸不安，注意力不能集中，面色无华。舌质淡，苔薄白，脉细弱。

证候分析：长期精神紧张或压力过大，则气血暗耗，不能濡养清窍，故易产生耳鸣；气血亏虚，运化无力，则倦怠乏力、声低气怯；阴血不足，虚阳独亢，阳不入阴，则心烦失眠；心神有赖心血的滋养，气血不足，神不守舍，则惊悸不安、注意力不能集中；气血不荣，则面色无华；舌质淡、苔薄白、脉细弱为血虚之象。

治法：益气养血，宁心通窍。

方药：归脾汤加减。方中黄芪、党参、白术、炙甘草健脾益气；当归、龙眼肉养血和营；茯神、远志、酸枣仁养心安神；木香理气，使补而不滞；生姜、大枣调和脾胃，以资生化。诸药合用，能益气养血、宁心通窍。若心烦失眠、惊悸不安较重者，可加龙齿以镇静安神；若阴血不足，虚阳上扰，心肾不交者，可配合交泰丸（由黄连、肉桂组成）。

（4）经络辨证论治

耳朵最重要的经脉有两条：三焦经和胆经。其中，胆经与耳鸣发病密切相关。胆经不畅表现为头痛、耳鸣、眩晕、口苦。另外，针刺大肠经也可起到治疗耳鸣的作用（表7）。

表7　耳朵的重要经脉

经络	条文	出处
足少阳胆经	"胆足少阳之脉……其支者。从耳后入耳中，出走耳前。"	《黄帝内经》
手少阳三焦经	"手经少阳三焦脉……此经少血还多气，是动耳鸣喉肿痹"	《针灸大成》
手阳明大肠经	"诊其右三手脉，寸口名曰气以前脉，浮则为阳，手阳明大肠脉也；沉则为阴，手太阴肺脉也。阴阳俱虚者，为血气虚损，宗脉不足，病苦耳鸣嘈嘈，眼时妄见光。"	《诸病源候论》

(5) 脏腑辨证学术思想

2005 年成立名医工作室，笔者带领团队经过 20 余年临床研究，从祖国医学角度，基于"健脾益肾通窍"的理论，结合现代医学"耳鸣中枢机制"，从"针药同治""神经重塑"角度出发，归纳出中西医结合的耳鸣综合疗法治疗耳鸣的理论体系，并实现了全国范围内的推广应用。"健脾益肾通窍"理论涵盖"脾""肾""窍"3 个层面的内容。"益肾"旨在滋补先天，肾为先天之本，开窍于耳。《灵枢·脉度篇》言："肾气通于耳，肾和则耳能闻五音矣。"肾藏精，精气濡养全身，耳与肾相通，肾脏不足，耳窍失养则发为耳鸣。"健脾"旨在补益后天，脾为后天之本，运化精微，濡养全身。脾虚则精微不布，耳窍失养发为耳鸣。笔者临床研究发现现代人的生活节奏快，饮食作息不规律，耳鸣患者往往以脾虚为主，经过大量的临床研究，注重补脾。"通窍"有两层含义："耳窍"和"脑窍"。"耳窍"，即耳，通过健脾益肾疏通耳窍治疗耳鸣。"脑窍"，即"脑"，脑为清窍，脑窍藏精，为奇恒之腑，清灵为脑窍的本性。《医述·杂证汇参》言："脑髓纯者灵，杂者钝。"脑之清阳根于肾，赖于脾后天之濡养。脑窍藏神，具有主宰人体神志、情感、运动等功能。随着对耳鸣中枢机制研究的深入，笔者团队发现耳鸣与大脑的认知功能存在密切的相关性，不同分类方式及干预状态下，耳鸣患者相应脑区脑功能存在异常的功能状态。结合现代生活背景下耳鸣患者多为脾肾阴虚的现状，基于"健脾益肾通窍"理论，开展脾虚耳鸣的亚型分析、补中益气汤治疗脾虚型耳鸣、五音疗法之角调和羽调治疗脾肾虚耳鸣、肾精亏损型耳鸣患者 fMRI 脑功能分析指导下重复经颅磁刺激（rTMS）治疗等，均有显著的临床疗效。联合耳聋左慈汤滋补肾阴，耳鸣 1 号、2 号方健脾疏肝清虚热，"鸣安方"健脾安神，病证结合选穴，耳迷根穴位注射，电针针刺脾肾经穴等"针药结合"的方法，并提出"神经重塑"是耳鸣患者从发病、认知、焦虑、适应到缓解全过程的中枢改变及体现。笔者将"健脾益肾通窍"理论融入中西医结合耳鸣综合疗法，运用该疗法治疗 4288 例耳鸣患者，总体有效率从 69.22% 提升到 91.53%。

综上，笔者提出"健脾益肾通窍"理论，将中医辨证辨病应用于耳鸣的治疗中。

96. 耳鸣中医外治法是一条重要诊疗途径

适应证：对于长期慢性耳鸣患者，合并有其他身体不适症状（如消化功能障碍、心慌等）者，对证取穴。

（1）针刺

针刺处方依据全国高等中医药院校规划教材（第九版）高树中、杨骏主编的《针灸治疗学》及本课题组研究经验，采用"治鸣六穴"方案施治。穴位定位参照《中华人民共和国国家标准·腧穴名称与定位》（GB/T 12346—2006）（2006 年）。临床针刺操作参照新世纪（第 2 版）全国高等中医药院校规划教材沈雪勇主编的《经络腧穴学》，每个穴位皆针刺双侧。

针刺穴位：听会、率谷、太溪、太白、翳风、支沟。

穴位定位及操作：

① 听会（GB 2）

定位：在面部，当耳屏切迹的前方，下颌骨髁状突的后缘，张口有凹陷处

操作：张口，直刺 0.5～1.0 寸

② 率谷（GB 8）

定位：在头部，当耳尖直上入发际 1.5 寸，角孙直上方

操作：平刺 0.5～0.8 寸

③ 太溪（KI 3）

定位：在足内侧，内踝后方，当内踝尖与跟腱之间的凹陷处

操作：直刺 0.5 ~ 1.5 寸

④ 太白（SP 3）

定位：在足内侧缘，当足大趾本节（第 1 跖趾关节）后下方赤
白肉际凹陷处。

操作：直刺 0.5 ~ 1.0 寸

⑤ 翳风（SJ 17）

定位：在耳垂后方，当乳突与下颌角之间的凹陷处

操作：直刺 0.8 ~ 1.2 寸

⑥ 支沟（SJ 6）

定位：在前臂背侧，当阳池与肘尖的连线上，腕背横纹上 3 寸，
尺骨与桡骨间

操作：直刺 0.5 ~ 1.0 寸

针灸针：华佗牌一次性无菌针灸针；生产厂家：苏州医疗用品长有
限公司。生产许可证标号：苏食药监械生产许 20010020 号。注册证编号：
苏械注准 20162270970。规格：ϕ 0.25 mm × 25 mm、ϕ 0.25 mm × 40 mm。

针刺操作。①消毒：操作者手部进行消毒，患者选择合适体位
（一般为仰卧位），用酒精棉球对相应腧穴部位进行消毒；②进针与行
针：按每个穴位常规操作要求进针，得气后，所有腧穴行平补平泻手
法；③留针：留针时间为 20 min；④出针：出针后用无菌干棉球按压针
孔片刻即可。

针刺治疗每天 1 次，每周 5 次，连续 1 个月。

(2) 电针根据前期针刺治疗耳鸣经验选择穴位。

主穴：听会、率谷、晕听区、中渚、阳陵泉。

辨证加减取穴：肝火上扰型，加行间、太冲；脾胃虚弱型，加中脘、足三里；肾精亏损型，加肾俞、太溪；气血亏虚型，加足三里、气海；痰火郁结型，加内庭、丰隆；气滞血瘀型，加三阴交、气海；外邪侵袭型，加风池、合谷。

随症状加减：失眠加安眠、神门；心烦加太冲、内关。听会、率谷、晕听区取患侧，其他穴位取双侧，定位参照《腧穴名称与定位》。

操作：①连接电针：选患侧晕听区及患侧听会连接电针正负两级（正负两级的连接禁止跨越人体中线），选择 2 Hz 的连续波，强度从 0 缓慢增加至患者能耐受的最大强度。②留针时间：20 分钟。研究发现，运用电针联合 rTMS 改善耳鸣患者睡眠疗效优于电针治疗及 rTMS 治疗（图 37）。

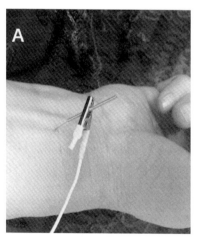 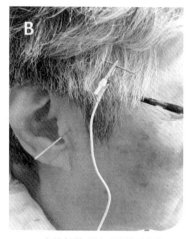

A：电针刺内关穴　　　　　　　B：电针刺晕听区及耳前听宫穴

图 37　电针治疗耳鸣（彩图见彩插 19）

（3）穴位注射

穴位注射是将药物注射于腧穴的一种方法，兴起于 1950 年左右，是针灸经络腧穴理论与药物疗效结合起来的一种外治方法。检索近 5 年关于耳鸣穴位注射的研究，发现常用穴位有：耳迷根、率谷、耳门、听宫、听会、翳风、颅息、后瘈脉、角孙、中渚、太溪、侠溪（或单用或联合取穴）；常用药物有：丹参注射液、天麻素、银杏叶提取物、葛根素、红花注射液、金纳多注射液、复方麝香注射液、利多卡因注射液、维生素 B_{12}、人胎盘组织液（或单用或混合用药）（图38）。

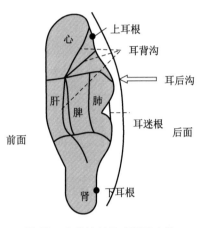

图38 穴位注射治疗耳鸣穴位

选穴：笔者团队目前穴位注射治疗耳鸣选用耳迷根穴（耳轮脚后沟的耳根处）。

药物：丹参注射液 0.8 mL + 利多卡因注射液 0.2 mL（或曲安奈德注射液 0.2 mL + 利多卡因注射液 0.3 mL）。

操作方法：患者取坐位，操作者用 5 mL 注射器抽取药物 1 mL，左手向前牵拉耳郭，同心圆法由内向外消毒耳根乳突局部皮肤，右手持针，针刺方向与皮肤表面垂直，进针时针头斜面朝向皮肤，进针至针下有抵抗感，并得气有酸麻胀痛感，回抽无血后缓缓注入药物 0.5 mL，单侧耳鸣者取患侧，双侧及颅鸣者取双侧。

（4）耳穴贴压

耳穴贴压疗法是以全息理论为指导，通过王不留行籽或耳针刺激耳穴来调节相应身体脏腑疾病的治疗方法。常选用的耳穴有神门、外门、内耳、耳中、听宫、听会等，用王不留行籽压贴双侧耳郭治疗耳鸣，嘱患者每天按压 3 ~ 5 次，每次按 2 ~ 3 分钟，以耳穴发热或有热痛酸胀感为度，临睡取耳贴，第二天重贴。15 天为疗程，休息 2 天再行第 2 疗程。

（5）穴位埋线

穴位埋线是将药线埋在穴位内产生长久刺激作用的一种中医外治法，兴起于 2000 年左右。优点是对穴位产生一种缓慢、柔和、持久、良性的"长效针感效应"，长期发挥疏通经络作用，达到"深纳而久留之，以治顽疾"的效果。采用埋线治疗神经性耳鸣，常用一些项背部穴位，如患侧截风、风池、颈夹脊穴、双肝俞穴等。7 天 1 次，4 次为 1 个疗程，治疗 3 个疗程。

（6）脐针

脐针疗法是以全息理论为指导，仅取神阙来调节相应身体脏腑疾病的治疗方法。

进针部位：①脐蕊：脐中央朝外凸出的瘢痕状组织；②脐壁：脐孔的周缘壁称；③脐谷：脐壁与脐蕊相连的皮肤凹陷。

进针原则：①寻找压痛点；②寻找皮下结节；③洛书全息进针。

（7）针药结合

辨证论治给予"健脾鸣安方"或"益肾鸣安方"、"治鸣六穴"。

脾胃虚弱型耳鸣患者采用"健脾鸣安方"，组方：炙甘草 9 g、淮小麦 15 g、大枣 9 g、茯神 15 g、酸枣仁 18 g、黄芪 15 g、党参 15 g、白术 10 g。方中小麦能和肝阴之客热，而养心液，且有消烦利溲止汗之功，故以为君；甘草泻心火而和胃，黄芪、党参、白术补气健脾，共为臣；茯神、酸枣仁养心安神助眠为佐；大枣调胃，而利其上壅之燥，故以为使。结合"治鸣六穴"联合治疗。

肾精亏损型耳鸣患者采用"益肾鸣安方"，组方：炙甘草 9 g、淮小麦 15 g、大枣 9 g、茯神 15 g、酸枣仁 18 g、熟地黄 15 g、菟丝子 10 g、茯苓 9 g。方中小麦能和肝阴之客热，而养心液，且有消烦利溲止汗之功，故以为君；甘草泻心火而和胃，熟地黄、菟丝子补肾填精，茯苓健脾利湿，共为臣；茯神、酸枣仁养心安神助眠为佐；大枣调胃，而利其上壅之燥，故以为使。结合"治鸣六穴"联合治疗。

（8）敷贴疗法

将吴茱萸研成细末，并分包。取吴茱萸末包，加食醋适量，调成较湿丸状用防水胶布贴敷于涌泉穴，双耳同患敷双侧，单耳则敷对侧，然后穿上较紧袜子，次晨取下。每晚 1 次，连续 14 天。

（9）艾灸

艾灸是以艾为主要施灸材料，点燃后在体表穴位或病变部位烧灼、温熨，借其温热作用和药物作用治疗疾病的一种外治方法。施灸部位：唐朝灸法治疗耳鸣主要在外耳道（《千金翼方》云："治耳疾，以截箭杆二寸，内耳中，以面拥四畔，勿令泄气，二灸筒上七壮。"）；清朝时期则有在穴位施灸（《绳墨》云："气充盛则耳聪，肾气虚败则耳聋，肾气不足则耳鸣，肾气结热则耳聋。经谓耳为肾窍，肾虚耳聋宜灸肾俞，耳鸣宜灸风池。初患者先灸百会为是。"）。目前临床多用温针灸侠溪、中诸、翳风、听会治疗中耳炎导致的耳鸣；风邪袭络型配风池、外关；痰浊积聚型配丰隆、足三里；肝肾阴虚型配太溪、三阴交。每日 1 次，20 日为 1 个疗程。先温灸外耳道治疗肾虚耳鸣，再依次温灸肾俞、命门、三阴交、太溪，每穴各灸 10 分钟，每日 1 次，连续温灸 1 个月为 1 疗程。

（10）中药外治

中药塞耳为外耳道塞药治疗耳部疾患的一种方法。

中药选用：①单味药：生地黄（《肘后备急方》云："生地黄切，以塞耳，日十数易。"）；②药方：唐朝孙思邈《千金翼方》载："蓖麻、杏仁、桃仁、巴豆仁、石盐、附子、菖蒲、磁石、薰陆香、松脂、通草等混合起来制成枣核大的丸剂，用棉裹塞耳中治疗耳鸣。"但目前临床极少使用外耳道塞药之法。

97. 推拿也可治疗耳鸣

（1）揉法在颈肩部放松治疗耳鸣

医者立于耳鸣者患侧，四指推法或拿揉法沿颈椎两侧治疗。在 C_2 ~ C_4 两侧寻找敏感压痛点，重点按揉风池、完骨、翳风、耳门、听宫、听会等穴。

（2）推耳后曲线推弓穴

沿耳后手少阳三焦经推耳后曲线推弓穴，拇指推法，单侧自上而下约 30 次/分。颈椎斜扳法，整复后小关节错位。

鸣天鼓法最早见于丘处机的《颐身集》："两手掩耳，即以第二指压中指上，用第二指弹脑后两骨做响声，谓之鸣天鼓（可去风池邪气）。"《内功图说·十二段锦总诀》有："左右鸣天鼓。二十四度闻。"唐代孙思邈的《养生铭》中就明确提到"亥寝鸣天鼓，寅兴嗽玉津"。此法具有疏通经络、运行气血的作用（图39，图40）。

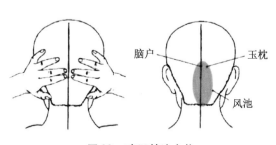
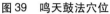

脑户　　　玉枕

风池

图39　鸣天鼓法穴位

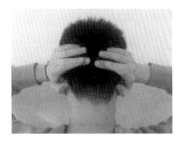

图40　鸣天鼓法治疗耳鸣

（4）导引

导引是指患者通过自己主动做一些特定的动作来达到疏通经络、调和阴阳的目的的一种治疗方法。吹肾气诀治疗耳鸣，六字诀：肾为水病主生门，有病尪羸气色昏。眉蹙耳鸣兼黑瘦，吹之邪妄立逃奔。

(5) 按跷

按跷是指医者用自己的双手或肢体其他部位作用于经络、腧穴或病变部位以疏通经络、调和阴阳气血的方法。选用穴位：指揉双侧晕听穴、患侧耳门、听宫、听会、翳风等。

98. 中医药诊疗的经验及应用

心神失养

主证：精神恍惚，常悲伤欲哭，不能自主，心中烦乱，睡眠不安，甚则言行失常，呵欠频作，舌淡红苔少，脉细微数。其病机因五志化火伤阴，致内脏阴液不足而发。

选方：可用甘麦大枣汤加味，甘麦大枣汤记载于《金匮要略》，为汉代张仲景所创，专治"脏躁"而设。"妇人脏躁，喜悲伤欲哭，象如神灵所作，数欠伸，甘麦大枣汤主之。"

(1) 现代适应证

为安神剂，具有养心安神、和中缓急之功效。主治脏躁。症见精神恍惚，常悲伤欲哭，不能自主，心中烦乱，睡眠不安，甚则言行失常，呵欠频作，舌淡红苔少，脉细微数。临床常用于治疗癔症、烦躁失眠、更年期综合征、神经衰弱、小儿夜啼等属心阴不足，肝气失和者。

(2) 医家方论

清代徐彬：小麦能和肝阴之客热，而养心液，且有消烦利溲止汗之功，故以为君；甘草泻心火而和胃，故以为臣；大枣调胃，而利其上壅之燥，故以为佐。盖病本于血，必为血主，肝之子也，心火泻而土气和，则胃气下达。肺脏润，肝气调，燥止而病自除也。补脾气者，火为土之母，心得所养，则火能生土也（《金匮要略论注》）。

清代尤怡：小麦为肝之谷，而善养心气；甘草、大枣甘润生阴，所以滋脏气而止其躁也（《金匮要略心典》）。

清代王子接：小麦，苦谷也。经言心病宜食麦者，以苦补之也。心系急则悲，甘草、大枣甘以缓其急也，缓急则云泻心。然立方之义，苦生甘是生法，而非制法，故仍属补心（《绛雪园古方选注》）。

清代陈念祖：此为妇人脏躁而出其方治也。麦者，肝之谷也，其色赤，得火色而入心；其气寒，秉水气而入肾；其味甘，具土味而归脾胃。又合之甘草、大枣之甘，妙能联上下水火之气而交会于中土也（《金匮要略浅注》）。

清代莫枚士：此为诸清心方之祖，不独脏躁宜之，凡盗汗、自汗皆可用。《素问》麦为心谷，《千金》曰麦养心气（《经方例释》）。

清代顾松园：此方以甘润之剂调补脾胃为主，以脾胃为生化气血之源也，血充则燥止，而病自除矣（《顾松园医镜》）。

（3）临床应用

1）脾胃虚弱：加黄芪 15 g、党参 15 g、白术 10 g，成"健脾鸣安方"。

2）肾精亏损：熟地黄 15 g、菟丝子 10 g、茯苓 9 g，成"益肾鸣安方"。

3）肝火上扰：烦躁易怒加龙胆草 6～9 g、白芍 6～9 g。

4）气滞血瘀：胸闷身痛不适加当归 6～9 g、香附 9 g。

5）痰火郁结：痰多怕热、大便黏等加黄芩 6～9 g、竹茹 6～9 g。

6）气虚亏虚：乏力、心悸等加黄芪 15～30 g，党参 9～15 g。

7）外邪侵袭：寒证加桂枝 6～9 g、生姜 3～6 g；热证加连翘 6 g、金银花 6 g。

笔者团队在前期耳鸣治疗中应用此方具有一定的疗效，患者睡眠改善、烦躁减轻，能更快地适应耳鸣。针对临床中多见的脾胃虚弱和肾精亏损型耳鸣患者，药方分别总结为"健脾鸣安方""益肾鸣安方"。

99. 五音疗法

五音疗法，就是根据中医传统的阴阳五行理论和五音对应，用角、徵、宫、商、羽5 种不同的音调的音乐来治疗疾病。在耳鸣的治疗中结合辨证，个体化地运用五音疗法，体现中医传统声疗与现代医学声治疗的结合（图41）。耳鸣常见证型选曲：

对于肝气郁结——角调式曲目；

对于脾胃虚弱——宫调式曲目；

对于肾精亏损——羽调式曲目。

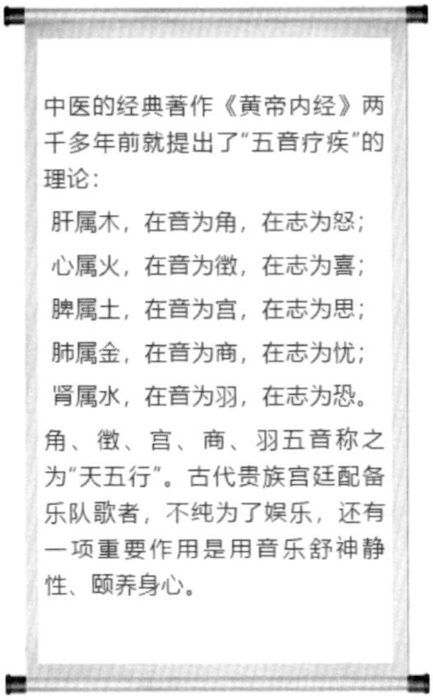

中医的经典著作《黄帝内经》两千多年前就提出了"五音疗疾"的理论：

肝属木，在音为角，在志为怒；

心属火，在音为徵，在志为喜；

脾属土，在音为宫，在志为思；

肺属金，在音为商，在志为忧；

肾属水，在音为羽，在志为恐。

角、徵、宫、商、羽五音称之为"天五行"。古代贵族宫廷配备乐队歌者，不纯为了娱乐，还有一项重要作用是用音乐舒神静性、颐养身心。

图41　五音疗法的理论基础

中医五行理论为"五音应五脏，五脏相音"。《素问·五脏生成篇》中说："夫脉之大小滑涩浮沉，可以指别；五脏之象，可以类推；五脏相音，可以意识；五色微诊，可以目察。"指出五脏在内而气象见于外，以五行之理可类而推之。首次把五音引入医学领域的是《黄帝内经》。《素问·阴阳应象大论》曰："肝在音为角，在志为怒；心在音为徵，在志为喜；脾在音为宫，在志为思；肺在音为商，在志为忧；肾在音为羽，在志为恐。"首次提出五音应五脏，将五音与五行、五脏及五志相对应联系在一起。五脏之相合于五音，五脏的精气的盛衰和功能的强弱通过声音表现于外，从而被医者察觉，协助诊病。陈春凤等人以五脏相音理论为指导，运用现代声诊采集和检测方法，采用样本熵方法对803 例五脏病变患者及 100 例健康人的声音信号进行采集和分析，发现在正常人和五脏疾病患者的声音信号中提取的样本熵值特征在多个时域频段均存在显著差异，为探索五音与五脏的生理病理关系，以及声诊客观检测和分析方法，将五脏相音理论用于临床实践，诠释了"闻而知之者，闻其五音，以别其病"。五音对应五脏，通过辨闻五音可以达到诊疗疾病的目的，反过来，我们也可以运用五音来调节脏腑功能，起到治疗疾病的作用。例如，临床上运用五行音乐治疗焦虑、抑郁障碍、自闭症、失眠、耳鸣、高血压病、癌痛、癌因性疲乏、卒中后运动性失语、脑瘫等疾病，均取得了较好的疗效。

（2）五行音乐的作用功效

角音属木，在脏为肝，在志为怒；具有木之升发、调达、舒畅等性质，因此，具有疏肝解郁、调畅气机等作用。其音舒展悠扬，代表曲目有《姑苏行》《胡笳十八拍》《江南丝竹乐》等。

徵音属火，在脏为心，在志为喜；具有火之温热、上升、光明等性质，因此，具有养心安神、温补心阳、通调血脉等作用。其音热烈欢快，代表曲目有《步步高》《紫竹调》《喜相逢》等。

宫音属土，在脏为脾，在志为思；具有土之生化、承载、受纳等性质，因此，具有健脾益气、升清降浊等作用。其音柔和悠扬，代表曲目有《春江花月夜》《平湖秋月》《十面埋伏》等。

商音属金，在脏为肺，在志为悲；具有金之沉降、肃杀、收敛等性质，因此，具有宣发肃降、行气利水等作用。其音高亢悲壮，代表曲目有《将军令》《黄河》《阳春白雪》等。

羽音属水，在脏为肾，在志为恐；具有水之下行、滋润、寒凉、闭藏等性质，因此，具有滋补阴阳、填精益髓等作用。其音苍凉柔润，代表曲目有《梅花三弄》《二泉映月》《平沙落雁》等。

（3）五行音乐治疗耳鸣的辨证选乐原则

①相应原则：根据五音应五脏，采用病变脏腑相应的音乐治疗耳鸣，如属肝气郁结证者，可采用角音治疗。②相生原则：根据五行相生

理论，虚则补其母，当一脏虚时，选择其母脏相对应的音乐以补之。如肺气虚时，可采用宫音进行治疗。③相克原则：根据五行相克理论，实则泻其子，一脏过胜，可选择其子脏相对应的音乐以平之。如肝阳上亢时，选择心音进行治疗。

100. 要真正理解中医药治疗耳鸣注重以人为本

以人为本是指以人的生活条件来分析和解决与人相关的一切问题，其核心内容就是尊重人，尊重人的特性和人的本质，把人作为手段与目的的统一，是关切现实人的命运和关怀人生价值取向的集中反映，是时代精神的核心。中医治病体现着以人为本，一人一方，即使两个人患的是同一种病，处方也会有不同，两个不同症状的患者医师处方一样的事情也经常发生，这就是中医常说的"同病异治"和"异病同治"。可以说中医师每给一位患者治病都是一个全新的探索。正是这一特点决定了中医是针对个人的医疗策略，是针对个体创造性的治疗。

明代医学家李中梓强调治病要"不失人情"，即在治病过程中体现人文关怀。他认为治病既有必须顺应的人情，更有不应迁就的人情。耳鸣治疗要以患者为中心，而不是以研究为中心，需要营造一个和谐的医疗环境。临床上很多听力正常的耳鸣患者常常具有心理问题，我们首先要消除患者对耳鸣的恐惧，摒弃"耳鸣不能治疗""耳鸣就是肾虚"等错误的观点。中医治疗耳鸣，依据"望、闻、问、切"来辨证，从而根据这四种渠道收集的信息来"论治"，很多耳鸣、耳聋患者看中医就询问是不是肾虚，是否需要吃六味地黄丸，甚至更有患者一旦出现耳鸣或耳聋就自行买六味地黄丸服用，殊不知耳鸣的发生与脏腑的虚损及外邪有诸多的联系。所以中医治疗耳鸣患者时必须循循善诱，然后从整理观念和辨证论治方面来疏导患者，关注除了耳鸣之外的诸多因素，比如情志、饮食及休息等，再加以中医药方法干预治疗，以期取得更好的疗效。

体质也体现在"以人为本"的治疗思路中，笔者团队前期围绕体质学说做了大量的工作，纳入标准的耳鸣患者总计有 1164 例，平和质（正常体质）515 例（44.24%），其中是平和质 292 例（25.08%），基本是平和质 223 例（19.16%）；偏颇体质（非正常体质）649 例（56.76%），其中气虚质 171 例（14.69%），阳虚质 342 例（29.38%），阴虚质 53 例（4.55%），气郁质 42 例（3.61%），血瘀质 20 例（1.72%），痰湿质 10 例（0.86%），湿热质 4 例（0.34%），特禀质 7 例（0.61%）。对每个个体的患者进行体质辨识，并融入治疗的思路中去。

总之，中医药强调辨证论治思想对耳鸣的指导作用，注重对患病个体的体质和发病特点进行针对性的治疗，中医药治疗耳鸣是在全身脏腑机能调理的基础上，来提高耳鸣患者生活质量，减低耳鸣对生活、工作和情绪的困扰。因此，中医药治疗耳鸣是以人为本，而非以病为本。

耳鸣动物模型的建立与检测

101. 耳鸣动物模型建立的背景

耳鸣的发病机制不明，是制约耳鸣研究的关键因素。研究耳鸣，一是在人身上；二是在动物身上。对人类的研究受到许多因素的制约，如不能给人造成伤害，或造成器官或组织的功能障碍；还有伦理方面的，有违目前伦理道德的科学研究是不能被大多数人，甚至整个社会所接受的，也是行不通的。用动物来研究耳鸣是必需的，也是必要的和可行的。目前已经有比较成熟的耳鸣动物模型，虽然这种动物模型有很大的局限性，但从无到有这本身就是一个巨大的突破。耳鸣是人的一种感觉，人可以用语言表达出来，动物没有语言，无法用语言表达其感受。因此，要想让动物表示其有耳鸣的感受，必须用条件反射的方法，通过动物的某种行为来判断动物有无耳鸣。当动物出现某种行为，则表示有耳鸣，如果某种行为不出现，则表明无耳鸣。在此之前，必须训练动物形成某种行为的条件反射。

Jastreboff 的耳鸣动物模型是耳鸣研究史上的重大进展，但仍有一些学者不承认这种模型。他们认为动物的耳鸣仍系实验者的推断或猜测，是否真有耳鸣难以客观判定。

　　耳鸣的发病机制尚不清楚，具体表现在许多方面。例如，很久以来人们都认为高血压可引起耳鸣，但临床上有的高血压患者有耳鸣，而有的高血压患者则无耳鸣。再比如，并非所有耳聋患者都有耳鸣，一部分人有耳鸣，另一部分人则无耳鸣。这其中的原因仍不知晓。耳鸣与高血压、颈椎病、耳蜗病变等并无一一对应的关系，并不存在必然的因果关系。耳鸣与个体的心理素质有很大关联，对耳鸣特殊敏感的人耳鸣可非常严重，对耳鸣不敏感的人，同样响度的耳鸣也不会产生什么临床症状。耳鸣与许多我们一直认为的所谓病因之间的因果关系仍不确定，值得我们深入研究和反思。

　　目前国内研究多以水杨酸类药物进行耳鸣诱导，依赖条件反射的建立来验证造模的效果，进而探讨耳鸣的机制与干预，此类方法虽然得到了广泛的应用，但其中一些问题值得进一步探讨和研究。

102. 传统经典耳鸣动物模型检测方法

（1）经典模型检测

1）饮水抑制

Jastreboff 等在 1988 年用饮水抑制法，背景噪声停止即刻对大鼠进行电击刺激，经过一段时间强化训练，形成"背景噪声停止——大鼠舔水减少"的条件反射，统计背景噪声停止前后各 1 分钟内大鼠的舔水率，证实水杨酸可致大鼠感受到耳鸣，这一模型已得到广泛认可，拓展了耳鸣的研究。

2）跳台反射

Guitton 等训练大鼠建立一种声音刺激—足底电击—跳台逃避的条件反射，通过观察大鼠无声条件下频繁的跳台逃避行为（假阳性反应），同样证实大鼠注射水杨酸钠后感受到耳鸣。与饮水抑制法相比，跳台反射减少了大鼠饮水过程中对全身状态的影响，且影响因素可控，适用于对动物身体状态有特殊要求的手术干预等情况；大鼠对条件反射声音敏感，记忆时间可长达 6～7 天，适用于周期相对较长的耳鸣实验。

3）声音惊吓刺激

Turner 等发现惊吓可产生听觉惊跳反射，并制作了声音惊吓刺激反射（whole-body startle reflex，WBS 反射）大鼠耳鸣模型。该模型对动物状态影响更小，且无须训练，建模过程的简化可节省大量时间；但位于脑干下部的惊吓反射中枢与耳鸣相同中枢水平的交叉，可能影响实验结果，故需设计对照组。

（2）经典模型检测的发展

饮水抑制法操作复杂，设备条件要求较高，大鼠特定时间内舔水次数可达 350～1600 次，甚至 6000～8000 次，如果没有特殊设备根本无法检测。从应用角度出发，用其他行为学指标代替舔水率，在此基础上进行改进：Bauer 等运用食物奖励法，观察口服水杨酸钠溶液大鼠的摄食次数；Ruttiger 等运用给水奖励法，记录穿梭箱内大鼠来回穿梭找水的次数。李明教授等采用食物抑制法，观察大鼠踏板取食的次数；贾明辉等研究表明用行为学指标"舔水时间或次数"代替"舔水率"，能够很好地证明大鼠可以感觉到耳鸣的存在。Heffner 还建立了单侧耳鸣动物模型，即给予有渴觉的仓鼠左右两个不同方向的声刺激，当仓鼠成功辨明声音来源的方向并向相应的方向移动时给予饮水奖励，而移动方向错误时给予微弱的电击。随着对跳台反射模型相关影响因素的研究，该模型不断得到完善。梅国江等用相互贯通的六边形小室训练器替代跳台进行电击刺激，克服了同类行为试验方法的缺陷；张恩柱等将刺激时间及训练间隔时间加以适当改进，提供了更为方便、可行、有效的耳鸣建模法，具有成功率高、稳定且可操作性好的优点，已成为建立耳鸣模型的一个方向，并广泛应用于耳鸣发生机制及药物对耳鸣治疗效果观察方面的研究。

103. 水杨酸诱导耳鸣动物模型

因为外科手术（即损伤耳蜗及听神经）并不能100%诱发耳鸣，而且许多非特异性因素无法控制。所以，外科方法建立耳鸣并不是建立模型的最佳方法。另外的可选方法使用水杨酸诱发耳鸣，它可诱发100%的人发生可逆性耳鸣及轻微的听力损失。临床资料显示人类在应用水杨酸后下丘内神经活动的改变与耳鸣的出现高度相关。然而，在动物则没有非常充分的证据表明耳鸣是由水杨酸引起的，因为人们仍然推测是神经活动引起了耳鸣。所以，动物模型必须有动物出现耳鸣的行为证明，也就是行为学模型。

目前我国大多采用水杨酸类药物（如水杨酸钠）诱导耳鸣动物模型。有研究指出水杨酸类药物对听觉通路上的细胞、神经、组织（如耳蜗毛细胞、螺旋神经节细胞、听神经等）及听觉皮层均有显著的影响，以神经自发放电活动增加及中枢重塑为主要表现，该模型的建立对耳鸣发病机制的研究有重大意义。目前，关于使用水杨酸来建立动物耳鸣模型的注射剂量并不统一。国内外近20年大多数研究显示水杨酸腹腔注射的剂量为 350 mg/（kg·d），也有以 120 mg/（kg·d）低剂量诱导耳鸣的。另外，在试验方法描述较为详细的研究中报道了水杨酸的应用时间为 2~28 天，可见耳鸣造模时间在各项研究中并不一致。Yang 等通过间歇-惊跳反射（gap-prepulse inhibition，Gap-PPI）检测水杨酸注射诱导大鼠耳鸣情况，发现在水杨酸注射后 1 小时大鼠产生耳鸣反应，但在注射后 2 小时，检测值恢复为注射水杨酸前水平，提示大鼠耳鸣已消失。还有外国学者研究认为水杨酸在体内代谢周期为数小时至数天。水杨酸在临床中的口服剂量远低于上述值，所以人类应用临床剂量的水杨酸是否出现耳鸣值得商榷。甚至有学者认为服用小剂量水杨酸对听觉系统有保护作用，可以拮抗其他耳毒性药物对听觉系统的损伤。

另外，水杨酸类药物并不是导致人类耳鸣的常见病因，原因可能是：①水杨酸类药物的应用并不广泛。水杨酸类药物具有解热、镇痛及抗炎的作用，最早用于风湿疾病的治疗，但随着医药事业发展，水杨酸在风湿疾病的应用早已被其他药品替代，如洛索洛芬钠片、美洛昔康片、双氯芬酸钠缓释片等，所以水杨酸类药物在临床中的应用已大大减少，由其导致的耳鸣患者更是少见。②水杨酸类药物是否导致耳鸣值得商榷，笔者查阅文献并未发现国内有水杨酸类药物导致耳鸣的大数据病例报道及临床研究，绝大部分国内学者提出这一结论的依据均来自Mongan 等的发现，但水杨酸类药物是否可以导致国人发生耳鸣还需要进一步的证实。笔者团队在 2017 年对 195 例耳鸣患者进行间隔觉察测试（gap-in-noise detection，GIN）临床研究发现耳鸣患者较正常人间隔觉察阈值（gap detection threshold，GDT）延长，当刺激声的频率、响度与耳鸣声音相匹配时，GIN 测试评估耳鸣更具特异性。同时还发现，GIN 测试与年龄、耳鸣严重程度评分、THI 评分、P300 潜伏期有相关性；实验组与对照组治疗后 GDT 值、耳鸣严重程度评分较治疗前均有所降低，而 GDT 与严重程度呈正相关，耳鸣严重程度评分是疗效的评价标准，说明 GIN 测试可以在临床评估特发性耳鸣方面发挥作用。可能为惊跳反射实验的人群应用提供一定的参考。

104. 奎宁药物诱导耳鸣动物模型

奎宁（Quinine），又名金鸡纳碱，是茜草科植物金鸡纳树及其同属植物的树皮中的主要生物碱，是一种用于治疗与预防疟疾且可治疗焦虫症的药物。口服常见不良反应有头痛、头昏、眼花、食欲不振、恶心、呕吐、腹痛、腹泻、皮肤瘙痒、皮疹、耳鸣和烦躁等。临床上早已发现奎宁能引起患者耳鸣及可逆性听力下降。用奎宁进行的行为学实验表明，奎宁与水杨酸使动物产生相同的行为表现，进一步证明了行为学模型的有效性。但是目前此方法应用较少。

105. 噪声环境下诱导耳鸣动物模型

早期，人们试图将动物暴露于与人的耳鸣相似的噪声环境下，以便造成动物模型。但实际上，人们不可能问动物是否有耳鸣，只能推测动物发生了耳鸣。既然不能确定动物是否真正感受到了耳鸣，那么所有结果则可能是由实验操作的非特异性因素引起的。

有资料显示噪声虽然可使毛细胞保持完整性，但会损害相应的传入神经末端，并进一步损害蜗神经，使神经同步放电活动增加，传入兴奋抑制失衡，导致中枢神经的重塑。在听觉敏感的频率范围内，中间频率较阈值频率的噪声更易诱发动物耳鸣。由噪声诱导的急性耳鸣频谱较宽，频率高于噪声频率，急性耳鸣消失后，即使噪声刺激消失，若干年后依然可能产生慢性耳鸣，它的频谱限制在一个较窄的范围内。

目前运用噪声诱导耳鸣仍然是可取的方法之一，噪声暴露后正常听力耳鸣动物模型是研究的热点，但是选取的噪声暴露参数仍是一个关键问题。2020 年姜学钧教授通过 100 dB SPL 广带白噪声对 6 周龄雄性 C57BL/6J 小鼠单次暴露 2 小时，观察这种强度的噪声暴露对小鼠听觉功能损害的特点，并通过声诱发的惊跳反射及其前抑制试验明确耳鸣症状，以建立正常听力的耳鸣动物模型。笔者团队与美国南卡罗莱纳医科大学动物研究机构将 2 月龄 CBA/CaJ 小鼠放于定制隔音室。宽带噪声产生后，使用 TDT 模块在频域进行数字滤波并放大。声音是用 Beyer

DT48 驱动器传递的,并用 Probe-tubemicrophone 监测。使用 106 dB SPL 的（8～16）kHz 倍频程噪声暴露 2 小时,每次暴露 4 只小鼠。分别于噪声后 1、3、7 和 14 天进行 ABR 测试。第 1 次噪声暴露 1 个月后以同样的方法进行第 2 次噪声暴露,ABR 测试时间点与第 1 次相同,即双噪声暴露。ABR 测试完成后,小鼠返回动物研究中心继续饲养至 6 月龄,处死取耳蜗。结合蛋白层面研究,发现耳蜗腹侧核和外侧橄榄耳蜗系统在听阈正常主观特发性耳鸣中枢发病机制中起重要作用。

106. 用 2- 脱氧葡萄糖监测听觉通路代谢活动

20 世纪 70 年代以后,一种先进技术被用于神经科学研究,它能测定脑代谢活动的三维分布。葡萄糖是神经元利用的唯一能源物质,2- 脱氧葡萄糖是葡萄糖的类似物,仅在三羧酸循环的某个阶段进入代谢过程,可聚集（trap）在局部生理活性组织中。这种聚集与葡萄糖的利用成正比,能反映局部脑代谢情况。在实验时,动物体内注入放射性 2-DG,暴露于一定条件下 45 分钟,处死,灌注。对冰冻切片进行组织学、放射自显影检查,与适当的对照组比较,如组织中 2-DG 聚集,表明脑代谢活动增加。

用白色豚鼠进行实验,损伤单侧耳蜗或听神经,术后 2、7 及 21 天用 2-DG 方法研究脑代谢情况。结果发现同侧蜗神经核、对侧下丘及对侧内侧膝状体代谢活动显著下降,21 天后上述核团的代谢活动恢复到术前水平。这表明耳蜗损伤后产生了耳鸣,才使得代谢活动恢复到术前水平。这种自发神经电活动可被动物感知为耳鸣。如果仅损害中耳,可引起听觉传入的下降,随后不能恢复,表明该现象与听力下降无关。

上述资料是耳鸣出现得最早的实验证据,可以说开辟了耳鸣研究的新途径。然而,耳鸣仅是一种有说服力的解释,许多问题还是引起了人们对这种模型的怀疑：第一，代谢活动增加并不一定提示神经自发兴奋活动的增加，而可能是胶质代谢或神经元间抑制活动的增加；第二，代谢活动的恢复反映的是不规则自发电活动的总和的增加，并不一定被感知为声音。在人类中，耳蜗或听神经手术后耳鸣的发生概率仅为50%左右。因此，损伤耳蜗或听神经后仅部分动物可能会发生耳鸣，在不知道哪些动物会产生耳鸣之前，不可能在耳鸣和代谢活动增加之间建立一一对应的准确的因果关系。为解决以上这些问题，学者们改变了诱发动物产生耳鸣的策略。

107. GPIAS 耳鸣动物模型检测系统

目前，国内外应用较多的耳鸣模型检测方式为"以惊跳反射为基础的耳鸣模型"，省略了条件反射阶段，借助反复多次双模式——PPI（pre-pulse inhibition，PPI）及 GPIAS（gap pre-pulse inhibition of the acoustic startle，GPIAS）耳鸣行为学检测方法进行耳鸣模型检测。2006年这种方式由 Turner 首次提出，与前者相比，具有更客观、科学的优点。基于惊跳反射的耳鸣模型原理：动物在应对周围环境中突然出现的强声刺激或光源刺激时，会出现一种本能的防御性行为，以面部、颈部或骨骼肌的快速运动为主要表现，这个从听觉或视觉信号传导为运动觉反应的过程，叫作惊跳反射。测试鼠笼底板下固定有压—电传感器装置，精确记录大鼠惊吓反射过程中由压力变化产生的电压幅值变化。听觉惊跳反射（acoustic startle response，ASR），即突发强声刺激导致骨骼肌快速收缩的反应。在惊跳声刺激前极短的时间内插入一个合适的短暂的阈下声刺激（"预警信号"），大鼠提前感知信号后，可以抑制接下来惊跳声刺激产生的惊跳反射，即惊跳反射的反应幅度明显变小，潜伏期缩短，这种"预警信号"干预导致惊跳反射减弱的现象叫作前脉冲抑制（prepulse inhibition，PPI）。另外，当给予持续背景环境噪声，并将上述给予的阈下刺激设置为"无声间歇（silent gap，Sgap）"时，出现的 PPI 即为"间歇惊跳反射（gap pre-pulse inhibition of the acoustic startle，GPIAS）"。耳鸣大鼠由于受耳鸣声的干扰（耳鸣声会补充这个Sgap），在背景噪声环境中对插入的 Sgap 感知能力差，即对"预警信号"不易察觉，此时惊吓声产生的电压幅值与不插入 Sgap 时测试产生的电压幅值差异不大（GPIAS 抑制率低），而未耳鸣的大鼠可以感知到 Sgap，提前做出警惕，此时惊吓声产生的电压幅值明显低于不插入 Sgap 时测试产生的电压幅值（GPIAS 抑制率高）。而且，本模型与既往病症结合耳鸣模型检测方法相比，省略了条件反射建立的过程，直接进行"间歇—惊跳反射"，缩短造模时间。

耳鸣模型采用 PPI 及 GPIAS 耳鸣行为学检测方法如下。

将单只大鼠放置于 SR-LAB 惊跳反射设备中的有机玻璃制成的单鼠笼中，其中压—电传感器装置固定于鼠笼底板正下方，将 SR 隔音箱内电压插线接通，精确记录大鼠惊跳反射过程中由压力变化产生的电压幅值变化。隔音箱顶部安装有高频扬声器，位于鼠笼正上方约 15 cm 处，模型检测过程中所用的惊吓声及背景噪声均由高频扬声器发出（图 42）。

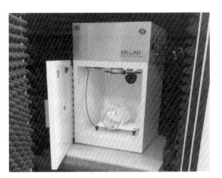

图 42　SR-LABTM 惊跳反射系统

惊吓声为时长 20 毫秒、响度 115 dB 的白噪声，背景噪声为 65 dB 维持。PPI 检测的目的是评估大鼠对惊吓声反应，即评估大鼠听力正常与否，主要为了判断水杨酸钠腹腔注射产生的耳鸣是否由听力损失引起。该检测是在无背景声的前提下进行两种模式的声刺激：①直接给予时长 20 毫秒、响度 115 dB 的白噪声，（SES）并记录电压幅值 V1（图43A）；②在 SES 前 100 毫秒处插入时长 50 毫秒、响度 65 dB 的短声，并记录电压幅值 V2（图43B）。上述两阶段刺激由系统控制，随机重复 40 次，并记录每次刺激产生的电压幅值。

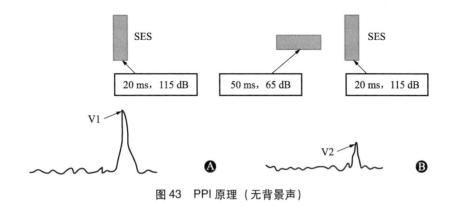

图43　PPI 原理（无背景声）

完成 PPI 测试后进行 GPIAS 检测，GPIAS 用于检测大鼠耳鸣情况。该检测是在 65 dB 背景噪声中进行，包含两种模式的声刺激：①不插入无声间断模式，即在 65 dB 持续背景噪声中插入时长 20 毫秒、响度 115 dB 的白噪声（SES），并记录产生的电压幅值 V3（图44A）；②插入无声间断模式，即含间断的测试，在惊吓声（SES）前 100 毫秒处插入 50 毫秒的无声间断（GAP），并记录电压幅值 V4（图44B）。上述两阶段刺激由系统控制，随机重复 40 次，并记录每次刺激产生的电压幅值。

大鼠在完成最后一次水杨酸钠腹腔注射后，立即进行检测，在每次测试之前，为使大鼠适应测试环境及惊吓声，系统会自动给予 3 分钟适应时间。SR-LAB 软件可以实时记录大鼠每次惊吓反射产生的电压幅值变化。取均值计算 PPI 抑制率 =（V1 − V2）/V1 × 100%，当 PPI 抑制率

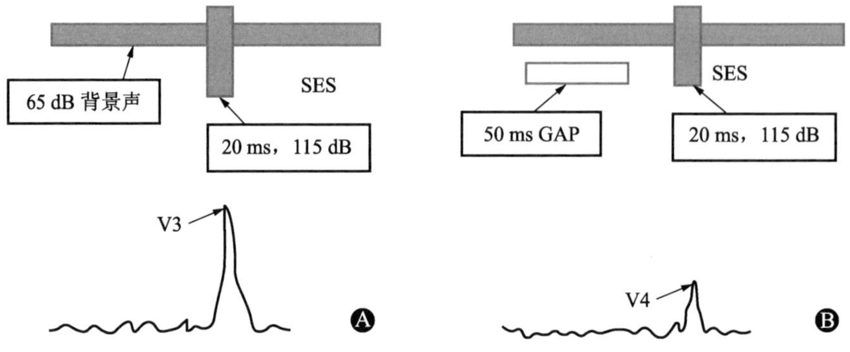

图 44　GPIAS 原理（有背景声）

大于 50% 时，认为大鼠听力正常，水杨酸钠产生的耳鸣并非由听力损失引起。计算 GPIAS 抑制率 = (V3 − V4)/V3 × 100%，进行组间差异比较，评估大鼠耳鸣情况。

国内外关于这方面的研究颇多，Rocio 等对前脉冲或 Gap 抑制小鼠惊吓反射的神经反应差异进行细致研究发现 GPIAS 和 PPI 均能有效抑制 ASR，并抑制脑桥网状核 c-Fos 的诱导。前脑 PPI 和 GPIAS 的 c-Fos 激活存在差异，PPI 激活外侧苍白球，GPIAS 激活初级听皮层。另外，PPI 和 GPIAS 是不受（γ-氨基丁酸 B）GABAB 受体通路调控的。这些新的发现表明 GPIAS 和 PPI 抑制 ASR 是由不同的神经通路调控的。余新等维持背景声为 75 dB SPL 的白噪声，随机插入一定时程的 Sgap，再接着给予 115 dB SPL、20 毫秒的惊跳刺激声，结果发现正常鼠 ASR 振幅较未插入 Sgap 时减小，耳鸣鼠则差异不大。Yang 等借助惊跳反射研究发现水杨酸诱导动物产生的耳鸣频率可能集中在 16 kHz 左右。Mulders 等则采用噪声诱导耳鸣方式建模，通过惊跳反射研究经颅电刺激对耳鸣豚鼠神经营养因子（BDNF）表达的影响，具有一定的评估效能。Krauss 等同样通过惊跳反射方法对银杏叶提取物可减轻噪声诱导的沙鼠耳鸣进行了验证。Gusta 等运用惊跳反射研究高频刺激内侧膝状体（MGB）对耳鸣的影响，发现其对耳鸣具有直接和持续的抑制作用。可见，惊跳反射检测耳鸣动物模型的运用较广泛，可靠性较强。

参考文献

1. 严丹敏，李明. 正电子发射断层显像用于耳鸣的研究概况. 临床耳鼻咽喉头颈外科杂志，2010，24(16)：764 – 767.

2. 罗扬拓. 中等强度噪声暴露建立正常听力的耳鸣小鼠模型以及对耳蜗带状突触可塑性的累积性影响. 沈阳：中国医科大学，2020.

3. 王丽，张璞，杨江东，等. 国内耳鸣动物模型方法比较研究. 中华耳科学杂志，2018，16(3)：398 – 402.

4. YANG G, LOBARINAS E, ZHANG L, et al. Salicylate induced tinnitus：behavioral measures and neural activity in auditory cortex of awake rats. Hear Res, 2007, 226(1/2)：244 – 253.

5. EGGERMONT J J, ROBERTS L E. Tinnitus：animal models and findings in humans. Cell Tissue Res, 2015, 361(1)：311 – 336.

6. 李明，杨光，关颖，等. 耳鸣动物行为学模型的制作. 中国中西医结合耳鼻咽喉科杂志，2003，11(3)：108 – 111.

7. JASTREBOFF P J, BRENNAN J F, SASAKI C T. An animal model for tinnitus. Laryngoscope, 1988, 98(3)：280 – 286.

8. GUITTON M J, CASTON J, RUEL J, et al. Salicylate induces tinnitus through activation of cochlear NMDA receptors. J Neurosci, 2003, 23(9)：3944 – 3952.

9. TURNER J G, ROZOSKI T J, BAUER C A, et al. Gap detection deficits in rats with tinnitus：a potential novel screening tool. Behav Neurosci, 2006, 120(1)：188 – 195.

10. 韩丽丽，刘存志，石广霞. 耳鸣的发生机制与动物模型评价方法. 中国眼耳鼻喉科杂志，2013，13(4)：271 – 273.

11. 王丽，张璞，杨江东，等. 国内耳鸣动物模型方法比较研究. 中华耳科学杂志，2018，16(3)：398 – 402.

12. 李金飞，贾志姣，丁雷. 耳鸣动物模型概述. 中国听力语言康复科学杂志，2019，17(1)：32 – 34.

中国医学临床百家

13. MORENO-PAUBLETE R, CANLON B, CEDERROTH C R. Differential neural responses underlying the inhibition of the startle response by pre-pulses or gaps in mice. Front Cell Neurosci, 2017, 11: 19.

14. 余新, 王坚, 殷善开. 听觉惊跳反射前刺激抑制与听觉系统损失的研究. 听力学及言语疾病杂志, 2010, 18(2): 195 – 199.

15. MULDERS W H, VOOYS V, MAKOWIECKI K, et al. The effects of repetitive transcranial magnetic stimulation in an animal model of tinnitus. Sci Rep, 2016, 6: 38234.

16. KRAUSS P, TZIRIDIS K, BUERBANK S, et al. Therapeutic value of ginkgo biloba extract egb761 ® in an animal model(*Meriones unguiculatus*) for noise trauma induced hearing loss and tinnitus. PLoS One, 2016, 11(6): e0157574.

17. VAN ZWIETEN G, JANSSEN M L F, SMIT J V, et al. Inhibition of experimental tinnitus with high frequency stimulation of the rat medial geniculate body. Neuromodulation, 2019, 22(4): 416 – 424.

耳鸣的计算机数据录入及统计要点

108. 耳鸣数据采集的重要性

耳鸣治疗困难的原因之一是对耳鸣的发病机制、临床过程及变化规律等缺乏了解。耳鸣病因的多样性又进一步增加了对耳鸣了解的困难。鉴于此，在耳鸣患者的诊治过程中注意积累有关耳鸣的临床资料显得十分重要。系统化的临床资料登录与管理可以为临床工作的评估、管理与改进提供重要的依据。耳鸣的临床资料还可以为研究、了解耳鸣发病机制、临床过程及变化规律提供重要线索，是任何其他研究手段无法替代的。临床上对耳鸣与患者心理过程的关系的认识在很大程度上得益于有关临床资料的积累和分析。

临床资料积累的关键之一在于如何保持患者数据录入的准确性、一致性和连续性。由于患者表述病症的方式、程度千差万别，加之病例资料采集者的主观因素，如果不对患者资料的录入用统一的标准和程序要求，则录入的资料有可能受人为因素的影响，从而影响日后对资料的分析与使用。

耳鸣是耳科临床常见症状之一。随着时间的延长，患者资料的规模会以很快的速度增长。如何管理数量巨大的患者资料并保证快速、准确、无遗漏的患者资料检索也是有关患者资料数据库管理和研究人员所面临和必须解决的问题之一。正确、有效地使用计算机技术和有关数据库软件是解决这些问题的关键。

积累患者资料的目的在于对这些资料进行正确、准确的分析，寻找有关疾病的规律，以帮助了解有关疾病，并为寻找新的、更为有效的治疗和预防手段提供线索。

美国俄勒冈听力研究中心（Oregon Hearing Research Center）耳鸣数据库（tinnitus data registry）是世界上建立较早、收集患者资料规模较大的耳鸣数据库之一。从其所积累的耳鸣患者资料中，已分析得出了不少有关耳鸣规律和患者特征的数据，为了解耳鸣和对耳鸣进行研究提供了不小的帮助。该研究中心已将有关耳鸣数据整理成耳鸣数据档案（tinnitus data archive），公布在其互联网网页上，供耳鸣研究人员使用。本节将借鉴美国俄勒冈听力研究中心耳鸣数据库的有关资料，对耳鸣患者资料的登记与分析中应当注意的一些问题予以简要介绍。有关俄勒冈听力研究中心耳鸣数据库及其耳鸣数据档案的详情，读者可以查阅互联网上俄勒冈听力研究中心耳鸣数据库的有关网页（网址：http://www.ohsu.edu/ohrc-otda/）。

109. 耳鸣数据的采集与录入

任何数据库的价值都取决于其所存数据的准确性与可靠性，而数据的采集与录入是决定数据准确性与可靠性的最关键步骤。

（1）耳鸣数据的采集

耳鸣是一个主观症状，患者对耳鸣的描述千差万别，用语极为丰富。耳鸣同时又常常伴有其他神经、心理表现，导致患者的生活（耳鸣严重程度）在很大程度上受这些神经、心理因素的影响。若要全面、准确地体现耳鸣的临床严重程度，耳鸣临床数据的采集应当包括除耳鸣外其他与耳鸣有关的临床表现。

耳鸣临床资料的收集常包括病史问卷或表格、问诊与查体、听力/耳鸣检查和其他相关辅助检查结果，以及随诊资料等。让患者在就诊前填写耳鸣问卷或表格是西方耳鸣诊治中心常用的做法，其可以使临床人员对耳鸣患者病情事先有所了解，并使得接诊过程更具有针对性。患者所填写的问卷或表格也通常是耳鸣数据的重要来源。耳鸣问卷一般设计得较为详尽，涵盖内容较为广泛、全面，同时在某些项目上和一定程度上允许患者使用自己的语言最为准确地描述其症状和体验。问卷的缺点在于患者的描述有时不易统一，可能给数据录入带来一定困难。病史表格一般设计较为简短，并具有答案容易统一的优点；缺点是有时患者的答案选择受到限制，不能准确反映其症状体验。

耳鸣患者的接诊是耳鸣数据采集过程的重要环节。接诊者不仅要通过询问病史对患者在问卷或表格中做出的答案进行核实与修正，更重要的是需要发现患者在问卷或表格中未能表达出来的症状与问题。接诊者同时负责对患者进行身体检查，正确记录有关的阳性或重要阴性体征，作为耳鸣数据录入的重要内容。

耳鸣患者的听力与耳鸣检查结果是耳鸣数据的重要组成部分。听力检查应遵循严格、正确的操作方法，对有疑问的项目应重复检查，以求最大限度的可信度。虽然耳鸣检查目前尚无统一的标准，但20世纪80年代达成的共识认为耳鸣检查的基本项目应当包括耳鸣音调、耳鸣响度、最低掩蔽级和残余抑制时间。在同一诊所内，检查的方法应力求一致，以保证有关数据的可用性与可比性。随访资料代表着疾病的发展与转归，同时也体现治疗的效果，在促进对耳鸣发生、发展的了解方面有着无可替代的作用。随诊可以通过问卷/表格、门诊，或电话/信访等形式进行，有关问题的设计应参考初诊问卷/表格的内容，以保证对病程观察的连续性。对有疑问的随访资料应由有关人员通过与患者的直接接触进行核实与修正。

　　耳鸣数据的采集是耳鸣数据积累及后续统计、分析的第 1 步，也是保证有关资料可信、可用的关键环节，其重要性无论如何强调都不过分。对耳鸣数据采集的每一环节都应给予反复、细致的考虑，并根据实际应用中遇到的问题予以及时、必要的修改。问卷或表格的设计应充分考虑到患者人群对医学知识与术语的理解程度，对可能的意外答案应留有余地。接诊者对患者的诊查应详尽、细致。听力及耳鸣检查应力求准确。对患者在初诊及随诊问卷或表格中的答案都应由诊查者或其他有关人员进行核实，以避免患者由于对医学术语不熟悉而误答。

　　（2）耳鸣数据的录入

　　耳鸣数据资料的存储与其他资料的存储一样，是在计算机上以数据库的形式进保存。早期大型数据库常需要放在中心主机或服务器上，并使用专用的数据库软件进行储存和管理。当今计算机的功能强大，已能够为一定规模的数据库提供硬件平台。俄勒冈听力研究中心耳鸣数据库初建时就使用的所在大学的主机服务器，而后，随着个人计算机的发展现在已经基本移至个人计算机平台。数据库软件种类繁多。一般挑选数据库软件需要考虑的主要因素包括数据容量、可检索项数量、使用及检索难易程度、所附统计/分析功能，以及获得软件升级及技术支持的难易程度等。早期大型数据库一般多使用运行于主机服务器上的专用数据库软件，取其容量大、功能强和具有一定统计分析功能的优点。现在也有许多为个人计算机设计的数据库软件，如微软公司的 Office 办公软件组合中的 Access 等，其功能也可满足一定规模的数据库之需。数据库软件的选用还应当考虑到与其他常用数据分析、文字处理及绘图制表软件的互通性，以方便日后的数据统计分析及结果发表。

耳鸣数据在录入时需要做一些量化处理，以便将来的统计分析处理。常见的做法是为病史问卷/表格中的答案、听力及耳鸣检查的结果等需要录入的项目赋予一定的数值（即编码），再行输入数据库储存。代表某一耳鸣性状的数据可以分为"有/无""程度"两大类。对前一种性状，患者的答案一般是"是""否"，或"有""无"，编码一般是"0""1"；而对后一种，患者需要标出或选择一定的程度，通常由"无"到某一种程度（如"严重""极为严重"，或"偶尔""总是如此"等），编码常采用从"0"到某一个数值。听力及耳鸣检查结果录入时可以直接采用测试结果值进行编码，也可以将此时结果进行分类编码录入。如可以将听力损失按程度轻重分为"轻""中""重"度等，并将每一程度进行赋值编码。

耳鸣数据录入时的分类项有时会影响日后对数据的统计分析。一般的原则是分类越细越好。现在计算机及数据库软件功能强大，可以在数据的统计分析需要时较为方便地对数据进行项目合并，但难以对已录入数据进行进一步的项目分离。数据的实际录入可以通过手工和计算机进行。计算机录入通常需要对数据问卷表格进行特殊设计以便扫描，并需要特定的扫描设备，其优点是处理快速并可以避免手工录入时可能出现的人为误差。在数据录入量不大时可以考虑手工录入，但其缺点是人为误差常在所难免，需要反复核实以尽量减少。理想的数据库软件在数据录入阶段可按所录入数据特点对具体数据的录入设置自动检验功能，减少或防止不正确或不合理数据的输入。

110. 耳鸣数据录入的内容

耳鸣数据应包括一般项目、耳鸣资料、听力资料、其他病史、治疗措施及随访资料等。

中国医学临床百家

一般项目包括性别、年龄、职业、文化程度等。一般项目是研究耳鸣流行病学特点的重要资料，有助于了解耳鸣在人群中的分布及日常、社会生活对耳鸣发生、发展的可能影响等。耳鸣资料应当描述任何可能导致患者耳鸣发生的发病原因、耳鸣的发展过程、耳鸣的特征，以及任何可以导致患者耳鸣感受变化的因素等。听力资料应涵盖听力史、听力检查结果及听力变化与耳鸣的关系等。其他病史除应概括患者的既往病史、其他并存疾病外，应重点描述患者与耳鸣有关的精神、心理反应，耳鸣对患者日常生活及工作的影响等。对耳鸣患者所采取的治疗措施应及时、详尽地录入。随访资料除应记录患者耳鸣与听力的变化外，更应记录耳鸣对患者生活的影响程度的变化，因为后者目前被认为更能代表耳鸣严重程度的变化。

在客观条件和设备、人员条件允许的情况下，录入数据越全、越细就越有利于对耳鸣特征的记录及日后对耳鸣的分析研究。数据库的设计应为以后的发展留有余地，应在不影响准确记录的前提下方便修改和新添项目。对数据库的运作和使用情况应每间隔一段时间进行检查，及时发现问题及需要修改或补充的项目与细节，使之不断地适应临床与研究的要求，并减少由于设计欠合理影响数据的使用价值。下面为目前笔者团队现有的门诊数据库条目，可供参考。

1）基本信息：姓名、性别、年龄、职业、学历、初诊时间。

2）耳鸣症状：病程、起因、耳鸣侧别、音调、声音种类、持续性/间断性、伴随症状（听力下降、突聋、听觉过敏、耳闷胀感、头晕、心烦、失眠）、体位改变、环境感受。

3）量表评分：THI 评分结果、TEQ 评分结果。

4）耳鸣匹配（音调匹配、响度匹配、最小掩蔽级测试、Feldman 曲线、残余抑制）。

5）相关因素评估：鼻塞、咽痛、反酸、搏动性耳鸣。

6）P300。

上述信息采集过程也体现了耳鸣问诊的过程，涵盖了与耳鸣这个复杂的疾病直接相关的因素，便于快速掌握患者整体疾病情况。

111. 耳鸣数据的统计与分析

数据统计与分析的基础是录入时的量化过程。数据录入量化的合理性与准确度决定了数据统计和分析的难易与合理性。耳鸣数据统计的目的在于按临床研究需要并结合耳鸣病理特点将耳鸣数据进行分类记数和累计，为进一步的数据分析做准备。数据分析是按照研究目的或假设的要求，使用正确的统计分析工具对数据进行运算，用运算结果对研究假设做出验证。实际操作中，现行的计算机软件常可将数据的统计与分析一步完成。

对耳鸣数据的统计与分析可以使用数据库软件的统计分析功能进行，也可以使用专用的统计分析工具软件。俄勒冈听力研究中心耳鸣数据库所使用的统计分析软件为 SPSS/PC +（statistical package for the social sciences，美国芝加哥 SPSS 公司出品）和 PATS（patient analysis & tracking system，美国波特兰 Dendrite 公司出品）。一般地讲，专用软件可以根据使用人员和目的的需要进行专门设计，使用起来可能更为方便和具有针对性，但缺点是需要有专门的软件设计人员配合，费用较高，维护和更新也可能较为复杂。通用数据库软件不需要专门费时设计，从其生产公司一般可以较为方便地获得技术支持与产品更新升级，但在实际使用中有可能缺少某种需要的特性，使得运用受到一定限制。

具体研究项目的需要决定所要使用的具体数据项。在完成数据项的选定后，应对数据进行初步检验，以进一步核实数据的正确性。检验的内容应包括有无不合理数据（如不可能出现的数据）、缺失的数据，以及数据的分布状态等。出现不合理数据、缺失数据或异常的数据分布常提示数据的录入可能有问题，需要重新对照原始资料进行核实和必要的修正。

统计方法的运用应遵循统计学的相应原则，选用的统计方法和检验工具应符合有关方法和工具对数据性质及统计目的的要求。所用数据的分布状态直接影响到适用统计、检验工具的范围，是选用统计、检验工具的一条重要依据。所有数据分析前都应对所用数据进行分布状态检验。对数据库数据的分析统计一般属于回顾性分析，其所得结论适用于所记录的患者人群，对进一步的推论应持审慎态度。分析研究的无效假设除应当与研究目的相关外，还应当合理并合乎逻辑。按研究目的的需要，对患者数据可按有关项目进行匹配，以达到对照的目的。常用的匹配项目包括年龄、性别、听力状况、耳鸣测试值、噪声暴露史、心理分析数据等。由于耳鸣数据库所录入的一般为就诊耳鸣患者的数据，其代表性可能局限于症状较为严重的耳鸣患者，而不一定代表其他具有非症状性耳鸣的人群。影响耳鸣患者的因素除耳鸣本身之外，在很大程度上还取决于患者的心理状态。对耳鸣数据的分析研究应考虑到这一因素。对耳鸣数据的统计处理与分析有疑问时应与专业统计人员协商，避免由于统计方法不当导致错误结论。

在实际临床及研究工作中，对耳鸣患者数据的分析处理可以协助评估当前治疗手段的有效性、研究耳鸣的流行病学特点，为特定研究项目寻找具有一定特点的耳鸣患者，以及为耳鸣研究提供新的思路和研究设计等。

112. 耳鸣数据库建设

2021 年笔者团队也建立了耳鸣数据库网站（临时测试网址：http://hospital. mobnn. vip/），本网站集宣传、科普和耳鸣数据储存、共享为一体，旨在为广大患者、医护人员及所有对耳鸣感兴趣的人提供学习交流平台，以满足大家的各自需求。作为耳鸣研究科普网站，我们将在网站中开设专栏对耳鸣相关知识进行讲解，也会对大家感兴趣的耳鸣问题及时进行解答，并分享国内外最新研究进展。此外，本网站最大的优势及特点在于建立耳鸣数据库，以便更好地管理耳鸣患者数据信息。本数据库属于云端数据管理系统，有助于积累大量耳鸣患者病例信息，合作单位及个人可以通过授权注册登录网页，将患者的基本信息（姓名、年龄、病程、职业等）、fMRI 图像信息、相关辅助检查（纯音测听、声导抗等）及量表评估（THI、TEQ、VAS 等）纳入数据库中，在今后的研究中可以根据特定的病理特征精准全面地查询到相关患者的各种信息，便于我们开展多中心数据共享，减少数据的长度，易于集中控制且保证数据的安全性和可靠性，极大推动耳鸣临床观察类研究的发展（图 45）。

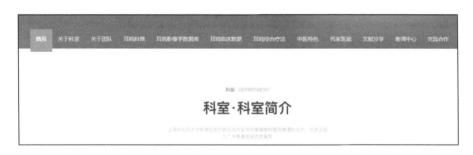

图 45　耳鸣数据库网站首页

目前国外已有面向阿尔茨海默病、帕金森病患者的数据库，但是还没有关于耳鸣的云端数据管理系统，这是一项具有里程碑意义的数据库建设，可以通过先进的影像学、生物采样及临床相关资料来评估，有助于运用大样本对耳鸣开展相关研究。本网站的建设对加强耳鸣科普、了解国内外耳鸣研究最新动态、耳鸣数据管理及共享等有重要意义。

各国耳鸣临床指南的比较分析

113. 指南概述

耳鸣是耳科三大顽疾之一，不仅长期困扰患者，临床医师也常束手无策。权威性耳鸣指南对推动耳鸣临床规范诊疗有重要指导作用。1998年德国学者 Lenarz 发布了"耳鸣诊疗纲要"；美国听力学会（AAA）及美国言语语言听力学会（ASHA）在 20 世纪初期相继发表了《耳鸣临床听力学指南》；2012 年由中华耳鼻咽喉头颈外科杂志编辑委员会耳科专业组制定、笔者等执笔发表了《2012 耳鸣专家共识及解读》，就耳鸣相关重要问题达成了 5 点共识，提出"主观特发性耳鸣"代替神经性耳鸣、耳鸣消除属于治愈范畴及药物治疗耳鸣仅限于躯体症状等相关内容，极大地推动了我国耳鸣研究的发展。2014 年美国耳鼻咽喉头颈外科学会发表《耳鸣临床应用指南》（以下简称"美国指南"），是第 1 部以耳鼻喉科医师为主体制定的耳鸣指南；2019 年 3 月《欧洲多学科耳鸣指南：诊断、评估和治疗》（以下简称"欧洲指南"）在 *HNO* 线上发表，同年 5 月由日本听力学会编辑、日本耳鼻喉科学会授权发布了《日本诊断和治疗慢性耳鸣的临床实践指南》（以下简称"日本指南"），这是第一部亚洲地区耳鸣相关指南。2020 年 3 月英国国家卫生与临床优化研究所发布了《NICE 指南——耳鸣的评估与管理》（以下简称"英国指南"）。各国耳鸣指南的陆续发表体现了耳鸣临床实践亟待规范的趋势。对国外权威指南的深入理解，有助于指导我国耳科医师更加规范地开展耳鸣诊疗，通过分析比较近年来陆续发表的美国、欧洲、日本及英国指南的异同，有利于为我国耳鸣指南的制定提供思路（表8）。

表8　各国耳鸣指南（共识）

发表年份	国家	指南名称	发表刊物
1998	德国	Tinnitus guideline	*German Society of Otorhinolaryngology, Head and Neck Surgery*
2000	美国	Audiologic Guidelines for the Diagnosis and Management of Tinnitus Patients	*American Academy of Audiology （AAA）*
2004	美国	Clinical Guide for Audiologic Tinnitus Management	*American Speech-Language-Hearing Association （ASLHA）*
2006	德国	Consensus for tinnitus patient assessment and treatment outcome measurement	*Tinnitus Research Initiative meeting, Regensburg*
2009	中国	耳鸣的诊断和治疗指南（建议案）	中华耳科学杂志
2012	中国	耳鸣专家共识及解读	中华耳鼻咽喉头颈外科杂志
2014	美国	Clinical Practice Guideline：Tinnitus	*American Academy of Otolaryngology-Head & Neck Surgery （AAO-HNSF）*
2019	欧洲	A multidisciplinary European guideline for tinnitus：diagnostics，assessment，and treatment	*HNO*
2020	日本	Clinical practice guidelines for diagnosis and treatment of chronic tinnitus in Japan.	*Auris Nasus Larynx*
2020	英国	Assessment and management of tinnitus：summary of NICE guidance.	*British Medical Journal*

美国指南是目前为止第一个完全基于循证医学研究成果的耳鸣指南，参与制定的 23 位专家中，11 位为耳鼻咽喉科专家，约占 50%，其余分别来自听力学、心理声学、精神病学等 12 个学科。专家分别对 13 个命题给出了建议，其中听力学相关子命题 2 个。建议的层次划分为 5 类，分别为强烈建议（1 项）、一般建议（6 项）、可选择建议（2 项）、不建议（3 项）和强烈不建议（1 项），无推荐意见 1 项。

欧洲指南是基于循证医学研究证据的多学科临床指南，指导小组专家 7 人，以耳科、耳鼻喉科医师或研究人员为主，包括耳鼻喉科学/耳鸣学（3 人）、听力学（2 人）、心理学（1 人）和康复学（1 人），主要贡献者有 58 人，参考了美国、德国、瑞典、荷兰和丹麦的 5 个指南性文件，对 15 个命题给出了建议。建议层次划分为 6 类，分别为强烈建议（1 项）、一般建议（1 项）、建议（2 项）、不建议（7 项）、一般反对（1 项）、反对（3 项）。

日本指南由来自 6 个不同机构的 9 位专家基于循证医学制定，他们皆为耳鼻咽喉头颈外科医师，采用问答形式，针对 10 个问答、给出了 13 个建议，其中在建议层次上分为强烈建议和建议，如果无法确定推荐的强度，则无推荐意见。在对证据等级的推荐上，建立了 4 个等级的推荐层次，即 A、B、C、D，分别对应强、中等、低、非常低。证据级别越高，推荐的层次越高。指南采用建议层次与证据等级相结合的形式，包含 1A（2 项）、1B（3 项）、2C（6 项）、2D（2 项）。

英国指南由英国国家卫生与临床优化研究所组织制定，编写人员涉及耳鼻咽喉科医师、社区医师、护理人员、心理学医师等多个学科的专家。指南以类似互动对话的形式对耳鸣患者所担心和关心的问题进行探讨，重点在于对耳鸣的评估和管理，共计对 6 大项、45 小项相关问题提出了见解，并对 16 项建议进行了相对详细的补充说明，包含了耳鸣患者诊断、评估、检查、治疗等多个方面，其中明确建议 2 项、无法建议 3 项、反对 1 项、没有高质量证据证明其有效性 7 项，不涉及具体建议项目 3 项。指南重在对耳鸣相关问题进行客观性论述，未明确说明证据等级及建议程度。

从指南形成上看，以上皆为基于循证医学的临床指南，具有较强的科学性和权威性。专家组成员中耳鼻喉科医师比例较大，彰显了耳鼻咽喉科在指南制定中的主体作用，尤其是日本指南，其专家组成员皆为耳鼻喉科医师，有代表性地反映了国外耳鼻喉专家对耳鸣诊治的认识，符合国内耳鸣诊治基本以耳鼻喉科医师为主体的基本国情，对我国指南的制定有较强的借鉴意义。

114. 耳鸣的评估

美国指南推荐对原发性耳鸣患者进行针对性的病史和体格检查，强调及时进行听力学检查的重要性，采用排除法寻找耳鸣的可能原因，通过各种主观性耳鸣评估量表及客观检查，将是否伴有心烦作为区分耳鸣人群与耳鸣患者的重要依据，强烈建议将不恼人耳鸣和恼人耳鸣相区别，从而制定不同的诊疗策略。欧洲指南对此持相同观点，将耳鸣评估分为基本评估和进一步评估。日本指南特别推荐了与听力学相关的纯音试验、音调匹配和响度匹配检查。英国指南对耳鸣评估做了详细介绍，通过询问患者及家属、使用问卷、进行相关听力学检查或影像学检查等判定患者的耳鸣严重程度及是否需要转诊治疗，但并不推荐耳鸣心理声学检查。

指南中都提及了通过问卷方式评估耳鸣的严重程度。欧、美指南主要包括以下几种与耳鸣生活质量相关的量表：①耳鸣残疾评估量表（Tinnitus Handicap Inventory，THI）；②耳鸣问卷（Tinnitus Questionaire，

TQ）；③耳鸣反应量表（Tinnitus Reaction Questionnaire，TRQ）；④耳鸣严重度指数（Tinnitus Severity Index，TSI）；⑤耳鸣残疾问卷（Tinnitus Handicap Questionnaire，THQ）；⑥耳鸣严重程度问卷（Tinnitus Severity Questionnaire，TSQ）；⑦耳鸣功能指数（Tinnitus Functional Index，TFI）；⑧耳鸣影响问卷（Tinnitus Effects Questionnaire，TEQ）。日本指南则在量表的使用上比较单一，推荐使用 THI。欧洲指南根据耳鸣简易分级量表，只要出现 2 级以上的失代偿耳鸣，建议使用 1 种以上的量表评估（TQ 或 THI），针对恼人耳鸣患者还提出使用焦虑和抑郁量表，这些量表从不同方面评估耳鸣带来的痛苦程度和对生活质量的负面影响。英国指南针对成人耳鸣患者考虑使用耳鸣功能指数（TFI）来进行评估；对于无法使用问卷，如语言问题或认知障碍人群及儿童和青少年，则采用视觉模拟量表。虽然量表很多，但是 THI 的应用最为普遍，这种情况有利于在同一标准下讨论耳鸣相关问题。

115. 耳鸣的治疗

（1）认知行为疗法

美国指南对认知行为疗法（CBT）的推荐等级为一般建议；欧洲指南为强烈建议；日本指南推荐层次达到最高（1A 级），强烈推荐且证据级别很高；英国指南为建议。由此可见 CBT 对耳鸣疗效确切，实用性较强，被广泛认可。CBT 的基础是 A. T. Beek 提出的情绪障碍认知理论，核心技术是认知矫正，帮助耳鸣患者识别引起焦虑和抑郁的思维，并纠正不恰当的假设，进行认知重构，改变功能失调的行为和信念，从而极大地缓解耳鸣症状，改善患者焦虑、抑郁和失眠状态，提高生活质量。CBT 成本低、疗效好、无不良反应，但通常需要由具备一定心理学专业资质的医师实施，与欧、美相比，由于此领域专业人才的缺

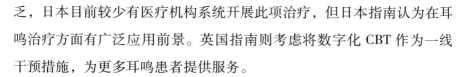

乏，日本目前较少有医疗机构系统开展此项治疗，但日本指南认为在耳鸣治疗方面有广泛应用前景。英国指南则考虑将数字化 CBT 作为一线干预措施，为更多耳鸣患者提供服务。

（2）声治疗

声治疗作为一种新兴疗法应用于耳鸣临床治疗，取得了较好的疗效。2014 年美国耳鼻咽喉头颈外科学会发表的《耳鸣临床应用指南》推荐对慢性耳鸣患者进行声治疗。指南中还指出，音乐疗法可能会给身体健康带来好处，因此可用作声治疗的替代疗法。美国指南对声治疗的推荐等级为可选择建议，欧洲指南为无建议，日本指南将声治疗作为习服疗法的一部分，推荐层次为 2C 级，英国指南为无法建议。声治疗是一种用声音改变耳鸣的感知及反应的方法，至今已有近 200 年历史，耳鸣掩蔽疗法、习服疗法、助听器、音乐疗法等都属于声治疗范畴。美国指南强调声治疗可以实现耳鸣反应适应，所谓反应适应，主要是对于伴有心烦的耳鸣患者而言，虽然耳鸣声没有消失，但不会给自己带来任何焦虑、抑郁等不良心理感觉，对生活质量没有任何影响，从而达到对耳鸣的完全适应，成为有耳鸣的"正常人"。欧洲指南认为声治疗可作为缓解耳鸣急性期症状的治疗方法，但声治疗通过完全或不完全掩蔽来改善患者耳鸣状态，并不能治疗耳鸣本身，从远期疗效来看，不是有效的干预手段，且有关声治疗的循证研究证据质量较低，故对是否使用声治疗无法建议。日本指南认为习服疗法治疗耳鸣有一定疗效，但缺乏高质量研究证据支持。有关研究表明助听器和声发生器与其他治疗方法联合，通常会取得比较好的疗效，但还有待进一步的临床试验。英国指南亦认为尽管声治疗方案繁多，但能够单独评估声治疗效果的证据不足，故无法建议。

（3）助听器

美国和欧洲指南对助听器的推荐等级为一般建议；日本指南为强烈

建议（1A 级）；英国指南为建议。助听器是改善听力、提高语言交往能力的一种扩音装置，对于听力下降的耳鸣患者，外界声刺激信号输入减少，异常信号容易被放大，从而产生耳鸣。助听器通过将外界声音放大，产生掩蔽效应，使耳鸣得到减轻。因此，只要伴有听力下降，助听器测试为阳性者，皆可通过助听器治疗听力损失，降低患者对耳鸣的关注，进而改善患者生活质量，但对无听力损失的耳鸣患者通常不建议使用助听器。

（4）教育咨询

美国指南对本疗法的推荐等级为一般建议；日本指南为强烈建议（1B 级）；英国指南持建议态度。美国指南强调伴有与不伴有心烦的耳鸣患者应予区别，对不伴心烦的耳鸣以教育咨询为主，对伴有心烦的耳鸣，则应在教育咨询的同时配合其他疗法，如声治疗。欧洲指南将教育咨询归为耳鸣习服疗法，让患者逐渐适应耳鸣，减轻甚至消除耳鸣对日常生活的影响。教育咨询能为耳鸣患者普及相关专业知识，包括耳鸣的概念、发病原因、日常保健等，并减轻患者心理压力，使其积极配合治疗。日本指南与美、欧指南对耳鸣教育咨询的重要性有着相同认识。英国指南提出了教育咨询的具体操作措施，认为该措施对患者家属或看护者也同样重要。

（5）药物治疗

美国指南对本疗法的推荐等级为不建议；欧洲指南为一般反对；日本指南为建议，推荐层次为 2C 级；英国指南只提到倍他司汀一种药物，表示明确反对。目前未有高质量循证医学证据表明药物对耳鸣有确切疗效，且药物存在一定不良反应，故不建议药物治疗耳鸣。部分伴有焦虑、抑郁、失眠等症状的患者，可通过服用相关药物，降低耳鸣带来的不良心理反应，减轻耳鸣严重程度，提高生活质量。因此，如果患者出现明显的耳鸣相关不良心理反应甚至精神疾患时，可考虑使用药物对症支持治疗，使患者能更好地适应耳鸣，日本指南对药物的推荐也是基于这种情况。英国指南关于耳鸣药物治疗只提到了倍他司汀，认为其不能改善耳鸣症状，且有证据表明会有不良反应，故表示反对。指南未提及其他药物对耳鸣是否有效。

（6）人工耳蜗

美国指南对本疗法未提出明确建议；欧洲指南为建议（针对耳聋）和无建议（针对耳鸣）；日本指南为建议，推荐层次为 2C 级；英国指南未提及。人工耳蜗是一种辅助听力的电子设备，通过将声音信号转换为电信号，直接刺激听神经纤维以帮助患者产生听觉，适用于重度和极重度感音神经性聋患者。目前人工耳蜗治疗耳鸣的相关报道都是对单侧或双侧有严重听力下降患者的疗效分析，且多为回顾性研究，对听力正常或伴有轻中度听力下降的耳鸣患者借鉴意义有限。且人工耳蜗植入影响耳鸣的机制尚不清楚，有研究表明人工耳蜗产生的电刺激抑制了耳鸣，其疗效也可能与术后烦躁情绪的改善相关，尚无定论。以治疗耳鸣为目的人工耳蜗植入目前还处于探讨阶段，可用于研究的资料较少，是否适合单纯耳鸣的患者仍存在较大争议。

（7）重复经颅磁刺激

美国指南对重复经颅磁刺激（rTMS）的推荐等级为不建议，欧洲指南为反对，日本指南为建议，推荐层次为 2C 级，英国指南未提及。rTMS 是一种非侵入性的治疗手段，通过紧贴在头皮上的线圈发送变化的电磁脉冲，后者可透过颅骨改变刺激区域大脑皮层的电生理活动，同时也能间接影响刺激区域以外的相关功能脑区，为近年来尝试治疗耳鸣的一种新方法。由于缺乏高质量临床试验研究，不能很好地证明其有效性和安全性，指南制定专家组多不建议此疗法。近年来，功能性磁共振成像（fMRI）、正电子发射体层摄影（PET）等技术被陆续用于耳鸣研究，这为深入探究 rTTMS 干预耳鸣的机制提供可能。

（8）针灸

美国指南对本疗法未提出明确建议；欧洲指南为无建议；日本指南为建议，推荐层次为 2D 级；英国指南未提及。针灸用于耳鸣治疗的相关文献普遍存在样本量小、试验方法不严谨等问题，无法得出有效结论。针灸治疗耳鸣的疗效有待深入研究。

（9）饮食及替代疗法

美国指南对本疗法的推荐等级为不建议；欧洲指南为反对；日本指南为建议，推荐层次为 2D 级；英国指南未提及。目前饮食和替代疗法，主要包括银杏叶提取剂、褪黑素及膳食补充等，没有任何证据证明其有效性，可能还有潜在的不良反应。泛欧调查中，草药和膳食补充剂不应作为耳鸣的唯一治疗方法使用。

纵观四大指南，从内容上看，美国、欧洲指南更加系统和具体，对指南的编写过程、评估、治疗方案皆做了较为详细的描述；日本指南相对简洁，主要立足于耳鸣的检查和治疗；而英国指南侧重耳鸣的评估和管理，详细论述了从接诊耳鸣患者开始的流程步骤，侧重为耳鸣患者提供标准化和更高水平的管理。从针对的研究对象看，美、欧、日指南皆明确提出了针对的是慢性耳鸣；英国指南则对此未有明确说明。从指南涉及的具体条目上看，前 3 个指南重在耳鸣的评估和治疗，其中美国指南含评估 4 项、治疗 8 项；欧洲指南对耳鸣评估提供了具体流程，包含治疗 13 项。日本指南涉及评估 3 项、治疗 10 项；英国指南则用较长篇幅论述了耳鸣评估的具体步骤，涉及治疗方案 6 项。从方案制定者上看，皆由各国医学管理机构组织牵头实施，不同领域的医学或护理学领域的专家参与编写，行政部门、保险公司等介入，这与国外的医疗体制相关联。从实施者上看，美国以听力师为耳鸣诊疗的主体，不具备处方权，欧洲、日本以耳鼻咽喉科医师为主体，英国则侧重护理人员。

耳鸣定义方面，各国指南虽然文字表达有所差异，但其内涵相同。

耳鸣评估方面，尽管各指南的所用方法略有差异，但基本都提及了耳鸣伴随的不良心理反应，如焦虑、抑郁、心烦、睡眠障碍等，这也与我们对耳鸣危害的认识一致，也从另一个方面说明缓解耳鸣伴随的不良心理反应在耳鸣治疗中的重要性。在耳鸣治疗方面，各指南提出的治疗方案种类虽有所差别，但总体相近，并与我国耳鸣诊治现状存在差别，具体体现在3个方面。

一是认知行为疗法，4个指南都予以了建议，说明本疗法作为心理疗法的一种形式，确实对耳鸣有一定的临床疗效，但在具体实施上，以具有相关心理学资质的专业医师为主体，欧美国家更加适用，而日本由于专业人才的缺乏，本治疗开展的并不多。在我国，认知行为疗法基本未在耳鸣患者中予以运用，一方面是我国治疗耳鸣以耳鼻咽喉科医师为主体，和日本一样缺乏心理学专业人员；另一方面是我国患者对心理治疗的认识不足，文化上接受度不高。

二是声治疗，指南中都有明确提及，但推荐指数不高，原因在于单纯关于声治疗的临床研究较少，缺乏高质量证据，无法对其疗效进行评判。然而声治疗在我国运用比较广泛，笔者在耳鸣综合疗法中将声治疗作为重要部分，贯穿整个治疗过程，并且提出声治疗通过提供背景声音及依据患者个性化选择的声音采用戴耳机、按特定要求进行聆听声治疗，两种方法相加可以达到弱化耳鸣对大脑皮层刺激的效果，逐渐切断耳鸣与不良心理反应之间形成的恶性循环。

三是耳鸣的教育咨询，各指南对耳鸣的教育咨询论述有所差异，推荐级别也不一。早在十余年前我国学者就提出教育咨询在耳鸣诊疗中的重要性，目前我国多将本疗法放在耳鸣诊治的第一步，通过针对相关检查结果的解释说明，让患者对耳鸣有较为清晰的认识，从而缓解压力，减轻负担，消除恐惧，达到快速适应耳鸣的目的。

我国人口众多，耳鸣患者数量庞大，严重程度亦有加重趋势。耳鼻咽喉科医师是耳鸣诊治的主力军，门诊接诊耳鸣患者的时间极其有限，加之心理专业医师在耳鸣患者中接受度不高，这些客观情况注定使我们与其他国家在耳鸣诊治方案上有所不同，面临着更大的挑战。然而，我国也有着特殊优势，以耳鼻喉科医师为主体的诊疗模式中，医师有着处方权，能更好地从以治疗耳鸣本身为目的，转变到治疗耳鸣所伴随的不良心理反应上来。此外，我国有着中医、西医两套医学体系，中医的整体观念和辨证论治从宏观及个性化角度提供了耳鸣治疗的新思路，传统中医治疗手段，如中草药、针灸、穴位注射等为临床提供了更多选择。四大指南不约而同地显示出耳鸣治疗观念的转变，即耳鸣的治疗不再以消除耳鸣为唯一目标，而是如何更好地适应耳鸣，这与我国治疗耳鸣的理念不谋而合，耳鸣综合疗法的提出也是以此理念为基础。我国有关耳鸣系统的、较广泛的研究开展也有 20 多年，至今还没有形成正式的耳鸣指南，通过对各国指南的比较分析，可知其优势，也知其不足，为我国积极探究耳鸣诊治中的相关问题、争取早日形成具有中国特色的耳鸣诊疗指南提供借鉴。

参考文献

1. LENARZ T. Leitlinie Tinnitus der Deutschen Gesellschaft für Hals-Nasen-Ohren-Heilkunde, Kopf-und Hals-chirurgie. Laryngorhinootologie, 1998, 77(9): 531 – 535.

2. Audiology AAO (2000) Audiologic Guidelines for the Diagnosis & Management of Tinnitus Patients. http://www. Audiology. org/resources/documentlibrary/Pages/Tinnitus Guidelines.

3. HENRY J A, ZAUGG T L, SCHECHTER M A. Clinical guide for audiologic tinnitus management I: assessment. Am J Audiol, 2005, 14(1): 21 – 48.

4. 中华耳鼻咽喉头颈外科杂志编辑委员会耳科专业组，张剑宁，李明. 2012 耳鸣专家共识及解读. 中华耳鼻咽喉头颈外科杂志，2012, 47(9): 709 – 712.

5. 王洪田，李明，刘蓬，等. 耳鸣的诊断和治疗指南（建议案）. 中华耳科学杂志，2009，7（3）：185.

6. TUNKEL D E, BAUER C A, SUN G H, et al. Clinical practice guideline：tinnitus. Otolaryngol Head Neck Surg, 2014, 151（2 Suppl）：S1 – S40.

7. CIMA R F F, MAZUREK B, HAIDER H, et al. A multidisciplinary European guideline for tinnitus：diagnostics, assessment, and treatment. HNO, 2019, 67（Suppl 1）：10 – 42.

8. OGAWA K, SATO H, TAKAHASHI M, et al. Clinical practice guidelines for diagnosis and treatment of chronic tinnitus in Japan. Auris Nasus Larynx, 2020, 47（1）：1 – 6.

9. LEWIS S, CHOWDHURY E, STOCKDALE D, et al. Assessment and management of tinnitus：summary of NICE guidance. BMJ, 2020, 368：m976.

10. 李明，黄娟. 耳鸣诊治的再认识. 中华耳鼻咽喉头颈外科杂志，2009，44（8）：701 – 704.

11. 梁辉，李艳青，李明. 五音乐曲疗法治疗耳鸣的临床研究. 辽宁中医杂志，2010，37（6）：1038 – 1041.

12. 梁辉，李艳青，李明. 针灸治疗耳鸣文献现状分析. 上海针灸杂志，2010，29（12）：801 – 804.

13. 颜微微，李明. 耳鸣的中西医基础研究进展. 中国中西医结合耳鼻咽喉科杂志，2010，18（3）：178 – 180.

14. 梁辉，李艳青，李明. 中医五音认识浅议. 江苏中医药，2010，42（1）：5 – 8.

15. 梁辉，李艳青，李明. 针灸治疗耳鸣文献现状分析. 上海针灸杂志，2010，29（12）：801 – 804.

16. 谭君颖，李明，张剑宁，等. 穴位注射治疗耳鸣耳聋及常用药物研究进展. 上海针灸杂志，2013，32（7）：611 – 613.

17. 史鑫，李明，张剑宁. 针灸治疗耳鸣临床研究文献存在的若干问题及对策. 上海针灸杂志，2013，32（8）：695 – 698.

18. 余亚斌，李明，黄平，等. 耳鸣的从脾虚论治. 时珍国医国药，2018，29（4）：928 – 930.

19. 陈劭立，李明，张剑宁. 解读美国言语听力学会《耳鸣听力学管理临床指南 I：评估》. 听力学及言语疾病杂志，2019，27（6）：694 – 696.

20. 柳普照，陈婕，李明. 496 例耳鸣患者体质调查. 中医杂志，2010，51（7）：611 – 613.

21. 柳普照，张剑宁，杨光，等. 论耳鸣与中医体质的相关性. 中医研究，2011，24（11）：4 – 5.

耳鸣临床病例分享

116. 极端情绪刺激后严重主观特发性耳鸣 1 例

【病史简介】

患者，女，27 岁，因"双耳鸣 1 年余"，经多地医院治疗无效，渐加重，于我科就诊。1 年前因家庭问题吵架极度生气后突发双耳耳鸣，呈高频，持续性，安静时明显。无头痛、头晕，伴右耳闷胀感，无听力下降，无听觉过敏，严重心烦焦虑，影响睡眠。无鼻塞、反酸及咽痛等不适。张、闭口及转颈动作时耳鸣声没有变化。曾口服甲钴胺、叶酸，行星状神经节封闭、高压氧治疗等无效。否认高血压、糖尿病甲亢等其他疾病史，无耳聋、耳鸣家族史。既往月经正常，已婚未育。

【检查及结果】

（1）内镜检查：电耳镜检查见双侧外耳道通畅，无分泌物，鼓膜正常。电子鼻咽镜检查见鼻黏膜肥厚，鼻中隔正常，双侧下鼻甲正常。

（2）听力学检查

1）纯音听阈测试：左、右耳平均听阈均为 10 dB HL（图 46）。

2）双耳鼓室图：A 型；咽鼓管功能：双耳正常。

3）DPOAE：双耳全部引出。

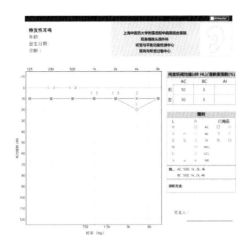

图 46　纯音听阈测试结果（彩图见彩插 20）

4）ABR：V 波反应阈 30 dB nHL。

5）P300：右耳潜伏期 338 毫秒，左耳潜伏期 276 毫秒。

6）内听道 MRI 检查：排除占位病变。

（3）耳鸣心理声学检查（双耳鸣选耳鸣严重侧检测）

1）音调匹配：1 kHz。

2）响度匹配：12 dB SL。

3）残余抑制：阳性。

4）掩蔽曲线：汇聚型。

（4）量表评估：THI 评估显示总分 92 分，严重程度 5 级。睡眠评估：PSQI 评估显示总分 20 分，睡眠质量差。

【诊断】

慢性双侧特发性耳鸣（重度）。

【治疗】

（1）住院治疗：根据患者就诊时的焦虑状态建议患者需住院治疗，大约需要 1~2 周。

1）耳鸣交流解惑：在对患者细致询问病史的基础上解释耳鸣可能的原因及检查结果，排除了耳聋和占位性病变。告知患者目前治疗以消除耳鸣继发的症状，短时间内接受和适应耳鸣是一个很容易达到的目标。即改善情绪又可避免耳鸣症状加重，尽快回归正常生活和工作。同时介绍"有耳鸣正常人"现象，使患者了解后主动接受"耳鸣综合疗法"方案。

2）声治疗：在耳鸣诊疗中居于很重要地位，必须加以重视和督查

① 避免安静：告知患者尽可能在有声环境生活，说明其可减轻耳鸣对脑皮层的刺激。病房提供半导体收音机放于床头柜上，时刻为患者创造有声环境。

② 聆听声治疗（必须戴耳机聆听）：医院提供各类自然界声音，由患者选择自己听起来很舒适的 4 种声音。

③ 具体操作：聆听时将所选声音的音量调到与耳鸣声一样大或比耳鸣声稍小一点，每天 3~4 次，每次 30~60 分钟，只能在安静环境聆听（按声治疗指南要求聆听）。

3）对症疗法

① 改善焦虑：氟哌噻吨美利曲辛片（每片含氟哌噻吨 0.5 mg 和美利曲辛 10 mg），早饭、午饭后各 1 片，3 天后调整为早饭后口服 1 片。

② 改善睡眠：该患者失眠严重，附加氯硝西泮 0.66 mg（1/3 片），睡前口服，活力苏 1 支，睡前口服。

③ 耳后耳迷根穴注射：舒血宁注射液 0.7 mL + 利多卡因注射液 0.3 mL 的混合液，隔天 1 次。

4）其他：配合治疗

① 静脉用药：银杏叶注射液、甲钴胺注射液、利多卡因注射液静脉治疗等。

② 耳鸣特殊治疗：重复经颅磁刺激、生物反馈、耳电针治疗，均为每天 1 次，每周 5 次。

③ 中医辨证论治：双耳鸣持续、胃口差、烦躁焦虑、失眠多梦、大便稀。舌淡、苔薄白，脉细弱。

证型：脾胃虚弱。

治法：补气健脾，调理脾胃。

方药：健脾鸣安方（炙甘草 9 g、淮小麦 15 g、大枣 9 g、茯神 15 g、酸枣仁 18 g、黄芪 15 g、党参 15 g、白术 10 g，1 周，每日 1 剂，住院代煎口服）。

（2）记录与调整：治疗过程中每天巡查病房时要了解患者因为耳鸣引起的心烦、焦虑及失眠等伴随症状，通过系统治疗所出现的变化，随时记录并调整治疗方案。

【出院标准】

采用主观评估和量表评估的方法是耳鸣诊疗过程的重要组成部分，也是评估患者能否出院的标准。

（1）主观评估：患者自诉心烦、失眠和恐惧心理在逐渐好转，尤其心烦、睡眠和情绪有较大改善，达到开始适应耳鸣的阶段性目标。

（2）量表评估：患者耳鸣严重程度减轻（THI：总分 52 分，严重程度 3 级），睡眠质量明显改善（PSQI：总分 5 分，睡眠质量良好），可见患者心烦、焦虑及失眠症状基本消除。

【随访及转归】

该患者被诊断为慢性特发性耳鸣，虽然经过 2 周住院治疗，耳鸣继发症状消除明显，要达到完全适应耳鸣，药物可以减量或停止用药，但声治疗还必须坚持一段时间。具体时长需要根据随访中主观评估与量表评估结果随时调整方案。

（1）出院后第 1 周：自诉已接受耳鸣。耳鸣继发的心烦、失眠等症状基本消除。复查 THI：总分 28 分，严重程度 2 级。复查 PSQI：总分 3 分，睡眠质量良好。

（2）出院后第 1 个月：自诉已接受耳鸣。耳鸣继发的心烦、失眠等症状已经消除。复查 THI：总分 16 分，严重程度 1 级。复查 PSQI：总分 0 分，睡眠质量良好。停止药物治疗。建议继续维持声治疗。

（3）出院后第 3 个月：自诉耳鸣继发症状已全部消除，已经接受并达到完全适应耳鸣。复查 THI：总分 6 分，严重程度 1 级（完全适应）。复查 PSQI：总分 0 分，睡眠质量良好。建议继续维持声治疗。

（4）出院后 6 个月：自诉虽然耳鸣仍存在，但已经完全不影响情绪、生活和工作。复查 THI：总分 0 分。复查 PSQI：总分 0 分，睡眠质量良好。通过自评和量表评估耳鸣已经达到完全适应。本例患者属于慢性耳鸣，声治疗已坚持 6 个月，可以停止治疗。

【小结】

（1）病史：本例患者 1 年前因家庭问题吵架极度生气后而突发耳鸣，双耳发病且既往就诊过程及治疗方法极其复杂，且都是以消除耳鸣为目的，当期望与疗效不符时就会导致患者反复焦虑、失眠、情绪不稳等症状。入院后完善相关检查，诊断明确：双耳特发性耳鸣（重度）。

（2）依据

①提示双耳听力正常；②伴严重心烦，影响睡眠；③ P300：右耳潜伏期 338 毫秒，左耳潜伏期 276 毫秒；④ THI 评估：总分 92 分，严重程度 5 级；⑤ PSQI 评估：总分 20 分，睡眠质量差。

（3）治疗过程：该患者属于慢性特发性耳鸣，是"耳鸣综合疗法"方案的适应证。

1）通过交流解惑告知患者耳鸣的原因、检查结果和有否后果，解释为何选择首先要消除耳鸣继发的症状，并将"适应耳鸣"列为第一目标，目的是要尽快改善耳鸣造成的躯体不适、避免加重、缩短适应耳鸣时间。对患者进行交流解惑可起到事半功倍的作用，可明显提高患者的依从性和疗效。

2）耳鸣声治疗非常重要，贯穿整个治疗过程，直至达到耳鸣完全适应才可以停止治疗，其过程同样需要医患配合，及时调整聆听音量和时间。

3）药物和非药物治疗主要用来快速消除或减轻耳鸣伴随的心烦及失眠等症状和躯体不适，最终达到完全适应耳鸣的目的。其中药物治疗主要针对耳鸣引起的心烦、失眠和焦虑等。而迄今为止全世界仍然还没有发现或研究证实的能够消除耳鸣的药物。

（4）随访与评估：慢性耳鸣患者近期随访很重要，根据随访情况随时调整治疗方案，可起到事半功倍的效果。所以后期的随访也是所有类型耳鸣能否不再复发或痊愈的关键。

1）根据本病例，对于特发性耳鸣的治疗，首选达到完全适应是一个较为容易实现的目的，能快速减轻或消除耳鸣给患者带来的难以忍受的心理障碍、失眠、情绪不稳等症状，尽早回归正常生活工作，也是患者最期望达到的治疗效果。

2）随访时间方面，该病例为住院治疗的慢性耳鸣，一般出院后1周、1个月、3个月、6个月进行电话随访，密切关注出院后治疗的效果。

3）后期对于针对耳鸣本身的治疗根据患者意愿再确定。

117. 听力正常合并严重听觉过敏的主观特发性耳鸣病例 1 例

【病史简介】

患者，女，50 岁，因"右耳鸣 1 月余"就诊。1 个月前因劳累后突发右耳耳鸣，渐加重，耳鸣呈低频声，持续性，站立时耳鸣声增大，平躺及夜间减轻，同时伴听声不适，不能忍受强声（听觉过敏）。偶有头昏，无头痛，伴右耳闷胀感，无听力下降，严重心烦，影响睡眠。起病后未就医。患者无鼻塞、反酸及咽痛等不适。否认高血压、糖尿病、甲亢等其他疾病史。已停经，伴有更年期症状。无耳鸣、耳聋家族史。张、闭口及转颈时耳鸣声无变化。

【检查及结果】

（1）电耳镜检查：可见双侧外耳道通畅，无分泌物，鼓膜正常。

（2）听力学检查

1）纯音听阈测试：左、右耳平均听阈分别为 10 dB HL 及 12 dB HL（图 47）。

2）声导抗测试：双耳鼓室图均为 A 型。

3）咽鼓管功能检查：双耳咽鼓管功能正常。

4）LDL：右耳 75 dB HL，左耳 72.5 dB HL。

5）DPOAE：双耳全部引出。

6）ABR：双耳听阈 30 dB nHL。

7）P300：右耳潜伏期 316 毫秒，左耳潜伏期 321 毫秒。

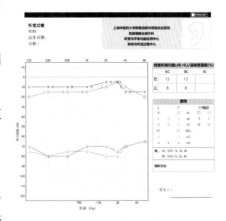

图 47　纯音听阈测试结果
（彩图见彩插 21）

（3）耳鸣的心理声学评估（双耳鸣选耳鸣严重侧检测）

1）音调匹配：125 Hz。

2）响度匹配：18 dB SL。

3）残余抑制：阳性。

4）掩蔽曲线：汇聚型。

（4）量表评估：耳鸣残疾量表（THI）评估，总分95分，严重程度5级。

（5）内耳道MRI检查：未见异常，排除占位性病变。

【诊断】

①急性右侧特发性耳鸣（重度）；②听觉过敏。

【治疗】

（1）耳鸣交流解惑：在已获病史的基础上。向患者细致地分析检查结果并解释其耳鸣的可能原因，排除听力下降和占位性病变等危险因素后，告知患者目前治疗主要是以先消除耳鸣继发的症状，避免加重，尽快适应耳鸣为第一目标，而且比较容易做到。同时介绍"有耳鸣正常人"现象，使患者了解后主动接受"耳鸣综合疗法"方案，提高依从性。

（2）声治疗

1）避免安静：告知患者在家里打开电视机或收音机，音量以能听得舒服即可，通过提高背景声可减轻耳鸣对大脑皮层的刺激，有助于耳鸣整体治疗效果。

2）聆听声治疗：必须戴耳机聆听！耳鸣中心提供各类自然界声音，由患者选择自己最喜欢（或听起来舒适的）4种声音或患者喜欢聆听的其他声音。

3）具体操作：聆听时将所选声音的音量调到与耳鸣声一样大或比

耳鸣声略低，每天 3~5 次，每次 10 分钟左右，声音响度以患者听起来舒适为标准，同时只能在安静环境聆听。

4）该患有听觉过敏，所以首先治疗听觉过敏，具体方法：聆听时将音量从最小逐渐调至自己能接受的最大响度，每天 3~5 次，每次 10 分钟左右，连续 7 天。

5）建议该患者听觉过敏和耳鸣声治疗两者可交替进行。细节参照声治疗指南要求聆听。

（3）对症疗法：根据患者病情调整。

1）改善心烦：氟哌噻吨美利曲辛片（每片含氟哌噻吨 0.5 mg 和美利曲辛 10 mg），早饭、午饭后各 1 片，3 天后改为早饭后口服 1 片。

2）改善睡眠：活力苏、每晚 1 支，当中成药达不到助睡眠的效果时，可酌情改用苯二氮䓬类（安定类）药物口服。

3）中医辨证论治：患者双耳鸣持续、五心烦热、烦躁焦虑、失眠多梦、腰膝酸软，大便成型。舌淡、苔薄白，脉细弱。

证型：肾精亏损。

治法：滋肾填精。

方药：益肾鸣安方（炙甘草 9 g、淮小麦 15 g、大枣 9 g、茯神 15 g、酸枣仁 18 g、熟地黄 15 g、菟丝子 10 g、茯苓 9 g，14 剂，每日 1 剂，水煎服）。

【随访及转归】

采用主观评估和量表评估是耳鸣诊疗过程的主要组成部分，评估患者能否达到完全适应的目标。

（1）第 1 周后门诊随访：首次复诊很重要，主要了解患者是否遵医嘱进行治疗。同时尽可能采用主观评估和量表评估，根据症状及时调整方案。

1）评估：自诉心烦、失眠症状及情绪明显好转。复查 P300 示右耳潜伏期 282 毫秒，左耳潜伏期 272 毫秒。听觉过敏明显改善，复查 LDL：右耳 100 dB HL，左耳 105 dB HL。内听道 MRI 排除小脑脑桥角占位性病变。

2）调整方案：因该患者听觉过敏已缓解，声治疗调整为针对耳鸣治疗模式。

① 继续声治疗：以针对耳鸣治疗为主，继续聆听治疗（必须戴耳机聆听）：音量大小与耳鸣声一样大或比耳鸣声略小，每日 3 次（早、中、晚），每次 30～60 分钟，可以边工作边聆听。只能在安静环境聆听。

② 对症疗法：氟哌噻吨美利曲辛片，仅早饭后口服 1 片，服用 7 天后停药，焦虑明显改善。活力苏、每晚 1 支，服用 7 天停药。耳迷根穴注射；舒血宁注射液 + 利多卡因注射液混合液（0.7 mL + 0.3 mL）1 mL，每周 2 次，连续 4 周。上述治疗后睡眠明显改善。

③ 其他：中药继续口服 14 天（需要医生再次辨证调方），每天 2 次，水煎服。

（2）第 2 周门诊随访：患者自诉耳鸣严重程度减轻，心烦及失眠症状消除，达到开始适应耳鸣的阶段性目标。复查 THI：总分 52 分，严重程度 3 级（降低 2 个级别，达到显效）。复查 P300：右耳潜伏期 282 毫秒，接近正常 276 毫秒。

（3）第 1 个月随访：患者自觉已经接受耳鸣，基本不影响情绪、生活和工作，达到完全适应耳鸣。复查 THI 评估总分 20 分，严重程度 2 级（降低 3 个级别，达到显效）。建议继续维持声治疗 2 个月，可以停药或仅口服中药调理，巩固疗效，预防复发。

（4）第 3 个月随访：患者自诉耳鸣已完全不影响日常生活、工作等，达到了稳定状态。复查 THI 评估：总分 6 分，严重程度 1 级。

【小结】

（1）病史：本例患者就诊时处于耳鸣急性期（1 个月），单耳（右）发病，详细询问病史并完善相关检查。诊断明确：急性右侧特发性耳鸣（重度）、听觉过敏。

（2）依据：主诉、病史、针对性检查结果及随访评估。

①患者病程 1 个月、听力正常。②严重心烦，影响睡眠。③ P300：右耳潜伏期 316 毫秒，左耳潜伏期 276 毫秒。④ THI 评估：重度，总分 95 分，严重程度 5 级。⑤耳鸣 MRI 检查：除外小脑脑桥角占位性病变。

（3）治疗过程：该患者病情属于"耳鸣综合疗法"方案的适应证范围内。

1）通过交流解惑告知患者其耳鸣原因、检查结果及继发症状，解释为何选择首先消除耳鸣继发的症状，并将"适应耳鸣"列为第一目标的目的是尽快改善耳鸣造成的躯体不适、避免加重、缩短适应耳鸣时间。对患者进行交流解惑可起到事半功倍作用，可明显提高依从性和疗效。

2）声治疗将听觉过敏与耳鸣同步治疗，随访时根据症状改善情况再调整声治疗的方案。同时强调耳鸣声治疗非常重要，贯穿整个治疗过程，直至达到耳鸣完全适应才可以停止治疗。

3）药物和非药物治疗主要针对减轻或消除耳鸣伴随的症状和躯体不适，协助尽快达到完全适应耳鸣的治疗目的。

4）该患是急性期耳鸣，治疗可以用激素，但患者处于更年期而主动拒绝激素治疗，该患者听力正常。因此也未给予鼓室内注射治疗。

（4）随访与评估

1）根据本病例在 3 个月以内较快达到适应的良好结果，我们认为临床医生将特发性耳鸣的治疗首选达到完全适应是一个较易达到的目标，可选择任何可用的药物和方法，减轻或消除耳鸣给患者带来的难以忍受的心理障碍、失眠、情绪不稳等症状，使患者尽早回归正常生活及工作是最需要解决的问题。

2）随访时间方面，该病例为门诊就诊的急性期耳鸣患者，一般就诊后的第 1 周、第 2 周门诊随访很重要，就诊后 1 个月、3 个月可进行电话随访，密切关注如何巩固已经取得的临床效果。

3）患者治疗 1 个月即达到完全适应，但为了预防复发，声治疗坚持到 3 个月即可停止。后期对于耳鸣本身的治疗根据患者意愿再商定。

118. 人工耳蜗植入术后耳鸣消失患者 1 例

【病史简介】

患者，女，71 岁，因"左耳听力逐渐下降伴耳鸣 10 余年，近一个半月突发全聋"而就诊。一个半月前无明确诱因患者左耳突发全聋伴严重耳鸣，不伴头痛、头晕，遂在当地医院以突聋收住院治疗 2 次均未能恢复听力，且耳鸣加重明显。右耳全聋已 15 年。耳鸣以低、中频声为主，持续性，在任何环境中也能听到。左耳全聋以来偶有头昏、耳闷。无听觉过敏、有明显心烦、焦虑，一直在口服抗焦虑药米氮平片（15 mg，每天 1 次可控制）。严重影响睡眠，睡前需要口服酒石酸唑吡坦片助眠，每次 10 mg。患者既往高血压 20 余年，口服药物代文胶囊40 mg，每天 1 次，血压可控。否认糖尿病、甲亢等其他疾病史。无鼻塞、食道反流及咽痛等不适。已停经，无更年期症状。无耳鸣、耳聋家族史。张、闭口及转颈时耳鸣声无变化。就诊时采用笔谈和家属代诉。

【检查及结果】

（1）体征：患者自觉双耳耳鸣声，持续性，无头晕头痛等不适。

（2）电耳镜检查：双侧耳郭无畸形，外耳道通畅，干燥清洁，未见明显分泌物，双侧鼓膜正常，未见充血，光锥存在。

（3）听力学检查

1）纯音听阈测试：左、右耳平均听阈均为 72 dB HL（图48）。

2）声导抗测试：双耳鼓室图均为 A 型。

3）DPOAE：左耳显示仅 500 Hz DPOE 值可引出，右耳显示不能引出。

4）ABR：双耳均未引出。

5）P300：不能配合检查。

（4）耳鸣的心理声学评估：无法完成。

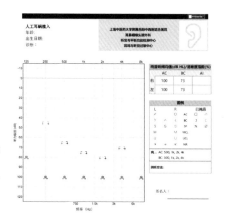

图48　纯音听阈测试结果
（彩图见彩插22）

（5）量表评估：THI 评估总分为 80 分，严重程度 4 级。

（6）内耳道 MRI 检查：双耳内耳—中耳 MRI 扫描未见异常。

【诊断】

①慢性双侧侧特发性耳鸣（重度）；②双侧感音神经性听力下降（全聋）；③高血压。

【治疗】

（1）阶段一：手术治疗

患者于全身麻醉下行左耳人工耳蜗植入术，手术顺利完成。

（2）阶段二：术后耳鸣管理

患者术后 1 个月人工耳蜗开机，听力有改善，耳鸣声减轻，言语识别较差，由于能重新听到声音，情绪、睡眠明显好转。术后接受我科的"耳鸣综合疗法"治疗和通过人工耳蜗植入手术后安排的特殊语训后 3 个月，由于患者逐步听力改善，言语识别逐渐提高，耳鸣也减轻，不再感到恐惧、心烦，睡眠明显改善。1 年以后随访，患者耳鸣基本消失，与家庭成员及熟人交流无障碍，情绪明显好转，睡眠质量提高。3 次 THI 量表评分分别为 80 分、42 分、26 分。

【小结】

（1）诊断要点：纯音测听、DPOAE、ABR 等以明确双耳听力情况及耳蜗毛细胞、听神经等功能，为进一步是否选择实施手术提供依据。

（2）治疗方案：人工耳蜗植入术是双耳重度或极重度感音神经性聋的可选方案，对部分合并恼人耳鸣的患者，通常有显著的效果。随着听力提高，言语识别的改善，耳鸣声减轻，不再感到恐惧、心烦，睡眠等都在持续好转。1 年以后的随访 THI 量表评分分值降到了 26 分。

（3）管理方案：耳鸣综合疗法中增加环境背景声和聆听治疗不仅适用于主观特发性耳鸣，对于人工耳蜗植入术后耳鸣的治疗也有显著的疗效。

119. 颈静脉狭窄及动静脉瘘致难治愈的搏动性耳鸣术后管理 1 例

【病史简介】

患者，女，61 岁，因"左耳搏动性耳鸣 2 个月"就诊。2 个月前患者生气后突发左耳耳鸣，与脉搏节律一致，耳鸣呈低频声，伴头颈部疼痛、牵拉感。偶有头昏，无听力下降，伴严重心烦，影响睡眠。起病后未就医。患者无鼻塞、反酸及咽痛等不适。既往高血压 10 余年，现口服缬沙坦氨氯地平片，血压可控。否认糖尿病、甲亢等其他疾病史。已停经，无更年期症状。无耳鸣、耳聋家族史。张、闭口及转颈时耳鸣声无变化。

【检查及结果】

（1）体征：患者自觉左耳耳鸣声，呈搏动性，与脉搏节律一致，无头晕头痛等不适。听诊左耳后乳突至枕后 7 cm 范围可闻及与脉搏一致的吹风样杂音，按压乳突尖下方，耳鸣声可停止。

（2）电耳镜检查：双侧耳郭无畸形，外耳道通畅，干燥清洁，未见明显分泌物，双侧鼓膜正常，未见充血，光锥存在。

（3）听力学检查

1）纯音听阈测试：左、右耳平均听阈分别为 15 dB HL 及 12 dB HL。

2）声导抗测试：双耳鼓室图均为 A 型。

3）DPOAE：双耳全部引出。

4）ABR：双耳听阈 30 dB nHL。

5）P300：右耳潜伏期 253 毫秒，左耳潜伏期 317 毫秒。

（4）耳鸣的心理声学评估（选择左耳检测）

1）音调匹配：125 Hz。

2）响度匹配：18 dB SL。

3）残余抑制：阳性。

4）掩蔽曲线：汇聚型。

（5）量表评估：THI 评估总分为 76 分，严重程度 4 级。

（6）中耳乳突 CT：未见明显异常。

（7）内耳道 MRI 检查：双侧放射冠、半卵圆中心及大脑皮层下多发缺血灶，随访。双侧横窦及乙状窦增宽，左侧颈静脉球及左侧乙状窦周围多发迂曲血管，动—静脉瘘待排。

（8）颅内颈动脉 MRI 平扫和血管造影（图 49）：颅内颈动脉 MRI 平扫提示双侧横窦和乙状窦增宽，左侧颈静脉球和左侧乙状窦环绕多条弯曲血管，可能形成动静脉瘘。脑血管造影提示左侧颈内静脉闭塞伴颅内窦狭窄，左侧横窦和乙状窦有硬脑膜动静脉瘘。

【诊断】

①急性左侧搏动性耳鸣；②左侧颈内静脉闭塞；③左侧多发硬脑膜动静脉瘘；④高血压。

【治疗】

（1）阶段一：手术治疗

气囊辅助左颈内静脉支架植入术：血管造影显示支架植入后左颈内

静脉通畅。患者术后仍有耳鸣，进一步行左乙状窦横硬脑膜动静脉瘘栓塞术。血管造影显示填塞后左颈内静脉通畅（图50）。

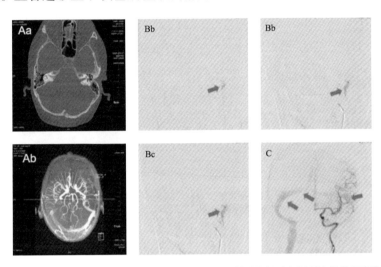

Aa：中耳乳突CT；Ab：颅内颈动脉MRI；Ba-c：脑血管造影提示左侧颈内静脉闭塞伴颅内窦狭窄；C：脑血管造影提示左侧横窦和乙状窦有硬脑膜动静脉瘘。

图49　术前检测情况（彩图见彩插23）

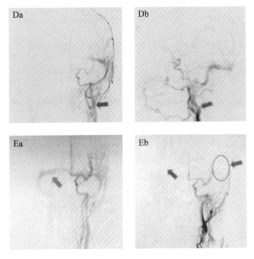

Da-b：左颈内静脉支架植入术后显影；Ea：栓塞术前动脉期可见静脉异常显影；Eb：栓塞术后动脉期正常显影。

图50　左颈内静脉支架植入术后（彩图见彩插24）

（2）阶段二：术后耳鸣管理

由于很多患者不知道如何与搏动性耳鸣"和平共处"。因此，需要我们选择适合该患者的治疗方案。"耳鸣综合疗法"包括耳鸣交流解惑、声治疗、对症治疗三个部分，达到快速改善血管支架填塞术后难治性搏动性耳鸣造成的困惑。患者术后耳鸣无好转，且伴随严重睡眠障碍及烦躁情绪。术后接受在我科按照"耳鸣综合疗法"治疗 1 个月，THI 量表评分每周进行 1 次，THI 量表得分分别为 68、44、34 及 32 分。患者治疗 1 个月后即完全适应耳鸣，不再感到恐惧、心烦，睡眠明显改善。

【小结】

（1）诊断要点：血管源性搏动性耳鸣的诊疗要点在于首诊时需要对患病耳周用听诊器检查是否有杂音，并且配合做压颈试验观察该杂音是否有停顿现象，明确停顿时按压的具体部位，借助影像学检查，明确脑血管畸形情况，为进一步是否选择实施手术提供依据。

（2）治疗方案：介入手术是治疗血管源性搏动性耳鸣的首选方案，通常有显著的效果。

（3）管理方案：对于极为复杂的血管畸形导致的搏动性耳鸣，术后也确实存在耳鸣不能缓解且无法再次手术的情况，反而增加患者的心理负担，影响生活质量。当搏动性耳鸣术后不缓解，恼人的耳鸣逐渐上升为第一主诉时，就成为耳鸣综合疗法管理的患者。"耳鸣综合疗法"不仅适用于主观特发性耳鸣，对于手术难治愈的搏动性耳鸣也有显著的疗效。

耳鸣常见问题解答

120. 长期耳鸣会影响听力吗？

目前，耳鸣的病因病机尚不清楚。国内外研究均未发现耳鸣会导致听力下降的证据。若是由于听力下降导致的耳鸣，可能与听力波动及恢复有关。

临床中发现大多数特发性耳鸣患者多次复查听力正常，但过度担心听力下降反而会加重耳鸣及其带来的负面情绪影响，加重耳鸣病情。

患者若感觉耳鸣声音大，影响听力，多考虑早先已有听力下降，或言语识别功能下降，应及时排查器质性病因。约有30%的主观特发性耳鸣患者听力阈值显示在正常范围内。

121. 经常戴耳机会耳鸣吗？

经常戴耳机与耳鸣发病并无直接关系。有关研究表明85分贝的音量是耳朵听力损害的警戒音量。以地铁为例，地铁运行时背景噪音可达80分贝，若想听清耳机中的声音，需要超过85分贝的音量。长期如此，会对听力造成不可逆的损伤。若经常出现耳鸣，表示听力可能受到损伤，应尽快到医院耳鼻喉科门诊就诊，进行系统听力检查。

122. 有耳鸣还能戴耳机吗?

耳鸣患者是可以戴耳机的。大部分耳鸣患者可以采用佩戴耳机的方式进行声治疗,来改善耳鸣,达到适应。但应注意方式方法:音量应不超过耳鸣响度,与其响度一样或比耳鸣声小一点,每天听3~4次,每次听不超过30~60分钟,耳鸣患者病程不同,聆听时间也不一样,最终达到适应耳鸣的目的。另外,应格外注意,避免在嘈杂的环境中戴耳机;避免长时间佩戴耳机。若耳鸣合并听觉过敏,建议首先治疗听觉过敏,而且必须使用佩戴耳机的方法按照听觉过敏模式进行聆听治疗达到"脱敏"目的。佩戴入耳式耳机与非入耳式耳机差别不大。

123. 耳鸣都是肾虚吗?

肾虚会引起耳鸣,但并非所有的耳鸣都是由肾虚引起的,从中医理论来讲,耳鸣的产生与心、肝、肾等脏腑功能失调皆有关系。肾开窍于耳,《黄帝内经》是关于耳鸣与肾生理、病理关系的研究基础。

人们生活和工作的环境改变、压力变大、饮食及睡眠作息的改变等,均可使人的体质及耳鸣病因发生变化(图51)。

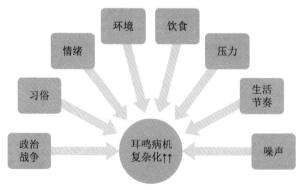

图51 耳鸣病机复杂化的原因

目前临床对耳鸣患者的辨证中发现脾虚、肝郁及心火上扰等均可致耳鸣。

124. 耳鸣发病人群都是老年人吗?

有人认为老年人就会出现耳鸣。但目前受人们生活方式和饮食习惯等改变，以及噪声影响，耳鸣发病趋于年轻化，而且越是年轻的患者，心理负担越重。

临床发现，在耳鸣患者中，65 岁以上的老年人占 1/3 左右，其余 2/3 都是中青年。且其发病与生活工作压力、情绪变化有关系密切。

125. 耳鸣有什么诱发因素吗?

更年期也常常会出现耳鸣，但听力检查正常。用手触摸耳郭或用手轻叩头皮时，也会出现耳鸣。更年期妇女内分泌失调、雌激素降低、自主神经功能紊乱，也是耳鸣的病因（图 52）。

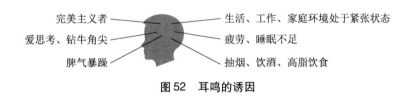

完美主义者　　　　　　　　生活、工作、家庭环境处于紧张状态
爱思考、钻牛角尖　　　　　疲劳、睡眠不足
脾气暴躁　　　　　　　　　抽烟、饮酒、高脂饮食

图 52　耳鸣的诱因

126. 耳鸣能治好吗?

临床中经常会听到耳鸣是治不好的。目前研究发现耳鸣治愈率只有 9%。但其实应该转换观念，我们提出"耳鸣是可以治好的，但是难以治愈"。治好的第 1 步是接受及适应耳鸣，首先降低或消除耳鸣产生的心理上的不良反应。研究认为耳鸣与情绪反应呈正相关。当患者完全适应耳鸣，耳鸣不会对患者生活造成影响的时候，就达到了"治好"即

有耳鸣的正常人的目的。而治愈是指耳鸣完全消失，比较难以达到，目前仍然需要进一步的探索研究。

纵观全球医疗水平，耳鸣确实很难被消除，但我们推出的"耳鸣综合疗法"是完全可以改善睡眠、消除心烦等焦虑症状，从而达到较快适应耳鸣的目的的，再配合合理规范的治疗，大部分患者的生活和工作不会受影响。

127. 治疗耳鸣有特效药吗？

什么是特效药？特效药是指用了以后能使耳鸣明显减轻或消除耳鸣的药物。但目前全世界尚未发现或发明出治疗耳鸣的特效药！

关于西药治疗耳鸣，目前并无可信的临床实验支持的普适性药物，因此，耳鸣患者应警惕，切勿滥用药物！

中医辨证的前提是结合患者个体情况，辨证施治，给予中药饮片自行煎之，在临床上具有一定的疗效，效果要好于中成药。不建议患者未经中医师辨证自己服用单味、多味中药饮片或中成药！

耳鸣诊疗随访资料的分析积累需要创新的数字化人工智能设备的帮助

现代医疗的发展离不开科学技术的帮助和推动，尤其对于临床疑难疾病更是如此。新技术的出现将极大地加快对耳鸣研究的深入、有助于研发出极具疗效的方案和途径，同时对于疾病的治疗积累、大数据的分析、长期的随访等都将离不开数字化、智能化的发展带来的解决方案。

128. 一种基于耳鸣中枢发病机制和神经电生理原理的主动式声学刺激无创神经调控诊疗技术

耳鸣耳聋综合诊疗设备采用第三代耳鸣诊疗新技术是基于耳鸣中枢发病机制和神经电生理原理的主动式声学刺激无创神经调控诊疗技术。耳鸣耳聋综合诊疗设备完美设计实现了独创性功能，适应证较广。可方便科室开展如下治疗：①耳鸣检测诊断与耳鸣声刺激干预治疗；②耳闷堵患者临床治疗；③听损患者听力矫正；④声过敏脱敏治疗；⑤耳聋伴耳鸣患者同时解决听力及耳鸣治疗问题，特殊叠加方案缓解耳鸣伴随睡眠、焦虑和抑郁状态。结合患者心理、生理状况，提供神经慢病全生命周期长期管理的整体解决方案。

该设备自 2016 年第一代型号开始进入市场销售，在临床实践中检测数据库与治疗数据库模块经过临床多次迭代升级。2022 年实现重大升级成功，目前已经实现智能化导航功能，大幅提高使用效率和治疗的便捷性并可拓展功能预留接口叠加耳鸣病房管理系统或门诊集体流水化治疗管理系统。从医用设备到家用配套的耳鸣耳聋产品系列已进入 50 余家三甲医院 6 年，10 万余临床数据证明，临床即刻治疗耳鸣（短期疗效）或多疗程耳鸣声学刺激治疗（长期疗效）的有效率达 80% 以上（按照国际耳鸣评估标准 THI）。不仅具有让患者满意的初诊疗效，其多疗程耳鸣声学刺激治疗（长期疗效）有效率达 80% 以上（按照国际耳鸣评估标准 THI）更能不断增强患者的依从性和提高满意度。

现正积极参与国家耳鼻咽喉疾病临床医学中心耳聋伴耳鸣临床干预新技术研发及网络化平台建立的国家科研项目任务，同时也要承担国家耳鼻咽喉疾病临床医学中心"耳鸣多学科多中心临床研究"项目管理和技术平台的建设任务。

以贝泰福医疗创新耳鸣声学刺激无创神经调控诊疗技术为基础申请的耳鸣诊疗专项医保收费，2021 年 9 月率先在上海市获得批准，随后在江苏、北京、内蒙古、四川、广东等省（自治区、直辖市）积极开始医保申请。

耳鸣耳聋综合诊疗设备是 2009 年从美国引进的重点项目，由江苏贝泰福医疗科技有限公司研发的具有国际专利的技术产品。该公司同时有两项国家十三五重点专项"数字诊疗装备研发"科技成果转化创新医疗器械产品，并纳入中国老年保健医学研究会和中国老年大健康智库推荐产品目录。现已经获得 70 余项国际国内专利，已经获得了 7 张中国国家药品监督管理局（NMPA）注册证书和 4 个美国食品药品监督管理局（FDA）注册证号。

129. 基于解决耳鸣的检测中极其麻烦且准确性和可靠性不高问题的高级智能化耳鸣诊疗系统

耳鸣诊治是一门复杂的、长期的、专业性强的科学，越来越需要配备具有耳鸣诊断和治疗的专业功能的医疗设备，才能为耳鸣患者的临床诊疗提供一站式服务。

从 2008 年开始，国内耳鸣专家、工程师和科学家一起就耳鸣诊疗现代化和智能化发展做了众多工作，发明创造了并上市了 5 ~ 6 种不同品牌的耳鸣诊断、治疗仪器，同步可以实现精细的耳鸣的心理声学测试，为临床诊断、评估、康复、治疗以及科研提供了不少帮助，极大地促进了临床耳鸣的诊疗、研究工作的发展。

2021 年，新一代"静益听"HD-780 系列产品——耳鸣诊疗仪及耳鸣诊断治疗仪的研发成功，基本解决了现存设备存在的不足问题，提供了一套从耳鸣问诊、评估的过程开始，到针对耳鸣的快速检测过程，以及集成了当前主流的耳鸣治疗方法，始终密切结合临床需求，具有设计新颖、功能实用、操作简便、性能优异等特点，含有以下三大功能。

（1）基于耳鸣临床诊疗过程的辅助功能：将行业规范、专家经验、临床处置过程融合在系统中，临床医师只需要按照系统列出的问诊过程，排查耳鸣病因，既可完成对耳鸣有关的病情咨询和病因识别。通过问诊表操作界面就可同步得到耳鸣诊疗的推荐处置流程图。

（2）符合临床实际应用的 DST 仿真耳鸣检测：耳鸣的感知是复杂和多样的，过去利用听力计有限的纯音和窄带噪音，无法还原耳鸣的真实听感。而 DST 耳鸣仿真技术，针对真实的耳鸣感受和频谱特征，从音色的角度对信号源进行了特殊处理，使设备发出的刺激声不论从听感还是频谱特性，达到了90% 接近真实的耳鸣声。此外，ALE 技术还克服了强度对音调的干扰，在耳鸣匹配的过程中，通过智能算法，自动地匹配音量，使患者不论在哪一个频段，均感知到响度一致的刺激声，有效避免了强度变化对音调识别的错觉。

DST 耳鸣仿真技术可以在 30 秒以内完成对耳鸣的初步筛选和匹配，精细化匹配不超过 2 分钟。耳鸣仿真技术使耳鸣检测过程简化快捷，提高了匹配准确度。

（3）主要声治疗策略的集成方案：耳鸣声治疗已经成为听力学科治疗耳鸣的有效方法之一。"静益听 HD-780 系列产品"整合了掩蔽、习服、调幅、混音、动态声、听觉过敏等所有常用的声治疗技术，能够实现绝大多数耳鸣的声治疗策略，为耳鸣的临床诊疗提供了一个完备的解决方案。该设备还增加了具有特定功能的信号，例如具有促进睡眠、改善兴奋度、提神醒脑等作用的节律性音乐，用户可以自行组合需要实现的声音配置，满足医疗及个性化治疗的需求。

130. 利用助听器模式通过听力补偿和禅音声治疗的结合达到治疗耳鸣的目的

唯听耳鸣干预方案是将助听器和耳鸣禅音声治疗程序二大功能合一，目的是为了提高治疗时的舒适度和尽可能缩短适应耳鸣的时间。有报告称对自主选择配戴内置禅音程序的助听器且临床资料完整的耳鸣患者 32 例，随访观察使用内置禅音程序的助听器耳鸣患者可以减少耳鸣与周围环境之间的对比度，改善患者的耳鸣症状，加快了适应耳鸣速度。

李明金句分享

1. 耳鸣康复是一次艰苦，但又充满希望的一段旅行。

2. 现阶段耳鸣可以被治好，但难以被治愈。（前者是耳鸣适应，后者是被消除）

3. 现阶段耳鸣的治疗以"适应"为第一目标。

4. 你要把耳鸣当回事，它会把你害死；你不把它当回事，它啥事不是（前提是经检查排除了危险因素）！

5. 给耳鸣患者希望，从我做起（当自己不能给予耳鸣患者帮助时，请介绍给自己身边的耳鸣医师、或别的医院的耳鸣医师）

6. 帮助耳鸣患者摆脱或纠正困扰他/她对耳鸣的错误认知"没法治、治不了、治不好"是耳鸣治疗的首要问题。

7. 现阶段所有可用的治疗手段都应该首先围绕如何尽快消除耳鸣诱发的失眠和不良心理反应，是缩短适应耳鸣时间的关键。

8. 应充分利用"有耳鸣正常人"的概念来引导耳鸣患者奔向希望。

9. 对耳鸣治疗理念应该转向重点消除因耳鸣诱发的不良心理反应及伴随症状是适应耳鸣的首要任务，否则你就会碰得头破血流。

附1 国内耳鸣相关指南、共识和理念

1. 耳鸣的诊断和治疗指南（建议案）

   见《中华耳科学杂志》2009 年第 7 卷第 3 期 185 页。

2. 共同促进我国耳鸣研究的健康发展

   见《中华耳鼻咽喉头颈外科杂志》，2012 年第 47 卷 9 期 705 – 708 页。

3. 2012 耳鸣专家共识及解读

   见《中华耳鼻咽喉头颈外科杂志》，2012 年第 47 卷第 9 期 709 – 711 页。

4. 2014 年美国《耳鸣临床应用指南》解读

   见《听力学及言语疾病杂志》2015 年第 23 卷第 2 期 112 – 115 页。

5. 改变耳鸣诊疗旧观念创建耳鸣诊疗新局面

   见《中国中西医结合耳鼻咽喉科杂志》2020 年第 28 卷第 5 期 321 页，下转 349 页。

6. 耳鸣综合疗法

   见《中国中西医结合耳鼻咽喉科杂志》2020 年第 28 卷第 5 期 322 – 323 页。

附2 国际耳鸣研究相关机构网站

1. Tinnitus Association of Canada
   www. Kadis. com/ta/tinnitus
2. American Tinnitus Associations
   www. ata. org
3. Australian Tinnitus Associations
   www. tinnitus. asn. au
4. British Tinnitus Association
   www. tinnitus. org. uk
5. European Federation of Tinnitus Associations
   www. eutinnitus. com

附 3 耳鸣残疾评估量表

姓名：　　　性别：　　　年龄：　　　耳鸣侧别：　　　病程：

利手：　　　职业：　　　日期：　　　测试者：

　　该量表的目的是帮助你识别耳鸣可能给你带来的困扰。请选择是，不，或有时。不要跳过任何一个问题。

		是	有时	不
1F	耳鸣会让你难以集中注意力吗？	☐	☐	☐
2F	耳鸣声会影响你听他人的声音吗？	☐	☐	☐
3E	耳鸣声会使你生气吗？	☐	☐	☐
4F	耳鸣声会使你感到困惑吗？	☐	☐	☐
5C	耳鸣会让你感到绝望吗？	☐	☐	☐
6E	你是否经常抱怨耳鸣？	☐	☐	☐
7F	耳鸣声会影响你入睡吗？	☐	☐	☐
8C	你是否觉得自己无法摆脱耳鸣？	☐	☐	☐
9F	耳鸣声是否影响你享受社会活动？ （比如外出就餐，看电影等等）	☐	☐	☐
10E	耳鸣是否让你有挫折感？	☐	☐	☐
11C	耳鸣是否让你觉得患了很严重的疾病？	☐	☐	☐
12F	耳鸣是否影响你享受生活？	☐	☐	☐
13F	耳鸣是否干扰你的工作或家庭责任？	☐	☐	☐
14E	耳鸣有没有使你易发火？	☐	☐	☐
15F	耳鸣有没有影响你阅读？	☐	☐	☐
16E	耳鸣有没有让你很沮丧？	☐	☐	☐
17E	你是否认为耳鸣让你和你的家人及朋友 关系紧张？	☐	☐	☐
18F	你是否很难不去想耳鸣而作其他事情？	☐	☐	☐

	是	有时	不
19C　你是否认为无法控制耳鸣？	□	□	□
20F　耳鸣是否让你很疲倦？	□	□	□
21E　耳鸣是否让你感到压抑？	□	□	□
22E　耳鸣是否让你感到焦虑？	□	□	□
23C　你是否感到再也不能忍受耳鸣了？	□	□	□
24F　当你有压力的时候耳鸣是否会加重？	□	□	□
25E　耳鸣是否让你没有安全感？	□	□	□

F. 功能性评分：　　　　　C. 严重性评分：　　　　　E. 情感评分：

总分

如选择"是"，记为 4 分，　　"有时"记为 2 分，　　"无"记为 0 分

附 4 耳鸣严重程度评估量表（门诊随访用表）

姓名：　　　性别：　　　年龄：　　　耳鸣侧别：　　　病程：

利手：　　　职业：　　　日期：　　　填表者：

左耳，右耳，双耳，颅鸣　左，右利手 存在耳鸣吗？否 = 0 分；是（回答以下问题）	1	2	3	4	5
1. 你在什么环境下能听到耳鸣？ 　安静环境 = 1 分；一般环境 = 2 分； 　任何环境 = 3 分；					
2. 你的耳鸣是间歇性或持续性的？ 　间歇时间大于持续时间 = 1 分； 　持续时间大于间歇时间 = 2 分； 　持续性 = 3 分。					
3. 耳鸣影响你的睡眠吗？ 　不影响 = 0 分；有时影响 = 1 分； 　经常影响 = 2 分；几乎每天都影响 = 3 分。					
4. 耳鸣妨碍你的学习和工作吗？ 　不妨碍 = 0 分；有时妨碍 = 1 分； 　经常妨碍 = 2 分；几乎每天都妨碍 = 3 分。					
5. 耳鸣使你感到心烦吗？ 　无心烦 = 0 分；有时心烦 = 1 分； 　经常心烦 = 2 分；几乎每天都感到心烦 = 3 分。					

6. 你自己对耳鸣影响程度如何评分？

1	2	3	4	5	6					
						总评分				
						耳鸣分级				
						疗效评估				
						日期				

耳鸣评估：1 级：≤6 分；2 级：7～10 分；3 级：11～14 分；

4 级：15～18 分；5 级：19～21 分。

耳鸣疗效评估：询问

痊愈：耳鸣消失，且伴随症状消失，随访 1 个月无复发；

显效：耳鸣程度降低 2 个级别以上（含 2 个级别）；

有效：耳鸣程度降低 1 个级别；

无效：耳鸣程度无改变。

附5 生活质量量表 SF-36

1. 总体来讲，您的健康状况是：

   ①非常好　　　②很好　　　③好　　　④一般

   ⑤差

2. 跟1年以前比您觉得自己的健康状况是：

   ①比1年前好多了　　　　　②比1年前好一些

   ③跟1年前差不多　　　　　④比1年前差一些

   ⑤比1年前差多了

   (权重或得分依次为1，2，3，4和5)

   健康和日常活动

3. 以下这些问题都和日常活动有关。请您想一想，您的健康状况是否限制了
   这些活动？如果有限制，程度如何？

   (1) 重体力活动。如跑步举重、参加剧烈运动等：

   　　①限制很大　　　　　②有些限制　　　　　③毫无限制

   　　(权重或得分依次为1，2，3；下同) 注意：如果采用汉化版本，则得
   　　分为1，2，3，4，则得分转换时做相应的改变。

   (2) 适度的活动。如移动一张桌子、扫地、打太极拳、做简单体操等：

   　　①限制很大　　　　　②有些限制　　　　　③毫无限制

   (3) 手提日用品。如买菜、购物等：

   　　①限制很大　　　　　②有些限制　　　　　③毫无限制

   (4) 上几层楼梯：

   　　①限制很大　　　　　②有些限制　　　　　③毫无限制

   (5) 上一层楼梯：

   　　①限制很大　　　　　②有些限制　　　　　③毫无限制

   (6) 弯腰、屈膝、下蹲：

   　　①限制很大　　　　　②有些限制　　　　　③毫无限制

（7）步行 1500 米以上的路程：

①限制很大　　　　　　②有些限制　　　　　　③毫无限制

（8）步行 1000 米的路程：

①限制很大　　　　　　②有些限制　　　　　　③毫无限制

（9）步行 100 米的路程：

①限制很大　　　　　　②有些限制　　　　　　③毫无限制

（10）自己洗澡、穿衣：

①限制很大　　　　　　②有些限制　　　　　　③毫无限制

4. 在过去 4 个星期里，您的工作和日常活动有无因为身体健康的原因而出现以下这些问题？

（1）减少了工作或其他活动时间：

①是　　　　　　　　　　②不是

（权重或得分依次为 1，2；下同）

（2）本来想要做的事情只能完成一部分：

①是　　　　　　　　　　②不是

（3）想要干的工作或活动种类受到限制：

①是　　　　　　　　　　②不是

（4）完成工作或其他活动困难增多（比如需要额外的努力）：

①是　　　　　　　　　　②不是

5. 在过去 4 个星期里，您的工作和日常活动有无因为情绪的原因（如压抑或忧虑）而出现以下这些问题？

（1）减少了工作或活动时间：

①是　　　　　　　　　　②不是

（权重或得分依次为 1，2；下同）

（2）本来想要做的事情只能完成一部分：

①是　　　　　　　　　　②不是

（3）干事情不如平时仔细：

①是　　　　　　　　　　②不是

6. 在过去 4 个星期里，您的健康或情绪不好在多大程度上影响了您与家人、朋友、邻居或集体的正常社会交往？

①完全没有影响   ②有一点影响   ③中等影响

④影响很大   ⑤影响非常大

（权重或得分依次为 5，4，3，2，1）

7. 在过去 4 个星期里，您有身体疼痛吗？

①完全没有疼痛   ②有一点疼痛   ③中等疼痛

④严重疼痛   ⑤很严重疼痛

（权重或得分依次为 6，5.4，4.2，3.1，2.2，1）

8. 在过去 4 个星期里，您的身体疼痛影响了您的工作和家务吗？

①完全没有影响   ②有一点影响   ③中等影响

④影响很大   ⑤影响非常大

（如果 7 无 8 无，权重或得分依次为 6，4.75，3.5，2.25，1.0；如果为 7 有 8 无，则为 5，4，3，2，1）

您的感觉

9. 以下这些问题是关于过去 1 个月里您自己的感觉，对每一条问题所说的事情，您的情况是什么样的？

（1）您觉得生活充实：

①所有的时间   ②大部分时间   ③比较多时间

④一部分时间   ⑤小部分时间   ⑥没有这种感觉

（权重或得分依次为 6，5，4，3，2，1）

（2）您是一个敏感的人：

①所有的时间   ②大部分时间   ③比较多时间

④一部分时间   ⑤小部分时间   ⑥没有这种感觉

（权重或得分依次为 1，2，3，4，5，6）

（3）您的情绪非常不好，什么事都不能使您高兴起来：

①所有的时间   ②大部分时间   ③比较多时间

④一部分时间   ⑤小部分时间   ⑥没有这种感觉

（权重或得分依次为 1，2，3，4，5，6）

（4）您的心理很平静：

①所有的时间　　　　②大部分时间　　　③比较多时间

④一部分时间　　　　⑤小部分时间　　　⑥没有这种感觉

（权重或得分依次为 6，5，4，3，2，1）

（5）您做事精力充沛：

①所有的时间　　　　②大部分时间　　　③比较多时间

④一部分时间　　　　⑤小部分时间　　　⑥没有这种感觉

（权重或得分依次为 6，5，4，3，2，1）

（6）您的情绪低落：

①所有的时间　　　　②大部分时间　　　③比较多时间

④一部分时间　　　　⑤小部分时间　　　⑥没有这种感觉

（权重或得分依次为 1，2，3，4，5，6）

（7）您觉得筋疲力尽：

①所有的时间　　　　②大部分时间　　　③比较多时间

④一部分时间　　　　⑤小部分时间　　　⑥没有这种感觉

（权重或得分依次为 1，2，3，4，5，6）

（8）您是个快乐的人：

①所有的时间　　　　②大部分时间　　　③比较多时间

④一部分时间　　　　⑤小部分时间　　　⑥没有这种感觉

（权重或得分依次为 6，5，4，3，2，1）

（9）您感觉厌烦：

①所有的时间　　　　②大部分时间　　　③比较多时间

④一部分时间　　　　⑤小部分时间　　　⑥没有这种感觉

（权重或得分依次为 1，2，3，4，5，6）

10. 不健康影响了您的社会活动（如走亲访友）：

①所有的时间　　　　②大部分时间　　　③比较多时间

④一部分时间　　　　⑤小部分时间　　　⑥没有这种感觉

（权重或得分依次为 1，2，3，4，5）

总体健康情况

11. 请看下列每一条问题，哪一种答案最符合您的情况？

　　（1）我好像比别人容易生病：

　　　　①绝对正确　　　　②大部分正确　　　　③不能肯定

　　　　④大部分错误　　　　⑤绝对错误

　　　　（权重或得分依次为1，2，3，4，5）

　　（2）我跟周围人一样健康：

　　　　①绝对正确　　　　②大部分正确　　　　③不能肯定

　　　　④大部分错误　　　　⑤绝对错误

　　　　（权重或得分依次为5，4，3，2，1）

　　（3）我认为我的健康状况在变坏：

　　　　①绝对正确　　　　②大部分正确　　　　③不能肯定

　　　　④大部分错误　　　　⑤绝对错误

　　　　（权重或得分依次为1，2，3，4，5）

　　（4）我的健康状况非常好：

　　　　①绝对正确　　　　②大部分正确　　　　③不能肯定

　　　　④大部分错误　　　　⑤绝对错误

　　　　（权重或得分依次为5，4，3，2，1）

　　假如对条目 7 和 8 均做了回答，假如条目 8 的编码为 1 且条目 7 的编码为 1，那么条目 8 的积分应该为 6 分；假如条目 8 的编码为 1 但条目 7 的编码为 2~6，那么条目 8 的积分应该为 5 分；假如条目 8 的编码为 2 而条目 7 的编码为 1~6，那么条目 8 的积分应该为 4 分；其余的以此类推。

　　假如条目 8 的编码为且条目 7 的编码为那么条目 8 的计分为

根本没有影响	1	2 至 6	6
根本没有影响	1	1 至 6	5
有一点影响	2	1 至 6	4
有中度影响	3	1 至 6	3
有较大影响	4	1 至 6	2
有极大影响	5	1 至 6	1

附6 匹兹堡睡眠质量指数量表

指导语：下面的一些问题是关于您最近1个月的睡眠状况，请选择或填写最符合您近1个月实际情况的答案。（备注：所有时间请按24小时制填写）

1. 过去1个月你晚上通常什么时候上床睡觉？_____时_____分

2. 过去1个月你每晚通常要多长时间（分钟）才能入睡？_____分钟

3. 过去1个月每天早上通常什么时候起床？_____时_____分

4. 过去1个月你每晚实际睡眠的时间有多少？_____小时（这可能和你躺在床上的时间不一样）

5. 从以下每个问题中选1个最符合你的情况作答，请回答所有的题目。

    过去1个月你出现以下睡眠问题的次数：

    （a）30分钟内不能入睡：

    □过去1个月没有　　　　　　□每周平均不足一个晚上

    □每周平均一或两个晚上　　　□每周平均三个或更多晚上

    （b）半夜醒来或早醒：

    □过去1个月没有　　　　　　□每周平均不足一个晚上

    □每周平均一或两个晚上　　　□每周平均三个或更多晚上

    （c）晚上必须起床上洗手间：

    □过去1个月没有　　　　　　□每周平均不足一个晚上

    □每周平均一或两个晚上　　　□每周平均三个或更多晚上

    （d）呼吸不畅：

    □过去1个月没有　　　　　　□每周平均不足一个晚上

    □每周平均一或两个晚上　　　□每周平均三个或更多晚上

    （e）咳嗽或大声打鼾：

    □过去1个月没有　　　　　　□每周平均不足一个晚上

    □每周平均一或两个晚上　　　□每周平均三个或更多晚上

（f）感到寒冷：

    □过去 1 个月没有   □每周平均不足一个晚上

    □每周平均一或两个晚上   □每周平均三个或更多晚上

（g）感到太热：

    □过去 1 个月没有   □每周平均不足一个晚上

    □每周平均一或两个晚上   □每周平均三个或更多晚上

（h）做噩梦：

    □过去 1 个月没有   □每周平均不足一个晚上

    □每周平均一或两个晚上   □每周平均三个或更多晚上

（i）感到疼痛：

    □过去 1 个月没有   □每周平均不足一个晚上

    □每周平均一或两个晚上   □每周平均三个或更多晚上

（j）其他原因，请描述：

    □过去 1 个月没有   □每周平均不足一个晚上

    □每周平均一或两个晚上   □每周平均三个或更多晚上

6. 就整体而言，你对过去 1 个月总睡眠质量评价为：

□非常好   □尚好   □不好   □非常差

7. 过去 1 个月，有多少时间你需要服药（包括从以医生处方或在外面药店购买）才能入睡？

□过去 1 个月没有   □每周平均不足一个晚上

□每周平均一或两个晚上   □每周平均三个或更多晚上

8. 过去 1 个月你多常在开车、吃饭或参加社会活动时难以保持清醒状态？

□过去 1 个月没有   □每周平均不足一个晚上

□每周平均一或两个晚上   □每周平均三个或更多晚上

9. 过去 1 个月，你要保持足够的精力来完成事情上是否有困难？

□没有困难   □比较困难   □有一点困难   □非常困难

附 7　焦虑自评量表（SAS）

姓名：　　　　　性别：　　　　　年龄：　　　　　测验日期：

指导语： 下面有 20 条文字，请仔细阅读每一条，把意思弄明白，然后根据您最近一星期的实际情况选择适当的选项，每一条文字后有 4 个选项，表示：A 没有或很少时间记 1 分；B 小部分时间记 2 分；C 相当多时间记 3 分；D 绝大部分或全部时间记 4 分。

1. 我觉得比平时容易紧张或着急	A	B	C	D
2. 我无缘无故感到害怕	A	B	C	D
3. 我容易心里烦乱或感到惊恐	A	B	C	D
4. 我觉得我可能将要发疯	A	B	C	D
*5. 我觉得一切都挺好	A	B	C	D
6. 我手脚发抖打颤	A	B	C	D
7. 我因为头疼、颈痛和背痛而苦恼	A	B	C	D
8. 我觉得容易衰弱和疲乏	A	B	C	D
*9. 我觉得心平气和，并且容易安静坐着	A	B	C	D
10. 我觉得心跳得很快	A	B	C	D
11. 我因为一阵阵头晕而苦恼	A	B	C	D
12. 我有晕倒发作，或觉得要晕倒似的	A	B	C	D
*13. 我吸气呼气都感到很容易	A	B	C	D
14. 我得手脚麻木和刺痛	A	B	C	D
15. 我因为胃痛和消化不良而苦恼	A	B	C	D
16. 我常常要小便	A	B	C	D
*17. 我的手脚常常是干燥温暖的	A	B	C	D
18. 我脸红发热	A	B	C	D
*19. 我容易入睡并且一夜睡得很好	A	B	C	D
20. 我做恶梦	A	B	C	D

总分（＊号为反向评分）：_____

标准：20 项得分相加，再乘以 1.25 取整数部分，为标准分。

等级：50～59 分，轻度；60～69 分，中度；69 分以上，重度。

附8 听觉过敏问卷

问卷包括两个部分：

第一部分3个问题用于了解患者基本听力和噪音暴露情况；

您是否有噪声暴露史？

您比以前更不能忍受噪音吗？

您是否有听力下降？如果有，是何种疾病？

第二部分每个问题根据选项评分：否（0分），有时（1分），经常（2分），总是（3分）。

下面的问题请在选项里打勾

不（ ）　　　　有时（ ）　　　　经常（ ）　　　　总是（ ）

1. 是否曾使用耳塞或耳机来降低外界声音？

　　不（ ）　　　　有时（ ）　　　　经常（ ）　　　　总是（ ）

2. 是否对日常生活环境中的某些声音尤其敏感？

　　不（ ）　　　　有时（ ）　　　　经常（ ）　　　　总是（ ）

3. 是否在有噪音或稍微吵闹的环境里不能进行阅读？

　　不（ ）　　　　有时（ ）　　　　经常（ ）　　　　总是（ ）

4. 是否在噪音环境很难集中注意力？

　　不（ ）　　　　有时（ ）　　　　经常（ ）　　　　总是（ ）

5. 是否很难在噪音环境里与人进行交谈？

　　不（ ）　　　　有时（ ）　　　　经常（ ）　　　　总是（ ）

6. 是否有人曾告诉你对噪音或是某些特殊声音不能忍受？

　　不（ ）　　　　有时（ ）　　　　经常（ ）　　　　总是（ ）

7. 是否对马路上的噪音尤其敏感或心烦？

　　不（ ）　　　　有时（ ）　　　　经常（ ）　　　　总是（ ）

8. 是否对某些特殊场合的声音感到不愉悦（如酒吧，音乐会，烟火，俱乐部等）？

　　不（ ）　　　　有时（ ）　　　　经常（ ）　　　　总是（ ）

9. 当有人邀你参加某项活动（如看电影，逛街，听音乐），你是否第一反应为去忍受噪音？

　　不 （ ）　　　　有时 （ ）　　　　经常 （ ）　　　　总是 （ ）

10. 是否曾经因为噪音而拒绝外出或别人的邀请？

　　不 （ ）　　　　有时 （ ）　　　　经常 （ ）　　　　总是 （ ）

11. 噪音或某些特定的声音是否在安静环境比稍微吵闹的环境更使您心烦？

　　不 （ ）　　　　有时 （ ）　　　　经常 （ ）　　　　总是 （ ）

12. 压力和疲惫是否使您不会注意到噪音？

　　不 （ ）　　　　有时 （ ）　　　　经常 （ ）　　　　总是 （ ）

13. 在每天将近结束时，是否不能察觉到噪音？

　　不 （ ）　　　　有时 （ ）　　　　经常 （ ）　　　　总是 （ ）

14. 噪音和某些特定声音是否会使您压抑和易怒？

　　不 （ ）　　　　有时 （ ）　　　　经常 （ ）　　　　总是 （ ）

附9 上海中医药大学附属岳阳中西医结合医院耳鸣中心声治疗指南

姓名：　　　　　　诊断：　　　　　　编号：

时间：　　　年　　月　　日

1. 声治疗声源选择：中心提供自然界声音等

2. 声治疗设备选择：1）首选手机　2）必须戴耳机治疗　3）其他

3. 声治疗时音量大小的选择

　□聆听治疗时，您选择的声音和耳鸣声一样大或比耳鸣声略小些为宜

　□如耳鸣严重影响睡眠，每晚睡前的声治疗可选择掩蔽模式即将音量超过耳鸣声，聆听 15～30 分钟结束后再睡

　□听觉过敏患者，聆听治疗时将音量逐渐调至自己能接受的最大响度，10 分/次，3～5 次/天

4. 声音治疗时间要求（总时程约需 3—6 个月）

　□每天上午坚持听声音 30～60 分钟

　□每天下午坚持听声音 30～60 分钟

　□每天晚上坚持听声音 30～60 分钟

　□须在安静环境听声音同时保持全身放松

5. 声音治疗时注意事项

　□尽可能在有背景声音的环境中生活和工作（如开电视机或收音机），以降低对耳鸣的感知，从而有利于尽快适应耳鸣

　□注意避免吵闹环境（燃放鞭炮、打枪、卡拉 OK 等）

　□坚持乐观态度，适当参加社会活动，娱乐活动

　□坚持随访，定期门诊复查，配合治疗，与医生交流病情以利提高疗效

6. 医师（签名）：＿＿＿＿＿＿

附10　笔者团队在国内外各级杂志已发表的耳鸣相关研究的中西医论文目录

1. 詹俊杰，吴海燕，李明. 重度顽固性耳鸣的外科治疗体会. 佳木斯医学院学报，1996，1：87－88.

2. 李明，杨光，关颖，等. 耳鸣动物行为学模型的制作. 中国中西医结合耳鼻咽喉科杂志，2003，11(3)：108－111.

3. 高兴强，亓卫东，杨光，等. 谈神经性耳鸣的中医治疗思路. 辽宁中医杂志，2004，31(8)：641.

4. 马兆鑫，李明，曹奕，等. 耳蜗神经血管减压术治愈重度耳鸣. 中华耳科学杂志，2007，5(1)：120－121.

5. 王洪田，黄治物，李明，等. 耳鸣诊治基本原则与耳鸣习服疗法. 听力学及言语疾病杂志，2007，15(5)：346－347.

6. 李明，李辉，曹奕. 一种非药物非行为学治疗耳鸣的新方法——经颅磁刺激. 听力学及言语疾病杂志，2007，15(5)：341－342.

7. 李明. 突发性聋与耳鸣. 中国医学文摘耳鼻咽喉科学，2008，23(1)：15－16.

8. 杨光，李明. 听觉通路神经递质及受体与耳鸣. 听力学及言语疾病杂志，2008，16(6)：529－532.

9. 刘蓬，李明. 对耳鸣疗效评价的思考. 中华耳鼻咽喉头颈外科杂志，2008，43(9)：710－713.

10. 李辉，李明. 国内耳鸣临床研究文献的质量评价. 听力学及言语疾病杂志，2008，16(3)：232－234.

11. 颜微微，李明，杨光. 耳鸣大鼠 NMDA 受体亚型 1、2A、2B 的表达研究. 中华耳科学杂志，2009，7(3)：216－220.

12. 梁辉，李明. 耳鸣耳聋的辨证分型论治. 现代中医药，2009，29(2)：37－39.

13. 邵茵，黄娟，李明. 1240 例耳鸣患者的临床表现分析. 中华耳鼻咽喉头颈外科杂志，2009，44(8)：641－644.

14. 李明，黄娟. 耳鸣诊治的再认识. 中华耳鼻咽喉头颈外科杂志，2009，44（8）：701－704.

15. 王洪田，李明，刘蓬，等. 耳鸣的诊断和治疗指南. 中华耳科学杂志，2009，7（3）：185.

16. 李艳青，梁辉，马兆鑫，等. 耳鸣的手术治疗现状. 听力学及言语疾病杂志，2009，17（5）：507－509.

17. 梁辉，李艳青，李明. 五音乐曲疗法治疗耳鸣的临床研究. 辽宁中医杂志，2010，37（6）：1038－1041.

18. 梁辉，李艳青，李明. 针灸治疗耳鸣文献现状分析. 上海针灸杂志，2010，29（12）：801－804.

19. 严丹敏，李明. 正电子发射断层显像用于耳鸣的研究概况. 临床耳鼻咽喉头颈外科杂志，2010，24（11）：764－767.

20. 孔维佳，王洪田，余力生，等. 耳鸣的诊断与治疗（二）. 临床耳鼻咽喉头颈外科杂志，2010，24（3）：132－134.

21. 颜微微，李明. 耳鸣的中西医基础研究进展. 中国中西医结合耳鼻咽喉科杂志，2010，18（3）：178－180.

22. 李辉，李明. 正电子发射断层扫描应用于耳鸣研究的进展. 听力学及言语疾病杂志，2010，18（2）：101－103.

23. 梁辉，李艳青，李明. 中医五音认识浅议. 江苏中医药，2010，42（1）：5－8.

24. 刘蓬，李明，王洪田，等. 原发性耳鸣刍议. 听力学及言语疾病杂志，2010，18（2）：99－101.

25. 柳普照，陈婕，李明. 496 例耳鸣患者体质调查. 中医杂志，2010，51（7）：611－613.

26. 陈婕，黄平，李明. 耳鸣不同治疗方案的疗效观察. 中国耳鼻咽喉头颈外科，2011，18（1）：21－23.

27. 柳普照，李明，张剑宁，等. 气虚质、阳虚质耳鸣患者的临床特征研究. 中国中西医结合耳鼻咽喉科杂志，2011，19（2）：88－90.

28. 柳普照，张剑宁，杨光，等. 论耳鸣与中医体质的相关性. 中医研究，2011，24（11）：4－5.

29. 王艺，张剑宁，李明. 人工耳蜗与耳鸣. 中华耳鼻咽喉头颈外科杂志，2012，47（9）：785－787.

30. 李明，黄喆煊，左传涛，等. 视听觉屏蔽对特发性耳鸣患者脑内葡萄糖代谢分布的影响. 中华耳鼻咽喉头颈外科杂志，2012，47（9）：720－723.

31. 刘蓬，徐桂丽，李明，等. 耳鸣评价量表的信度与效度研究. 中华耳鼻咽喉头颈外科杂志，2012，47（9）：716－719.

32. 王艺，李明，张剑宁. 酸枣仁汤加减联合声治疗对耳鸣患者认知功能改变的干预研究. 云南中医学院学报，2012，35（5）：37－40.

33. 祝晓宇，李明，张剑宁，等. 东菱克栓酶治疗急性耳鸣的临床应用与疗效观察. 中国中西医结合耳鼻咽喉科杂志，2012，20（4）：293－294，298.

34. 李明，韩东一. 共同促进我国耳鸣研究的健康发展. 中华耳鼻咽喉头颈外科杂志，2012，47（9）：705－708.

35. 祝晓宇，张剑宁，李明. 听觉耐受下降与耳鸣. 临床耳鼻咽喉头颈外科杂志，2012，26（19）：909－912.

36. 李明，张剑宁，中华耳鼻咽喉头颈外科杂志编辑委员会耳科专业组. 2012 耳鸣专家共识及解读. 中华耳鼻咽喉头颈外科杂志，2012，47（9）：709－712.

37. 柳普照，张剑宁，杨光，等. 主观性耳鸣患者中医体质学临床特征研究. 辽宁中医杂志，2012，39（11）：2152－2154.

38. 祝晓宇，李明. 耳鸣的中西医治疗进展. 医药前沿，2012，2（17）：328－328.

39. 王洪田，崔红，李明. 耳鸣学术研讨班互动式教学效果的评价. 中国耳鼻咽喉头颈外科，2013，20（7）：389－391.

40. 谭君颖，李明，张剑宁，等. 穴位注射治疗耳鸣耳聋及常用药物研究进展. 上海针灸杂志，2013，32（7）：611－613.

41. 史鑫，李明，张剑宁. 针灸治疗耳鸣临床研究文献存在的若干问题及对策. 上海针灸杂志，2013，32（8）：695－698.

42. 史鑫，李明，张剑宁. 症位结合选穴针刺法治疗痰火郁结型特发性耳鸣临床观察. 上海中医药杂志，2013，47（11）：60－63.

43. 谭君颖，张剑宁. 中医非口服药物法治疗耳鸣研究进展. 医药前沿，2013，3（10）：105－106.

44. 苏强，张剑宁，李明. 功能性磁共振成像应用于穴位脑区功能效应的研究进展. 中国针灸，2014，34（5）：517 – 520.

45. 张剑宁，李明. 美国 Iowa 耳鸣治疗年会及耳鸣习服疗法高级培训班学习见闻及感受. 中华耳鼻咽喉头颈外科杂志，2014，49（12）：1049 – 1051.

46. 高飞，张剑宁，李明. 耳声发射对侧抑制现象与耳鸣关系的研究现状. 中国听力语言康复科学杂志，2014，16（5）：350 – 352.

47. 李辉，李明，张剑宁. 耳鸣心理声学检测方法临床意义及研究进展. 中国医学文摘耳鼻咽喉科学，2014，29（5）：296 – 299.

48. 谭君颖，张剑宁，李明. 特发性耳鸣患者的耳鸣心理声学特征与一般环境声掩蔽耳鸣效果的关系. 听力学及言语疾病杂志，2015，23（1）：69 – 72.

49. 李明，张剑宁. 2014 年美国《耳鸣临床应用指南》解读. 听力学及言语疾病杂志，2015，23（2）：112 – 115.

50. 谭君颖，张剑宁，李明. 耳迷根穴位注射治疗特发性耳鸣的疗效观察. 中国中西医结合耳鼻咽喉科杂志，2015，23（1）：16 – 20.

51. 苏强，张剑宁，李明. 舒血宁注射液耳迷根穴注射治疗特发性耳鸣的临床研究. 时珍国医国药，2015，26（4）：905 – 906.

52. 苏强，张剑宁，李明. 耳鸣的药物治疗进展. 实用医学杂志，2015，31（9）：1385 – 1387.

53. 苏强，张剑宁，李明. 迷走神经刺激术应用于耳鸣的研究. 中国中西医结合耳鼻咽喉科杂志，2016，24（1）：70 – 72.

54. 李辉，李明，张剑宁，等. 利多卡因不同给药途径辅助治疗耳鸣疗效的 Meta 分析. 临床耳鼻咽喉头颈外科杂志，2016，2：101 – 105.

55. 诸劼洁，李明，张剑宁，等. 聪耳汤加味治疗肝肾阴虚型耳鸣的疗效观察. 中国中西医结合耳鼻咽喉科杂志，2016，24（4）：317 – 320.

56. 张剑宁，李明. 耳鸣的诊治及其与听觉系统外疾病的关系. 中华全科医师杂志，2016，15（11）：822 – 827.

57. 纪波波，李明，张剑宁. 耳鸣基础和临床研究经验总结. 医药卫生，2017，3（4）：241 – 242.

58. WANG H, LI B, WANG M, et al. Factor Analysis of Low-Frequency Repetitive

中国医学临床百家

Transcranial Magnetic Stimulation to the Temporoparietal Junction for Tinnitus. Neural Plast, 2016: 2814056.

59. 纪波波, 李明, 张剑宁. 功能性磁共振成像应用于耳鸣机制研究进展. 中华耳鼻咽喉头颈外科杂志, 2018, 53 (2): 150 – 154.

60. 李辉, 李明, 张剑宁. 特发性耳鸣患者心理声学特征的临床价值研究. 临床耳鼻咽喉头颈外科杂志, 2018, 32 (8): 570 – 575.

61. 余亚斌, 李明, 张剑宁. 外伤性枕动脉动静脉瘘致搏动性耳鸣一例分析. 听力学及言语疾病杂志, 2018, 26 (1): 1 – 2.

62. 余亚斌, 李明, 黄平, 等. 耳鸣的从脾虚论治. 时珍国医国药, 2018, 4: 928 – 930.

63. 兰家辉, 李明, 张剑宁. 耳鸣中枢机制的基础研究进展. 中华耳科学杂志, 2018, 16 (1): 102 – 106.

64. 颜肖, 张剑宁, 李明. 生物反馈疗法干预耳鸣的原理及应用研究进展. 听力学及言语疾病杂志, 2018, 26 (5): 560 – 563.

65. 陈劭立, 李明, 张剑宁. 解读美国言语听力学会《耳鸣听力学管理临床指南Ⅰ: 评估》. 听力学及言语疾病杂志, 2019, 27 (6): 694 – 696.

66. 霍岩, 张剑宁, 李明. 基于数据挖掘的耳鸣辨证分型规律研究. 中国中西医结合耳鼻咽喉科杂志, 2019, 27 (5): 329 – 225.

67. 陈劭立, 吴双剑, 李明, 等. 耳鸣听力学管理临床指南Ⅰ: 评估. 听力学及言语疾病杂志, 2019, 27 (6): 1 – 4.

68. 霍岩, 黄平, 李明, 等. 中医药诊疗痰瘀互结型耳鸣研究进展. 中国中西医结合耳鼻咽喉科杂志, 2020, 28 (5): 391 – 395.

69. 余亚斌, 张剑宁, 李明, 等. 耳鸣的中西医认识. 河南中医, 2020, 40 (11): 1652 – 1655.

70. 余亚斌, 张剑宁, 李明, 等. 补中益气汤治疗脾虚型耳鸣的临床观察. 中国中西医结合耳鼻咽喉科杂志, 2020, 28 (5): 337 – 341, 382.

71. 李刚, 张剑宁, 李明. 耳迷走神经刺激治疗耳鸣临床研究现状. 中国听力语言康复科学杂志, 2020, 18 (6): 427 – 431.

72. 陈斯, 张剑宁, 李明, 等. 事件相关电位用于耳鸣患者临床检测的研究进展. 中国中西医结合耳鼻咽喉科杂志, 2020, 28 (6): 473 – 476, 467.

73. 李明, 张剑宁, 黄平. 改变耳鸣诊疗旧观念 创建耳鸣诊疗新局面. 中国中西医结合耳鼻咽喉科杂志, 2020, 28(5)：321, 349.

74. 李明, 黄平. 耳鸣综合疗法. 中国中西医结合耳鼻咽喉科杂志, 2020, 28(5)：322 - 323.

75. 李刚, 李明, 张剑宁. 个性化音乐治疗耳鸣的机制及研究进展. 临床耳鼻咽喉头颈外科杂志, 2021, 35(1)：91 - 95.

76. 王艺璇, 张剑宁, 李明. 中药治疗耳鸣组方规律研究进展. 上海中医药杂志, 2021, 55(1)：92 - 95.

77. 余炎林, 张剑宁, AAZH H, 等.《认知行为疗法减轻耳鸣、听觉过敏及恐声症所致痛苦的现状》摘译. 听力学及言语疾病杂志, 2021, 29(1)：117 - 119.

78. 张剑宁. 耳鸣临床检查和评估的意义. 中国中西医结合耳鼻咽喉科杂志, 2020, 28(5)：334.

79. 李刚, 张剑宁, 李明. 听阈基本正常主观特发性耳鸣严重程度影响因素分析. 中华耳科学杂志, 2021, 19(3)：475 - 479.

80. 王晓钥, 黄平, 赵紫蕊, 等. 耳鸣中医外治法研究进展. 实用中医药杂志, 2021, 37(7)：1266 - 1269.

81. 刘广宇, 张剑宁, 黄平, 等. 国内耳鸣文献回顾与思考. 中华耳科学杂志, 2022, 20(5)：845 - 850.

82. 刘广宇, 张剑宁, 黄平等.《非西班牙裔听力损失老年人的耳鸣与认知能力改善有关》摘译. 听力学及言语疾病杂志, 2022, 30(6)：1 - 2.

83. 霍岩, 刘广宇, 张剑宁, 等. 极端情绪刺激后持续性主观特发性耳鸣1例. 中国临床案例成果数据库, 2022, 4(1)：E01876 - E01876.

84. 霍岩, 刘广宇, 黄平, 等. 颈静脉狭窄及动静脉瘘致难治愈的搏动性耳鸣术后管理1例. 中国临床案例成果数库, 2022, 4(1)：E01861 - E01861.

85. FANG J, WU H M, ZHANG J N, et al. A reduced form of nicotinamide riboside protects the cochlea against aminoglycoside-induced ototoxicity by SIRT1 activation. Biomed Pharmacoth, 150(2022)：113071.

86. 杨仕明, 余力生, 王秋菊, 李明. 耳鸣的诊断与治疗. 临床耳鼻咽喉头颈外科杂志, 2022, 36(5)：325 - 334.

87. ZHANG J N, HUO Y, LUI G Y, et al. Reliability and validity of the tinnitus handicap inventory：a clinical study of questionnaires. J Int Adv Otol, 2022, 18(6)：522 - 529.

出版者后记
Postscript

　　科学技术文献出版社自 1973 年成立即开始出版医学图书，40 余年来，医学图书的内容和出版形式都发生了很大变化，这些无一不与医学的发展和进步相关。《中国医学临床百家》从 2016 年策划至今，感谢 600 余位权威专家对每本书、每个细节的精雕细琢，现已出版作品近百种。2018 年，丛书全面展开学科总主编制，由各个学科权威专家指导本学科相关出版工作，我们以饱满的热情迎来了《中国医学临床百家》丛书各个分卷的诞生，也期待着《中国医学临床百家》丛书的出版工作更加科学与规范。

　　近几年，中国的临床医学有了很大的发展，在国际医学领域也开始崭露头角。以北京天坛医院牵头的 CHANCE 研究成果改写美国脑血管病二级预防指南为标志，中国一批临床专家的科研成果正在走向世界。但是，这些权威临床专家的科研成果多数首先发表在国外期刊上，之后才在国内期刊、会议中展现。如果出版专著，又为多人合著，专家个人的观点和成果精华被稀释。为改变这种零落的展现方式，作为科技部主管的唯一一家出版机构，我们有责任为中国的临床医生提供一个系统展示临床研究成果的舞台。为此，我们策划出版了这套高端医学专著——《中国医学临床百家》丛书。

"百家"既指临床各学科的权威专家，也取百家争鸣之义。

丛书中每一本书阐述一种疾病的最新研究成果及专家观点，按年度持续出版，强调医学知识的权威性和时效性，以期细致、连续、全面展示我国临床医学的发展历程。与其他医学专著相比，本丛书具有出版周期短、持续性强、主题突出、内容精练、阅读体验佳等特点。在图书出版的同时，同步通过万方数据库等互联网平台进入全国的医院，让各级临床医师和医学科研人员通过数据库检索到专家观点，并能迅速在临床实践中得以应用。

在与作者沟通过程中，他们对丛书出版的高度认可给了我们坚定的信心。北京协和医院邱贵兴院士说"这个项目是出版界的创新……项目持续开展下去，对促进中国临床学科的发展能起到很大作用"。北京大学第一医院霍勇教授认为"百家丛书很有意义"。我们感谢这么多临床专家积极参与本丛书的写作，他们在深夜里的奋笔，感动着我们，鼓舞着我们，这是对本丛书的巨大支持，也是对我们出版工作的肯定，我们由衷地感谢作者的支持与付出！

在传统媒体与新兴媒体相融合的今天，打造好这套在互联网时代出版与传播的高端医学专著，为临床科研成果的快速转化服务，为中国临床医学的创新及临床医师诊疗水平的提升服务，我们一直在努力！

科学技术文献出版社

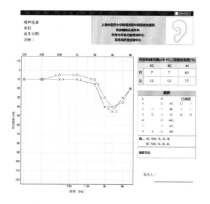

彩插 1　噪声性聋的听力图，在 4 kHz 出现 V 形切迹（见正文第 67 页）

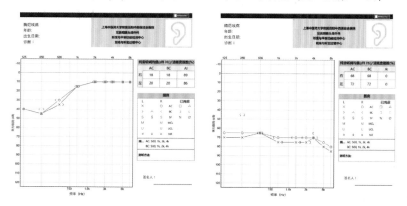

**彩插 2　噪声性聋的听力图，早期表现为低频下降为主的感音神经性聋，
晚期表现为平坦型感音神经性聋（见正文第 67 页）**

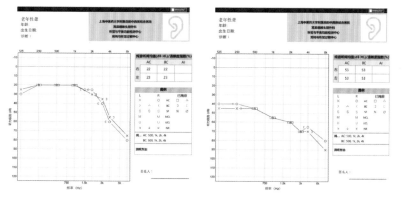

**彩插 3　老年性听力下降的听力图，最初表现为最高频率的听阈损失，
随后逐渐向低频发展（见正文第 68 页）**

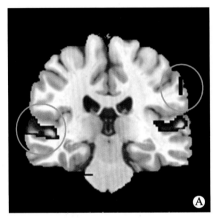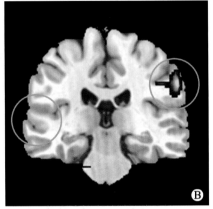

A：双耳鸣志愿者注射示踪剂候检时听视觉开放状态所获听中枢有显著高代谢表达，30、41 区略有表达；B：同一位志愿者 2 个月后注射示踪剂候检时听视觉封闭状态所获听中枢无代谢表达，但 39、41 区有显著高代谢表达。

彩插 4　PET/CT 检查（见正文第 103 页）

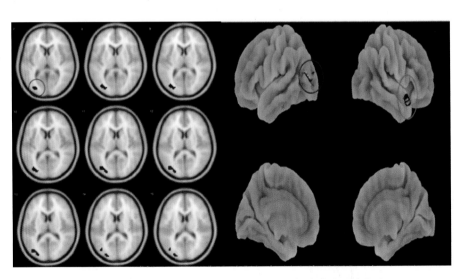

彩插 5　基于低频振幅（ALFF）分析法，与健康者志愿者相比，
听力正常耳鸣患者的左侧枕中回 ALFF 值明显增加（红色），
右侧颞极 ALFF 值明显降低（蓝色）（见正文第 106 页）

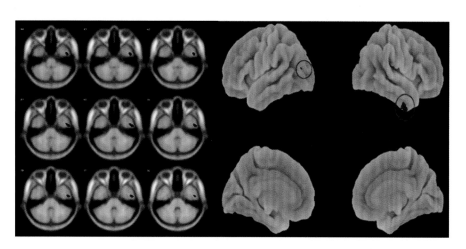

彩插 6　基于体素的形态学测量（VBM）分析法，与健康者志愿者相比，
听力正常耳鸣患者的右侧颞下回、左侧枕中回的灰质体积值
明显增加（红色）（见正文第 107 页）

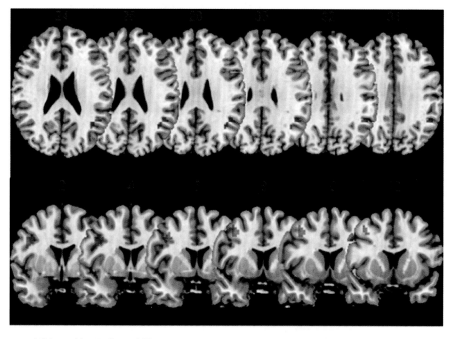

彩插 7　基于局部一致性（ReHo）分析法，与健康者志愿者相比，肾精亏损型
耳鸣患者的右侧额中回、右侧岛盖部额下回的 ReHo 值明显增加（红色），
左侧角回的 ReHo 值降低（蓝色）（见正文第 107 页）

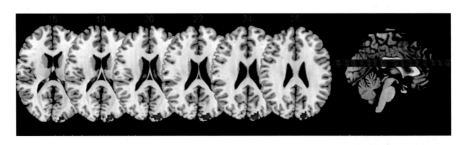

彩插 8　基于低频振幅（ALFF）分析法，与健康者志愿者相比，
急性期耳鸣患者的左侧枕上回、左侧楔叶的 ALFF 值
明显增加（红色）（见正文第 108 页）

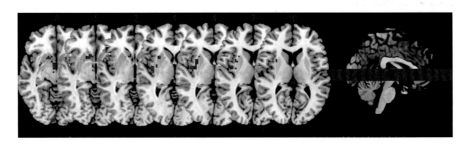

彩插 9　基于低频振幅（ALFF）分析法，与健康志愿者相比，
治疗前耳鸣患者的右侧尾状核、右侧壳核、右侧脑岛的
ALFF 值明显增加（红色）（见正文第 108 页）

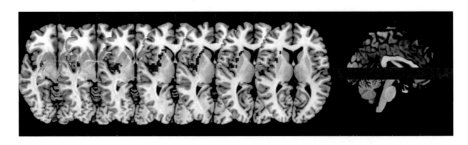

彩插 10　基于低频振幅（ALFF）分析法，与治疗前相比，
治疗后的右侧壳核、右侧脑岛的 ALFF 值
明显降低（蓝色）（见正文第 108 页）

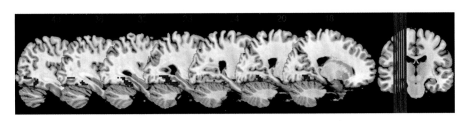

彩插 11　基于局部一致性（ReHo）分析法，与健康志愿者相比，
治疗前耳鸣患者的右侧梭状回、右侧舌回 ReHo 值
明显增加（红色）（见正文第 109 页）

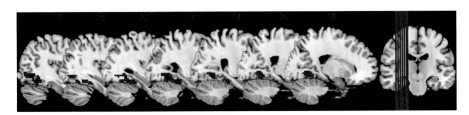

彩插 12　基于局部一致性（ReHo）分析法，与治疗前相比，
治疗后耳鸣患者的右侧梭状回、右侧舌回 ReHo 值
明显降低（蓝色）（见正文第 109 页）

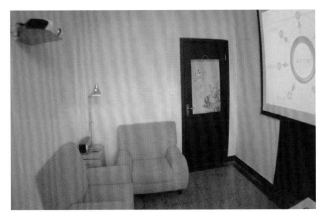

彩插 13　耳鸣交流室冷色调的环境（见正文第 138 页）

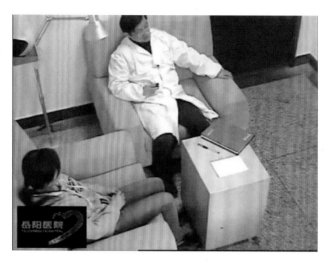

彩插 14　耳鸣交流时的医患坐位（见正文第 138 页）

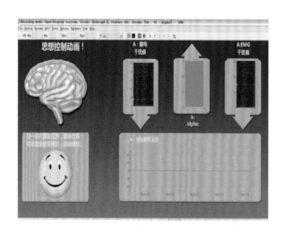

彩插 15　生物反馈仪放置电极时显示界面
（见正文第 153 页）

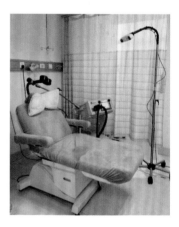

彩插 16　配有导航的经颅磁
刺激设备（见正文第 158 页）

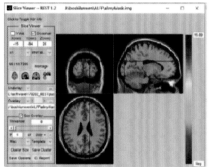

A: fMRI数据分析

B: 标记异常脑区坐标

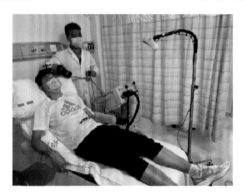

C: 精准定位

彩插 17　神经导航 rTMS 治疗耳鸣（见正文第 159 页）

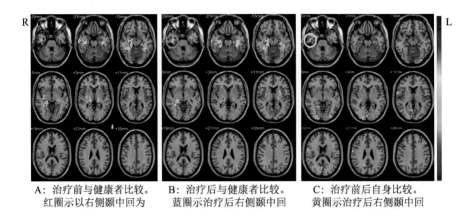

R   L

A：治疗前与健康者比较。
红圈示以右侧颞中回为
治疗靶点

B：治疗后与健康者比较。
蓝圈示治疗后右侧颞中回
脑区ALFF值改变情况

C：治疗前后自身比较。
黄圈示治疗前后右侧颞中回
ALFF值明显降低

彩插 18　耳鸣患者治疗前后脑功能活动变化（见正文第 160 页）

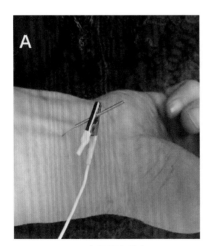 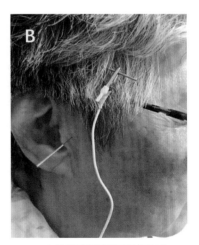

A：电针刺内关穴　　　　　　　　B：电针刺晕听区及耳前听宫穴

彩插 19　电针治疗耳鸣（见正文第 229 页）

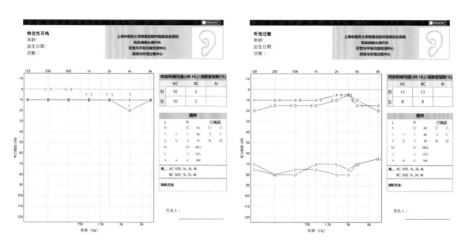

彩插20　纯音听阈测试结果
（见正文第275页）

彩插21　纯音听阈测试结果
（见正文第280页）

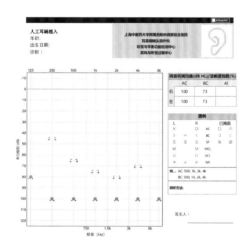

彩插22　纯音听阈测试结果（见正文第286页）

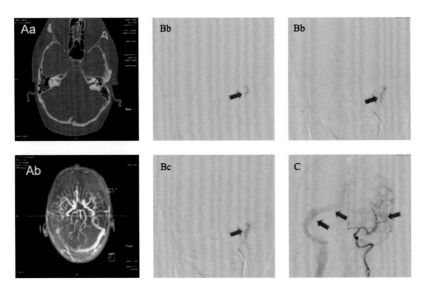

Aa：中耳乳突 CT；Ab：颅内颈动脉 MRI；Ba-c：脑血管造影提示左侧颈内静脉闭塞伴颅内窦狭窄；C：脑血管造影提示左侧横窦和乙状窦有硬脑膜动静脉瘘。

彩插 23　术前检测情况（见正文第 289 页）

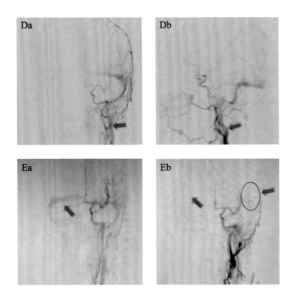

Da-b：左颈内静脉支架植入术后显影；Ea：栓塞术前动脉期可见静脉异常显影；Eb：栓塞术后动脉期正常显影。

彩插 24　左颈内静脉支架植入术后（见正文第 289 页）